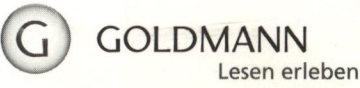

Buch

Neueste wissenschaftliche Erkenntnisse zeigen, dass ein gestörter Insulinhaushalt zum großen Teil für Übergewicht und gesundheitliche Probleme wie zum Beispiel Diabetes, Herzerkrankungen, Demenz und Krebs verantwortlich ist. Dr. Mark Hyman untersucht in seinem neuen Buch die Volksseuche »Diapositas«, angefangen bei Insulinrestistenz bis hin zu Diabetes Typ 1 und 2. Er entwickelt einen Sechswochenplan zur aktiven Blutzuckerregulierung, Gewichtsabnahme und gesünderen Lebensweise. Seine Botschaft: Diabetes ist heilbar, und mit der richtigen Lebensweise kann man zahlreichen anderen Krankheiten sowie Übergewicht entgegensteuern.

Autor

Dr. Mark Hyman ist Vorsitzender des Instituts für Funktionelle Medizin und Gründer sowie medizinischer Leiter des UltraWellness Centers. Er ist Autor verschiedener New York Times Bestseller. Bei Goldmann sind bereits seine Bücher »Die Megabolic-Diät«, »Die Megabolic-Diät – Das Kochbuch« sowie »Die Megabolic-Diät – 100 neue Rezepte« erschienen.

Außerdem von Dr. Mark Hyman im Programm:

Die Megabolic-Diät (16944)
Die Megabolic-Diät. 100 neue Rezepte (17177)

Mark Hyman

Hoher Blutzucker – übergewichtig und mangelernährt

Gesund und schlank. Mit 6-Wochen-Programm

Aus dem Amerikanischen
von Imke Brodersen

GOLDMANN

Alle Ratschläge in diesem Buch wurden vom Autor und vom Verlag sorgfältig erwogen und geprüft. Eine Garantie kann dennoch nicht übernommen werden. Eine Haftung des Autors beziehungsweise des Verlags und seiner Beauftragten für Personen-, Sach- und Vermögensschäden ist daher ausgeschlossen.

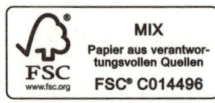

Verlagsgruppe Random House FSC® N001967
Das für dieses Buch verwendete FSC®-zertifizierte Papier *Classic 95*
liefert Stora Enso, Finnland.

1. Auflage
Deutsche Erstausgabe September 2013
Wilhelm Goldmann Verlag, München,
in der Verlagsgruppe Random House GmbH
Copyright © 2013 der deutschsprachigen Ausgabe
Wilhelm Goldmann Verlag, München,
in der Verlagsgruppe Random House GmbH
Copyright © 2012 Hyman Enterprises, LLC
Originaltitel: The Blood Sugar Solution
Originalverlag: Little, Brown and Company
Umschlaggestaltung: Uno Werbeagentur, München
Umschlagmotiv: © FinePic, München
Satz: Buch-Werkstatt GmbH, Bad Aibling
Druck und Bindung: GGP Media GmbH, Pößneck
BK · Herstellung: IH
Printed in Germany
ISBN 978-3-442-17381-5

www.goldmann-verlag.de

Inhalt

Willkommen an Bord 15
Haben Sie Diapositas? 22
Diapositas: Wer die Augen verschließt,
  könnte blind werden 24

Teil I
Die Kehrseite des Wohlstands

Volkssuche Diabetes 28
Unsere fetten Kinder 29
Dicke auf der ganzen Welt 30
Diapositas als wichtigste Ursache chronischer
Erkrankungen und rückläufiger Lebenserwartung 32
Diapositas als Bedrohung für die Weltwirtschaft 34
Die Lösung: Es ist *unser* Leben 35

Die wahren Ursachen von Diapositas 36
Das Problem an der Wurzel packen 40
Warum Blutzuckersenkung tödlich sein kann 41
Insulinresistenz als Ursache für Diapositas 42

Sieben Trugschlüsse zu Fettleibigkeit und Diabetes: Immer schön krank bleiben 45

Trugschluss Nr. 1: Diabetes ist genetisch bedingt 45
Trugschluss Nr. 2: Diabetes ist unheilbar 50
Trugschluss Nr. 3: Prädiabetes ist erst dann ein Problem, wenn er zu Diabetes fortschreitet 52
Trugschluss Nr. 4: Einmal Insulin, immer Insulin 56
Trugschluss Nr. 5: Medikamentöse Blutzuckersenkung bewahrt Diabetiker vor Herzinfarkt und Tod 57
Trugschluss Nr. 6: Herzoperationen und Angioplastie sind für herzkranke Diabetiker das Richtige 61
Trugschluss Nr. 7: Nur Abnehmen hilft gegen Diabetes 63

Süchtig nach Essen: So giert das Gehirn nach dem nächsten Schuss 66

Sind Sie süchtig? 67
Die Frage der flüssigen Kalorien 72

Am Rockzipfel der Konzerne: Wie Lebensmittelproduktion und Pharmahersteller uns krank machen ... 77

Ideale Umweltbedingungen für Fettleibigkeit 80
Lebensmittelwerbung: Erlaubt ist, was Profit bringt? 82
Wie können wir selbst zu einem gesünderen Umfeld beitragen? 86

Funktionelle Medizin: Ein neuer Ansatz gegen Diapositas 87

Funktionelle Medizin als Medizin der Zukunft 88
Krankheit als schleichender Prozess 89

Inhalt

Warum eine frühzeitige Diagnose so wichtig ist............. 91
In sieben Schritten zum perfekten Wohlbefinden............ 93

Teil II
In sieben Schritten zum Sieg über Diapositas

Warum *ein* Schritt zu zaghaft ist........................... 96
Die wahren Krankheitsursachen 97
Kurs auf Gesundheit... 105

Schritt 1: Besser essen...................................... 107
Umstellung Nummer 1: Zucker in jeder Form............... 115
Umstellung Nummer 2: Ballaststoffe....................... 120
Umstellung Nummer 3: Nährstoffversorgung 121
Die Lösung: Nutrigenomik.................................... 122

Schritt 2: Hormone ausbalancieren......................... 127
Schilddrüsenhormone steuern den Stoffwechsel............. 127
Stresshormone: Gefährlich ist der chronische Stress........ 132
Sexualhormone: Warum Männer verweiblichen
und Frauen vermännlichen................................... 133

Schritt 3: Entzündungen eindämmen...................... 141
Entzündungen, Insulinresistenz und chronische
Krankheiten: Das entscheidende Bindeglied 142
Entzündungsursache Nummer 1: Zucker, Weißmehl
und künstliche Süßungsmittel................................ 149
Entzündungsursache Nummer 2:
Nahrungsmittelunverträglichkeiten und Allergien........... 149

Inhalt

Entzündungsursache Nummer 3: Chronische,
unterschwellige Infektionen 157
Entzündungsursache Nummer 4: Toxine 157
Entzündungsursache Nummer 5: Dauerstress 158
Entzündungsursache Nummer 6: Bewegungsmangel 158
Entzündungsursache Nummer 7: Nährstoffdefizite 158

Schritt 4: Verdauung regulieren 160
Das »Mikrobiom«: Wie Darmbakterien dick machen 166

Schritt 5: Gifte ausscheiden 169
Die Verbindung zwischen Umweltgiften und Diapositas:
Was dicke Babys mit dicken Ratten gemeinsam haben 175

Schritt 6: Stoffwechsel ankurbeln 179
Das schadet den Mitochondrien 186
Gesunde Mitochondrien als Schlüssel für
gesundes Altwerden 187

Schritt 7: Zur Ruhe kommen 190

Teil III
Das brauchen Sie

Das nötige Rüstzeug 198
Gesundheit als Produkt? 198
Gemeinsam gesund werden 200
Testen lassen 200
Die ersten fünf Schritte 201

Selbstmotivation als Schlüssel zum Erfolg 202
Konkret planen 209
Die Küche ausmisten 209
Einkaufsverhalten umstellen 215
Kochen lernen 216
Den Körper vorbereiten 221

Gemeinsam geht es besser 227
Biblisches Vorbild: Daniel und seine Freunde 228
Gemeinsam gegen Volkskrankheiten 230
Aus der Forschung: Unterstützung vor Ort hilft
besser als Medikamente 231
Mehr Wertschätzung für Selbsthilfegruppen 234

Messen, Wiegen, Testen 237
Basisprogramm oder Spezialprogramm? 237

Teil IV
Der Sechs-Wochen-Aktionsplan

Auf die Plätze, fertig, los! 254
Der Unterschied zwischen Basis- und Spezialprogramm 256

Woche 1: Essen ist gesund 258
Qualität vor Quantität 259
Die glykämische Last ist entscheidender
als die Kalorienzahl 262
Kohlenhydrate sind wichtig für den Körper 265
Nicht jedes Fett macht fett 271

Inhalt

Kräuter und Gewürze... 275
Wie und wann soll ich essen?................................. 277
Die Rolle von Allergien und Lebensmittelunverträglichkeiten
bei der Diapositasbehandlung................................ 279

Woche 2: Stoffwechseloptimierung durch Ergänzungsmittel 290
Was Sie wirklich brauchen: Die Wahrheit über
Nahrungsergänzungsmittel.................................... 290
Ergänzungsmittel für das Basisprogramm..................... 294
Ergänzungsmittel für das Spezialprogramm................... 300
Weitere Ergänzungsmittel bei Problemen im
Zusammenhang mit Diapositas 302
Regeln für die Einnahme von Ergänzungsmitteln............. 304
Medikamente intelligent einsetzen............................ 305

Woche 3: Entspannung und Heilung 311

Woche 4: Bewegung mit Spaß und Köpfchen 322
So viel Bewegung muss sein 327

Woche 5: Giftfrei leben 330

Woche 6: Individuelle Maßnahmen 339
Das weitere Vorgehen... 342
Schritt 1: Besser essen 343
Schritt 2: Hormone ausbalancieren........................... 345
Schritt 3: Entzündungen eindämmen......................... 349
Schritt 4: Verdauung regulieren.............................. 351

Schritt 5: Gifte ausscheiden 355
Schritt 6: Stoffwechsel ankurbeln............................. 359
Schritt 7: Zur Ruhe kommen 361

Checklisten für Woche 1 bis 6 365
Woche 1: Essen ist gesund 365
Woche 2: Stoffwechseloptimierung durch
Ergänzungsmittel 367
Woche 3: Entspannung und Heilung........................... 369
Woche 4: Bewegung mit Spaß und Köpfchen................. 371
Woche 5: Giftfrei leben... 373
Woche 6: Individuelle Maßnahmen............................ 375
Wie geht es weiter?... 377

So bleiben Sie gesund....................................... 378
Richtig essen 378
Ergänzungsmittel weiter einnehmen........................... 383
Täglich entspannen 384
Regelmäßig bewegen.. 385
Vorher-Nachher-Check... 385
Laboruntersuchungen 386
Und wenn alles nicht hilft? 386

Teil V
Es ist Ihr Leben

Alle Macht dem Verbraucher............................... 392
Schluss mit Diapositas...................................... 398

Teil VI
Guten Appetit!

Ihr Ernährungsplan im Überblick 402
Speiseplan für Woche 1 403
Speiseplan für Woche 2 405

Rezepte und Einkaufslisten 408
Frühstücksrezepte 408
Snacks 415
Mittagessen: Schnell oder zum Mitnehmen 420
Rezepte für abends oder fürs Wochenende 439
Einkaufen und Vorratshaltung 472

Danksagung 480
Weiterführende Adressen und Links 483
Quellen 491
Rezeptverzeichnis 514
Register 517

*Für die ersten Kinder der Geschichte, die kränker leben
und früher sterben werden als ihre Eltern.
Um ihretwillen und um unserer selbst willen
sollten wir alle zusammen ein gesünderes Leben anstreben.*

Willkommen an Bord

Es kann zahlreiche Gründe geben, weshalb Sie zu diesem Buch gegriffen haben.

Vielleicht wollen Sie besser begreifen, welches Ausmaß die aktuelle weltweite Verbreitung von Adipositas und Typ-2-Diabetes mittlerweile erreicht hat und warum man in diesem Zusammenhang getrost von »Diapositas« sprechen kann.

Möglicherweise interessieren Sie sich auch für die sozialen, politischen oder wirtschaftlichen Faktoren und für die Frage, was wir dagegen tun können. Vielleicht suchen Sie gar nach Lösungsansätzen, die Ihnen im Bereich der Politik, im Gesundheitswesen, im Bildungssektor oder an anderen Stellen weiterhelfen können.

Manch einer möchte als Krankenversicherer oder Angehöriger der Gesundheitsberufe mehr über die biologischen Aspekte von Übergewicht und Diabetes erfahren und herausfinden, weshalb es trotz der Fortschritte der modernen Medizin so schwierig ist, für diese Probleme effektive Lösungen zu finden.

Womöglich möchten Sie eine Selbsthilfegruppe ins Leben rufen, ihr beitreten oder sich mit Andersdenkenden vernetzen, um die Ausbreitung dieser Volksseuche zu stoppen.

Oder Sie suchen einfach nur nach einer praktischen Lösung, mit deren Hilfe Sie Gewicht verlieren und Ihren Typ-2-Diabetes oder Prädiabetes in den Griff bekommen.

Willkommen an Bord

In jedem Fall habe ich dieses Buch für Sie geschrieben!

Wir stehen vor einem Problem, das mittlerweile auf der ganzen Welt verbreitet ist. Es ist kein Geheimnis, dass die Fälle von Übergewicht und Typ-2-Diabetes explosionsartig ansteigen.

Als Arzt und Wissenschaftler, aber auch als Aufklärer und Bürger habe ich lange um einen umfassenden Lösungsansatz gerungen. Das Ergebnis hat mich veranlasst, das vorliegende Buch zu schreiben.

Hoher Blutzucker befasst sich keineswegs nur mit der Blutzuckerregulierung, sondern soll das Problem an der Wurzel packen und eine Lösung anbieten, die biologische, persönliche, soziale und wirtschaftliche Aspekte gleichermaßen berücksichtigt.

> In diesem Buch geht es in erster Linie um Übergewicht und Typ-2-Diabetes, doch die Anregungen für eine gesunde Lebensweise mit stabilem Blutzucker sind auch für Typ-1-Diabetiker geeignet. *Typ-1-Diabetes* ist eine Autoimmunerkrankung, bei der infolge einer Schädigung der Bauchspeicheldrüse ein *Insulinmangel* auftritt. *Typ-2-Diabetes* ist ebenfalls eine entzündliche Erkrankung, bei der jedoch *zu viel Insulin* produziert wird, bis die Zellen auf das körpereigene Insulin schließlich nicht mehr reagieren. Dieser Zustand wird als *Insulinresistenz* bezeichnet und geht dem Endstadium, Typ-2-Diabetes, meist um Jahre oder Jahrzehnte voraus. *Hoher Blutzucker* befasst sich mit Typ-2-Diabetes, und wann immer in diesem Buch von »Diabetes« die Rede ist, spreche ich vom Typ-2-Diabetes.

Das Buch beginnt mit einer einfachen Checkliste, mit deren Hilfe Sie feststellen können, ob Sie von »Diapositas« betroffen sind. Da mittlerweile die Hälfte aller erwachsenen Deutschen zumindest übergewichtig ist, lautet die Antwort vermutlich »Ja«.

In Kapitel 1 von Teil I, *Die Kehrseite des Wohlstands,* geht es um die Tragweite des Problems, das keineswegs nur den reichen Westen betrifft, sondern längst in allen Teilen unserer Welt angelangt ist. In Kapitel 2 untersuchen wir die tatsächlichen biologischen Ursachen der Erkrankung – Insulinresistenz – und warum die gegenwärtigen Behandlungsansätze nicht greifen.

In Kapitel 3 räume ich mit beliebten medizinischen Mythen auf, die uns davon abhalten, die Erkrankung ursächlich zu behandeln – zum Beispiel, dass Fettleibigkeit und Typ-2-Diabetes genetisch bedingt sind, dass Typ-2-Diabetes irreversibel ist oder dass Medikamente Diabetes und damit verbundenen Erkrankungen wirksam vorbeugen oder diese behandeln können.

In Kapitel 4 stelle ich neue Forschungsergebnisse zu den biologischen Abläufen der Esssucht vor – unter anderem, weshalb die Gier nach bestimmten Nahrungsmitteln und Überessen nicht Ihre Schuld sind. In diesem Zusammenhang werden auch gängige Werbestrategien und deren Einfluss auf Kinder und Übergewicht bei Kindern hinterfragt.

Danach geht es in Kapitel 5 um die Frage, inwiefern industrielle Produktionsmethoden in Landwirtschaft und Lebensmittelherstellung sowie die Pharmakonzerne der weltweiten Verbreitung von Übergewicht, Diabetes und chronischen Erkrankungen Vorschub leisten, indem sie eine »adipogene« Umgebung erschaffen. Ich erkläre aber auch, was wir alle dagegen tun können.

> **Die Ultra-Wellness-Checkliste:**
> **Die wahren Ursachen von Gewichtszunahme und Diabetes**
>
> Dieses Buch soll Ihnen dabei helfen, die wahren Ursachen für Gewichtsprobleme, Diabetes und die meisten chronischen Gesundheitsprobleme zu verstehen und zu behandeln. Zu diesem Zweck enthält das Buch diverse Fragenkataloge, die zusammen die *Ultra-Wellness-Checkliste* ergeben. Sie sind der Schlüssel zu Ursache und Heilung zahlreicher gesundheitlicher Probleme, und mit ihrer Hilfe findet sich ein klar erkennbarer, persönlicher Weg zu mehr Gesundheit. Die Fragen beruhen auf den Erkenntnissen der funktionellen oder ganzheitlichen Medizin und können gemeinsam dazu verhelfen, den wahren Grund für Ihre angeschlagene Gesundheit zu erkennen.
>
> Das gewissenhafte Ausfüllen ist Ihr erster Schritt auf dem Weg zu lebenslanger Vitalität und Gesundheit.

In Kapitel 6 stelle ich schließlich ein neues, wissenschaftlich fundiertes Modell für ganzheitliche Medizin vor, die *funktionelle Medizin,* die im 21. Jahrhundert chronische Erkrankungen heilen kann, indem sie die individuellen biologischen Ursachen für Übergewicht und Diabetes behandelt. Dieser Ansatz kombiniert Fortschritte der personalisierten Medizin, der Genetik und der systemischen Biologie zu einer praktischen Anleitung für die Diagnose, Behandlung und Behebung von Krankheiten. Es handelt sich um eine Medizin, die sich auf Ursache und Wirkung konzentriert, nicht auf die betroffene Körperstelle und das Symptom. Wir behandeln nicht die Symptome, sondern den ganzen Körper, so wie wir nicht die Pflanze behandeln, sondern die Erde, in der sie wächst. Bei Übergewicht und Typ-2-Diabetes hat sich dieser Ansatz als ausgesprochen wirkungsvoll erwiesen.

In Teil II, *In sieben Schritten zum Sieg über Diapositas,* erläutere ich die aktuellsten Erkenntnisse zu den biologischen Grundlagen von Übergewicht und Diabetes und deren Zusammenhänge. Übergewicht und Diabetes beruhen auf diversen Ursachen und entstehen insbesondere, wenn Ernährung, Hormone, Immunsystem, Entzündungsneigung oder Verdauung aus dem Gleichgewicht geraten, aber auch infolge von Umweltbelastung, Stoffwechselstörungen und Stress. Im Einzelfall können bestimmte Faktoren, aber auch alle zusammen, entscheidend zum persönlichen Diapositasstatus beitragen. Mit den Checklistenfragen aus Teil II können Sie herausfinden, welche Probleme bei Ihnen im Vordergrund stehen.

In Teil III, *Das brauchen Sie,* zeige ich Ihnen, wie Sie Ihre Denkweise, den Körper und Ihre Küche auf das Sechs-Wochen-Programm vorbereiten. Außerdem geht es darum, eine unterstützende Selbsthilfegruppe zu finden oder ins Leben zu rufen, und schließlich um Messwerte und Labortests, anhand derer Sie die Ursache und das Ausmaß Ihrer Diapositas ermitteln.

Teil IV, *Der Sechs-Wochen-Aktionsplan,* ist ein praxistaugliches Programm in sechs Schritten, das Sie auf eigene Faust oder in vertrauensvoller Zusammenarbeit mit Ihrem Arzt durchführen können. Auch hier gehe ich darauf ein, wo Sie weitere Unterstützung finden können, denn gemeinsam macht das ganze Programm mehr Spaß, ist aber auch wirkungsvoller und nachhaltiger.

Der Sechs-Wochen-Aktionsplan behandelt Themen wie:

- Wie finde ich meine persönlichen Ursachen für Insulinresistenz und Diapositas?
- Auf Sie persönlich zugeschnittene Ansätze, mit denen Sie den eigentlichen Ursachen Ihrer Diapositas auf die Schliche kommen.
- Wie stelle ich meine Ernährung so um, dass meine Nahrung meine Medizin wird?
- Ein leicht zu befolgender Speiseplan mit leckeren Rezepten und Einkaufslisten.
- Ergänzungsmittel und Medikamente zur Verbesserung und Optimierung von Insulinfunktion und Blutzuckerstabilität.
- Gezieltes, wirkungsvolles Körpertraining.
- Diapositas durch Stressabbau entgegenwirken.
- Wie gehe ich mit im Körper gespeicherten Umweltgiften um, und wie vermeide ich eine zusätzliche Belastung?
- Welche Tests sind empfehlenswert?
- Ihr Arzt als Partner: So erhalten Sie die nötigen Informationen, Tests und Behandlungen, mit denen Sie das Problem wirkungsvoll angehen und eventuell zusätzlich auch durch intelligenten Medikamenteneinsatz behandeln können.
- Lebenslang gesund bleiben.

Teil V ist ein Aufruf, ein Manifest, mit dem ich jeden Einzelnen, aber auch Familien, Gemeinden, Schulen und Firmen dazu aufrufe, sich die eigene Gesundheit aktiv zurückzuerobern. Der einzige Weg, die Seuche Diapositas einzudämmen, führt über eine breit angelegte soziale Bewegung. Nur so können wir nicht nur

> *Warnhinweis:* Eine Ernährung entsprechend den Kriterien des Sechs-Wochen-Aktionsplans kann den Blutzucker radikal senken und bei entsprechender Medikation zu Unterzuckerungen führen. Falls Sie gegenwärtig Medikamente einnehmen, dem Plan aber eine Chance geben wollen, müssen Sie Ihren Blutzucker sehr genau im Blick behalten und zuvor mit Ihrem Arzt Rücksprache halten. Sie werden möglicherweise weniger Medikamente benötigen, doch die Anpassung sollte stets nur unter ärztlicher Anleitung und Aufsicht stattfinden.

uns selbst, sondern auch unseren Kindern und Enkeln helfen. In Anlehnung an meine Freundin Hillary Clinton bedeutet das: Man braucht ein ganzes Dorf, um gesund zu werden.

Haben Sie Diapositas?

An dieser Stelle sollten Sie überprüfen, ob Sie zu Diapositas neigen oder bereits davon betroffen sind.

Falls die Antwort auf eine der folgenden Fragen »Ja« lautet, leiden Sie möglicherweise bereits an Diapositas oder sind auf dem besten Wege dahin. Vielleicht können Sie momentan noch nicht alle Fragen beantworten, doch in Teil III folgen ausführlichere Fragen und Testanweisungen, anhand derer Sie das Ausmaß Ihrer Diapositas einschätzen können.

- Sind oder waren Ihre Eltern, Großeltern oder Geschwister von Diabetes, Herzerkrankung oder starkem Übergewicht betroffen?   Ja __ Nein __

- Stammen Ihre Vorfahren nicht aus Europa, sondern aus Afrika, Asien, Mittelamerika, Indien oder dem Mittleren Osten?   Ja __ Nein __

- Sind Sie übergewichtig (BMI über 25)? Die Formel zur Berechnung des BMI finden Sie auf Seite 239 f.   Ja __ Nein __

- Befinden sich Ihre Fettreserven bevorzugt im Bauchraum (Apfeltyp)? Beträgt Ihr Taillenumfang mehr als 89 cm (Frauen) bzw. 101 cm (Männer)?   Ja __ Nein __

- Haben Sie großen Appetit auf Zucker und
  schnell verfügbare Kohlenhydrate? Ja __ Nein __

- Nehmen Sie mit fettarmer Ernährung nur
  sehr langsam ab? Ja __ Nein __

- Hat Ihr Arzt Sie gewarnt, dass Ihr
  Nüchternblutzucker etwas hoch liegt
  (über 100 mg/dl), oder wurde bei Ihnen
  bereits Insulinresistenz, Prädiabetes oder
  Diabetes diagnostiziert? Ja __ Nein __

- Haben Sie hohe Triglyzeridwerte
  (über 100 mg/dl) oder niedrige Werte
  für das hilfreiche HDL-Cholesterin
  (unter 50 mg/dl)? Ja __ Nein __

- Sind Sie herzkrank? Ja __ Nein __

- Ist Ihr Blutdruck erhöht? Ja __ Nein __

- Haben Sie zu wenig Bewegung (empfehlenswert sind viermal pro Woche mindestens
  30 Minuten Anstrengung)? Ja __ Nein __

- Wurden bei Ihnen Schwangerschafts-
  diabetes oder polyzystische Ovarien
  diagnostiziert? Ja __ Nein __

- Leiden Sie unter Unfruchtbarkeit, geringem
  Sexualtrieb oder erektiler Dysfunktion? Ja __ Nein __

Einleitung

Diapositas: Wer die Augen verschließt, könnte blind werden

Ob Insulinresistenz, metabolisches Syndrom (auch Syndrom X genannt), Fettleibigkeit, Adipositas, krankhaftes Übergewicht, Altersdiabetes oder Typ-2-Diabetes – letztlich beschreiben all diese Bezeichnungen dasselbe Problem. Der Schweregrad variiert, aber *alle* können lebensgefährliche Folgen haben. Diagnose und Behandlung der Grundursachen für diese Gesundheitsprobleme unterscheiden sich allerdings ebenfalls kaum voneinander.

Der Begriff Diapositas gilt letztlich für das gesamte Erscheinungsbild vom optimalen Blutzuckergleichgewicht über die Insulinresistenz bis hin zum Vollbild des Diabetes. Wenn Sie auch nur eine der Testfragen von Seite 22 f. mit »Ja« beantwortet haben, könnten Sie bereits von Diapositas betroffen sein.

Praktisch alle Übergewichtigen (über 70 Prozent der erwachsenen Amerikaner und knapp 60 Prozent der Deutschen[1]) weisen bereits Anzeichen für Prädiabetes und damit ein signifikant erhöhtes Erkrankungs- und Sterberisiko auf. Sie wissen es nur nicht. Schlimmer noch – auch wenn der Begriff »Diapositas« den engen Zusammenhang zwischen »Diabetes« und »Adipositas« hervorhebt, können selbst Normalgewichtige davon betroffen sein. Es handelt sich dabei um den Personenkreis der »schlanken Dicken«, die zwar nicht übergewichtig sind, aber für ihr Gewicht zu wenig

Muskelmasse und ein wenig zusätzliches Fett um die Körpermitte herum besitzen. Solche versteckten Risiken entdeckt der Hausarzt am leichtesten im Rahmen der regelmäßigen, von den Krankenkassen geförderten Vorsorgeuntersuchungen, dem Check-up 35, den gesetzlich Versicherte ab 35 Jahren im zweijährigen Turnus wahrnehmen dürfen. Auf diese Weise kann bei Anzeichen für Prädiabetes und Diabetes frühzeitig und mit aktivem Krankheitsmanagement eingegriffen werden. Wenn solche Angebote nicht genutzt werden, wird die Erkrankung in vielen Fällen erst beim Auftreten von Folgeschäden oder beim Vollbild des Diabetes erkannt und behandelt. Auch aus diesem Grund zählen Herzinfarkt, Schlaganfall, Demenz und sogar Krebs zu den wichtigsten Gesundheitsproblemen des 21. Jahrhunderts. Die gute Nachricht aber lautet: Es gibt eine wissenschaftlich belegte Lösung.

Medizinische Leitlinien müssen auf der Basis neuer Erkenntnisse regelmäßig aktualisiert werden. 2008 haben 22 amerikanische Diabetesexperten alle verfügbaren wissenschaftlichen Daten zu Prädiabetes und Diabetes gesichtet. Auf dieser Grundlage formulierten sie eine eindringliche Warnung, die jeden Einzelnen, das Gesundheitswesen und die Regierungen auf der ganzen Welt wachrütteln sollte.[2] Ihre Schlussfolgerungen lauteten wie folgt:

1. Die Grenzen zwischen Prädiabetes und Diabetes verlaufen fließend. Ein Nüchternblutzucker von über 100 mg/dl gilt als Prädiabetes, ein Nüchternzucker von über 126 mg/dl als Diabetes. *Diese Einteilungen spiegeln jedoch keineswegs das gesamte Risikospektrum – einschließlich Herzinfarkt, Krebs, Demenz, Schlaganfall sowie Nieren- und Nervenschäden –, das bereits bei* deutlich

niedrigeren Werten beginnt, Werten, die vielfach noch als normal eingestuft werden.

2. In der DECODE-Studie[3] wurde bei 22 000 Menschen das fortschreitende Risiko nicht anhand des Nüchternblutzuckers, sondern anhand der Blutzuckerwerte nach dem Genuss eines größeren zuckerhaltigen Getränks ermittelt (oraler Glukosetoleranztest, GTT; die beste Methode, dem Problem auf die Schliche zu kommen). Diese Studie ergab, dass schon bei einem »normalen« Blutzucker von 95 mg/dl ein stetes und signifikantes Risiko für Herzinfarkt und Komplikationen besteht, also weit unterhalb der gemeinhin als auffällig gewerteten Ergebnisse von über 140 mg/dl für Prädiabetes und lange vor der Diabetesgrenze (ab 200 mg/dl).

Fazit: Selbst bei absolut normalem Blutzucker können Sie bereits auf einer tickenden Zeitbombe namens Diapositas sitzen, die verhindert, dass Sie abnehmen und ein langes, gesundes Leben genießen können. Insulinresistenz ist in der modernen Gesellschaft die zentrale Erkrankungs- und Todesursache. Dieses Buch wird Ihnen helfen, diese gefährliche Situation ganz persönlich zu entlarven und zu entschärfen. Darüber hinaus gebe ich ganz konkrete Anregungen, wie man in größerem Rahmen aktiv werden kann, um individuell und kollektiv gesünder zu leben.

Teil I

Die Kehrseite des Wohlstands

Um uns vor dieser Pest zu schützen, müssen wir daher so früh wie möglich automatisch und gewohnheitsmäßig so viele nützliche Handlungen durchführen, wie wir vermögen, und uns davor hüten, in Gewohnheiten zu verfallen, die sich vermutlich zu unserem Nachteil auswirken.
– William James, »The Laws of Habit«,
The Popular Science Monthly (Februar 1887)

Problematisch sind nicht die Dinge, die man nicht weiß, sondern die Wahrheiten, bei denen wir einem Irrtum unterliegen.
– Mark Twain

1.
Volksseuche Diabetes

Das Spektrum der Gesundheitsprobleme, die mit Diapositas einhergehen, reicht von leichter Insulinresistenz und Übergewicht bis hin zu Fettleibigkeit und Diabetes. Dabei handelt es sich um die schlimmste Epidemie unserer Zeit. Diapositas senkt die Lebenserwartung, ist eine der Hauptursachen für Herzerkrankung, Demenz und Krebs und beruht dabei praktisch vollständig auf Umweltfaktoren und Lebensweise. Das bedeutet aber auch, dass die Erkrankung zu nahezu 100 Prozent vermeidbar und heilbar ist.

Weltweit sind über 1,7 Milliarden Menschen von Diapositas betroffen.

Fettleibigkeit (die fast immer mit Diapositas in Verbindung steht) ist eine der führenden Todesursachen auf der Welt. Schon eine Gewichtszunahme von fünf bis acht Kilo verdoppelt das Risiko, an Typ-2-Diabetes zu erkranken; bei neun bis elf Kilo ist das Risiko dreimal so hoch. *Dennoch sind landesweite Screeningprogramme für Prädiabetes selbst innerhalb der Ärztevereinigungen umstritten, so dass es »gegenwärtig keine wirksamen, nationalen Ansätze zur Primärprävention des Typ-2-Diabetes« gibt.*[1] So wird Diabetes immer mehr zur Volksseuche.

In Amerika hat sich die Anzahl der Typ-2-Diabetiker seit den 80er-Jahren verdreifacht. 2010 litten knapp 27 Millionen der Bevölkerung an Diabetes (ein Viertel davon unerkannt) und 67 Millionen an Prädiabetes (90 Prozent davon unerkannt). In Deutschland wurde laut aktuellen Zahlen bei 7,2 Prozent der Erwachsenen Diabetes diagnostiziert, und man geht von einer zusätzlichen Dunkelziffer von 0,7 bis 2,1 Prozent der Erwachsenen aus.[2] Menschen mit afrikanischen, lateinamerikanischen und asiatischen Wurzeln leiden auffällig häufiger an Diapositas als solche europäischer Herkunft.[3] Bis 2015 geht man weltweit von 2,3 Milliarden Übergewichtigen und 700 Millionen Fettleibigen aus. Die Anzahl der Diabetiker in hochentwickelten Gesellschaften dürfte bis Mitte des Jahrtausends von einem Zehntel auf ein Drittel der Bevölkerung hochschnellen.

Unsere fetten Kinder

Am verstörendsten ist womöglich, dass diese Entwicklung zunehmend auch unsere Kinder betrifft. Wir ziehen die erste Generation groß, die kränker lebt und früher sterben wird als ihre Eltern. Erstmals in der Geschichte der Menschheit ist die Lebenserwartung rückläufig.

Die Zahlen sind erschreckend:

- Jedes sechste bis siebte Kind ist übergewichtig.[4]
- Jeder 16. Grundschüler und jeder 12. Jugendliche ab 14 Jahren gilt in Deutschland als fettleibig (insgesamt 800 000 Kinder und Jugendliche).
- Verglichen mit den Jahren 1985 bis 1999 hat die Zahl der übergewichtigen Kinder und Jugendlichen um 50 Prozent zugenommen; die der fettleibigen hat sich verdoppelt.

- Besonders häufig betroffen sind Kinder und Jugendliche aus sozial schwachen Familien oder solche mit Migrationshintergrund.
- Fettleibigkeit bei Kindern beeinträchtigt deren Lebenserwartung mehr als alle Krebsarten bei Kindern zusammen.

Dicke auf der ganzen Welt

Auch in anderen Teilen der Erde ist Diabetes weit verbreitet. 2007 ging man von 240 Millionen Diabetikern weltweit aus. Prognosen zufolge soll diese Zahl bis 2030 auf 380 Millionen ansteigen – das sind zehnmal so viele Menschen, wie von HIV/AIDS betroffen sind.[5] Dennoch ist auch dies eine grobe Unterschätzung. Schon 2011 wurde die Zahl der weltweit Betroffenen auf 350 Millionen korrigiert. Allein in China war Diabetes bis vor 25 Jahren praktisch unbekannt. 2007 hatte China 24 Millionen Diabetiker, eine Zahl, die bis 2030 auf 42 Millionen ansteigen würde. Schon 2010 mussten die Schätzungen auf 93 Millionen aktuelle Diabetiker und 148 Millionen Prädiabetiker korrigiert werden, die zuvor praktisch alle nicht diagnostiziert waren. Stellen Sie sich vor, wir hätten über Nacht in nur einem Land 148 Millionen neue HIV-Infektionen!

Da Asien der bevölkerungsreichste Kontinent ist, werden irgendwann 60 Prozent der Diabetiker in Asien leben. Die Anzahl der Menschen mit gestörter Glukosetoleranz oder Prädiabetes wird deutlich ansteigen, weil ihre Gene auf die schädlichen Einflüsse von Zucker und industriell gefertigten Lebensmitteln empfindlicher reagieren. Interessanterweise sind Menschen asiatischer Ab-

Fettleibigkeit und Diabetes bei Kindern und das Sechs-Wochen-Programm

Die globale Ausweitung von Fettleibigkeit und »Altersdiabetes« auf kleine Kinder ist eine wahre Tragödie. Wir kennen bereits Sechsjährige mit Typ-2-Diabetes, 15-Jährige mit Schlaganfällen und 25-Jährige, die einen Bypass benötigen. Das Sechs-Wochen-Programm in diesem Buch wurde zwar für Erwachsene entwickelt, hilft Kindern aber genauso gut. Am besten entschließt sich die ganze Familie, ihre Ernährung umzustellen. Das gesamte Umfeld muss »kindersicher« werden, ob zu Hause, in der Schule oder unterwegs.

Der Rezeptteil enthält viele Gerichte, die auch Kindern schmecken. Und auch bei den Ergänzungsmitteln gibt es für jeden etwas, selbst für sehr kleine Kinder. Grundsätzlich eignet sich das Sechs-Wochen-Programm für Kinder ab zwölf. Kinder unter zwölf oder solche, bei denen zusätzliche Maßnahmen erforderlich sind, sollten von einem erfahrenen Kinderarzt mit ganzheitlichem Ansatz betreut werden.

Achtung: Wenn Ihr Kind unter Typ-1-Diabetes leidet, stellen Sie Ernährungsplan und Medikation keinesfalls eigenmächtig um.

stammung (die selbst ohne Fettleibigkeit verstärkt zu Diabetes neigen) eher betroffen, wenn sie eine westlich orientierte Ernährung bevorzugen. Außerdem besteht aufgrund laxerer Umweltschutzvorgaben vielfach eine höhere Toxinbelastung, die – wie wir später sehen werden – erheblichen Einfluss auf Diapositas hat.[6]

Von 1983 bis 2008 ist die Anzahl der Diabetiker auf der Welt um das Siebenfache gestiegen, von 35 auf 240 Millionen. In nur drei Jahren (von 2008 bis 2011) kamen 110 Millionen Diabetiker hinzu. Sollten wir uns da nicht lieber fragen: *Warum ist das so?*, anstatt: *Welches neue Medikament hilft bei der Behandlung?* Wir brauchen einen neuen, innovativen, allgemein gültigen Behandlungsansatz, der sich über alle Grenzen hinweg kostengünstig umsetzen lässt. Die Suche nach dem heilenden Medikament hat Milliarden verschlungen, dabei liegt die Lösung auf der Hand. Eine Krankheit, die auf Lebensweise und Umweltfaktoren beruht, lässt sich durch Medikamente nicht kurieren.

Diapositas als wichtigste Ursache chronischer Erkrankungen und rückläufiger Lebenserwartung

Diapositas zählt im 21. Jahrhundert zu den führenden Ursachen chronischer Krankheiten wie Herzerkrankung, Schlaganfall, Demenz und Krebs.[7]

Hierzu einige Zahlen:

- Ein Drittel aller Diabetiker sind offiziell herzkrank.[8]
- Man geht davon aus, dass bei nahezu allen anderen Typ-2-Diabetikern eine unerkannte Herzgefäßkrankheit vorliegt.
- Diabetiker erliegen viermal häufiger einer Herzerkrankung, und ihre Schlaganfallrate ist drei- bis vierfach erhöht.
- Prädiabetiker sterben ebenfalls viermal so häufig an einer Herzerkrankung. Prädiabetes ist in Bezug auf das Risiko also ganz und gar keine Vorstufe.
- Diabetiker erkranken viermal so häufig an Demenz.[9] Und Prä-

diabetes ist eine Hauptursache für »Prädemenz«, auch als leichte kognitive Einschränkung bezeichnet.
- Die Verbindungen zwischen Fettleibigkeit und Krebs sind gut belegt und gehen auf Insulinresistenz zurück.[10]
- Diapositas ist in unserer Gesellschaft die wichtigste Ursache für Bluthochdruck. 75 Prozent aller Diabetiker haben hohen Blutdruck.
- Diapositas ist auch der Hauptgrund für Leberversagen aufgrund einer nichtalkoholischen Fettleber (NASH), von der 30 Prozent der Allgemeinbevölkerung betroffen sind. 70 bis 90 Prozent davon haben Diapositas. Eine Fettleber erhöht das Risiko für Herzinfarkt und Tod um ein Vielfaches.[11]
- Diapositas ist ein wichtiger Auslöser von Depressionen und depressiven Verstimmungen. Frauen mit Diabetes entwickeln zu 29 Prozent häufiger eine Depression, bei insulinpflichtigem Diabetes sind Depressionen sogar 53 Prozent häufiger.[12]
- 60 bis 70 Prozent aller Diabetiker weisen Nervenschäden auf, die zu Empfindungsstörungen in Händen und Füßen, Karpaltunnelsyndrom, einer langsamen Verdauung, sexueller Dysfunktion und anderen Problemen führen. Fast 30 Prozent aller Diabetiker über 40 haben Empfindungsstörungen in den Füßen, was häufig zu Amputationen führt.
- Diapositas ist in der Altersgruppe zwischen 20 und 74 auch die wichtigste Ursache für Blindheit.
- Diapositas ist die Hauptursache für Nierenversagen und für 44 Prozent der Neuerkrankungen pro Jahr verantwortlich.
- Menschen mit schlecht eingestelltem Diabetes neigen dreimal häufiger zu schweren Zahnfleischentzündungen und Zahnfleischschwund.

Eine bemerkenswerte, jüngere Studie aus dem *New England Journal of Medicine* prüfte 123 205 Todesfälle an 820 900 Menschen. Es stellte sich heraus, dass Diabetiker im Durchschnitt sechs Jahre kürzer lebten als Nichtdiabetiker. 40 Prozent von ihnen erlagen jedoch weder einem Herzleiden noch einer anderen typischen diabetischen Folgeerkrankung.[13] Sie starben an anderen Komplikationen, die vordergründig nicht zwingend mit Diabetes zusammenhängen. Wenn man jedoch bedenkt, dass Diapositas den meisten chronischen Krankheiten den Boden bereitet, klingt diese Beobachtung absolut logisch.

Diapositas als Bedrohung für die Weltwirtschaft

Die unmittelbaren Gesundheitsausgaben der USA für Diabetes und Prädiabetes werden in den nächsten zehn Jahren 3,4 Billionen Dollar betragen. Fettleibige Bürger kosten das Gesundheitssystem 40 Prozent mehr als Normalgewichtige. Eine deutsche Untersuchung von 2006, die KoDiM-Studie, ermittelte anhand einer Stichprobe von zehn Millionen Versicherten, dass die Behandlung von Diabetespatienten Zusatzkosten von ca. 2500 Euro pro Jahr und Patient verursacht. Hinzu kommen indirekte Kosten für Frühberentung und Arbeitsunfähigkeit in Höhe von circa 1300 Euro.[14]

Diapositas stellt also für die Gesellschaft einen erheblichen Kostenfaktor dar.

Die Lösung: Es ist *unser* Leben

Es gibt eine praktikable Lösung, die messbare Erfolge bringt. Sie ist überall verfügbar und eignet sich zur kostengünstigen Vorbeugung, Behandlung und Heilung von Diapositas. Dieses Buch ist eine Anleitung für den Einzelnen, für Vertreter des Gesundheitssystems und für Politiker. Das neue Konzept erfordert erhebliche Veränderungen auf allen Ebenen, aber jeder von uns hat es in der Hand, das Problem anzugehen.

Neben der individuellen Heilung von Diapositas ist ein breites Umdenken erforderlich. Es geht um Eigenverantwortung, und in Teil V erkläre ich, wie aus einzelnen Impulsen eine breite Bewegung entstehen kann, die viele Menschen gesund macht. Jeder Einzelne kann damit beginnen, doch danach geht es in der Familie, in der Firma, in der Schule und im gesamten Umfeld weiter, bis auch Regierungsvertreter und große Konzerne überzeugt sind.

Im nächsten Kapitel beschäftigen wir uns mit den wahren Ursachen von Diapositas und der Frage, warum die gegenwärtigen Behandlungsansätze nicht ausreichend greifen.

2.
Die wahren Ursachen von Diapositas

Aus meiner Zeit als Arzt in der Notaufnahme weiß ich, dass die Methoden und das Wissen der modernen Medizin bei akuten Erkrankungen und Verletzungen Gold wert sind. In Bezug auf chronische Erkrankungen und Diapositas haben wir dennoch ein weltweites, ungelöstes Problem vor Augen. Wir wissen, dass alle gegenwärtigen Maßnahmen zur Prävention und Behandlung nicht ausreichen, weil jedes Jahr Millionen Neuerkrankungen hinzukommen. Diabetes mit Medikamenten oder Insulin zu behandeln, gleicht dem Versuch, den Boden aufzuwischen, ohne zuvor den Wasserhahn zuzudrehen. Genau das erlebte meine Patientin Jane, eine 53 Jahre alte Managerin mit afrikanischen Wurzeln.

Diabetes heilen: Patientengeschichte
Jane war eine kluge, gebildete Frau, die sowohl die Zeit als auch das Geld besaß, ihren schier unkontrollierbaren Diabetes zu bändigen. Nur gab ihr niemand das nötige Wissen und die Mittel an die Hand, um ihr Insulinspritzen zu ersparen (was ihr Arzt bereits als nächsten Schritt empfahl) oder des Problems wirklich Herr zu werden. Sobald ein Diabetiker anfängt, sich Insulin zu spritzen, steigen in der Regel Gewicht, Blutdruck und Cholesterin, und auch die Depressionsneigung nimmt zu. Denn zu viel Insulin ist

das Problem, nicht aber die Lösung. Es senkt zwar den Blutzucker, doch die eigentliche Ursache des Diabetes bleibt unbehandelt.

Jane hatte inzwischen eine ganze Reihe Beschwerden, darunter Bluthochdruck, zu wenig HDL-Cholesterin, hohe Triglyzeridwerte und Schlafapnoe. Als wir uns kennen lernten, war sie seit zehn Jahren Diabetikerin. Obwohl sie Maximaldosen von zwei oralen Antidiabetika einnahm, lag ihr Nüchternzucker über 300 mg/dl (normal ist ein Wert unter 90 mg/dl), und ihr Hämoglobin A1c, das über den durchschnittlichen Blutzuckergehalt während der letzten sechs bis acht Wochen Auskunft gibt, betrug 10,3 (ideal ist ein Wert unter 5,5; von Diabetes spricht man ab 6,0).

Jane gab sich große Mühe, gesund zu essen. Morgens aß sie Haferflocken, mittags und abends Huhn und Salat. Doch am späten Abend war es mit ihrer Selbstbeherrschung vorbei, und sie entwickelte Heißhunger auf Süßigkeiten und Eis. Nach der Arbeit war sie meist viel zu müde, um noch zu kochen oder Sport zu treiben. Insgesamt war sie derart erschöpft, dass sie am liebsten in Frührente gehen wollte, weil sie sich nicht mehr konzentrieren konnte und ihre Arbeit nicht mehr bewältigte.

Gegen den Bluthochdruck hatten ihre Ärzte Betablocker verordnet und gegen den hohen Cholesterinspiegel Statine (beides verschlimmert Diabetes und Insulinresistenz). Natürlich hatte Jane auch eine genetische Veranlagung: Ihr Vater war mit 55 Jahren an einem Schlaganfall verstorben (und hatte höchstwahrscheinlich Prädiabetes), und ihre Mutter und alle Tanten hatten Typ-2-Diabetes.

Jane war fettleibig. Bei einer Größe von 1,55 Meter wog sie 86 Kilo und hatte einen BMI von 34. Ihr Blutdruck war mit 164/104 trotz der Medikamente sehr hoch.

Durch den Diabetes hatte sie eine Fettleber. Mit den Statinen wirkten ihre Blutfettwerte zwar normal (LDL 100 mg/dl), aber keiner hatte das eigentlich Wichtige überprüft, die Größe der Cholesterinpartikel. Kleinere Partikel entstehen durch Insulinresistenz, sind besonders schädlich und reagieren nicht auf Statine. Wünschenswert sind unter 600 kleine Partikel; Jane hingegen hatte 1320. Auch ihr Vitamin-D-Spiegel war mit nur 17 ng/dl deutlich zu niedrig (normal sind über 45 ng/dl), was ihre Diapositasneigung zusätzlich verschärfte, denn Jane arbeitete in geschlossenen Räumen, hatte eine dunkle Haut und lebte im Nordosten der USA.

Hinzu kamen erhebliche Probleme mit den Mitochondrien, die in den Zellen Energie produzieren. Das trägt maßgeblich zu Insulinresistenz bei (siehe Kapitel 13 Schritt 6: Stoffwechsel ankurbeln) und deutet auf einen Mangel an Coenzym Q10, Alphaliponsäure und B-Vitamine, einschließlich Biotin, hin. Jane war außerdem schlecht mit Mineralstoffen versorgt, darunter Magnesium und Chrom, die an der Blutzuckerregulierung beteiligt sind. Sie litt unter oxidativem Stress und hohen Mengen an Lipidperoxiden, was auf ranzige Fette im Blut hindeutet – und wiederum mit Diabetes verknüpft ist.

Zuallererst mussten wir ihren Appetit in den Griff bekommen und ihr neue Energie verschaffen. Das gelang, indem wir Jane vermittelten, warum sie ausschließlich echte, unverfälschte Nahrung zu sich nehmen sollte (nichts industriell Gefertigtes oder Abgepacktes), und sie aufforderten, Mehl und Zucker ersatzlos zu streichen. Gegen die Gier nach Süßem und zur Drosselung des Appetits sollte sie zu jeder Mahlzeit Proteine essen (auch morgens), dazu vormittags und nachmittags einen proteinhaltigen Snack und spätestens drei Stunden vor dem Schlafengehen nichts mehr zu sich nehmen. Jane sollte sich künftig möglichst von Bioprodukten und möglichst sauberen Proteinquellen ernähren (mageres Fleisch, Fisch, Eier und Proteinpulver) und auf eine geringe glykämische Last achten (wenig Zucker). Zum Knabbern gab es Proteinriegel, Nüsse, Samen, Hülsenfrüchte, frisches Obst, Gemüse und etwas Vollkorngetreide. Zu Beginn des Programms war sie fest entschlossen, alles Ungesunde aus dem Schrank zu entfernen. Anschließend kaufte sie alles Nötige im Bioladen und achtete auch auf mehr Vielfalt.

Eine Woche lang hielt sich Jane penibel an die Vorgaben, dann begann sie zu mogeln. Dabei stellte sie fest, dass bestimmte Lebensmittel Symptome hervorriefen. Insbesondere hatte sie den Eindruck, dass Milchprodukte und Zucker ihr »Nachmittagsloch« deutlich verschlimmerten.

Als sie wieder zum Programm zurückkehrte, ging es ihr bald besser, und schließlich fühlte sie sich auch in der Lage, sich mehr zu bewegen. Ich empfahl ihr eine Mischung aus Intervall- und Krafttraining, die sich bei Diabetes als hilfreich erwiesen hat.

Wir korrigierten ihren Mangel an B-Vitaminen, Vitamin D, Chrom und Magnesium und verordneten zusätzlich Fischöl. Daneben unterstützten wir ihren Stoffwechsel und die Kalorienverbrennung mit Alphaliponsäure und Coenzym Q10. Zu jeder Mahlzeit nahm Jane eine spezielle Fasermischung, PGX, ein, welche die Zucker- und Fettaufnahme verlangsamt und die Sättigung erhöht, so dass man automatisch weniger isst. Anstelle der zuckerhaltigen Hafermischung, die sie bisher morgens zu sich genommen hatte, bekam sie einen medizinischen Proteinshake. Jede einzelne Maßnahme trägt zur Verbesserung der Blutzuckerregulierung bei und hilft gegen Insulinresistenz.

Mit einer hohen Einstiegsdosis Niacin (Vitamin B_3) erhöhten wir die Größe ihrer Cholesterinpartikel. Betablocker und orale Antidiabetika wurden abgesetzt, weil die Bauchspeicheldrüse dadurch nur veranlasst wird, noch mehr Insulin auszuschütten. Im Beipackzettel des Medikaments wurde sogar ausdrücklich davor gewarnt, dass es das Herzinfarktrisiko *erhöhen* könnte – dabei will man mit einem blutzuckersenkenden Mittel doch eigentlich sein Herz schützen.

Nach vier Monaten hatte Jane wieder deutlich mehr Energie. Ihr Blutzucker lag wieder bei etwa 90 mg/dl, und ihr Blutdruck war auf normale 127/79 gesunken. Ihre Haut hatte sich verbessert, und der Heißhunger war verschwunden. Inzwischen verschaffte Jane sich jeden Tag Bewegung, hatte neun Kilo abgenommen, und auch ihre Schlafapnoe war weg.

Innerhalb der nächsten Monate nahm sie insgesamt 13 Kilo ab. Blutzucker, HbA1c, Leber-, Cholesterin- und Vitamin-D-Werte normalisierten sich. Selbst ihre kleinen, dichten Cholesterinpartikel wurden groß, leicht und luftig, bis sie nur noch 615 betrugen. Gleichzeitig nahmen die Mitochondrien die Kalorienverbrennung wieder auf. Aus der kranken Frau kurz vor der Frührente war eine gesunde Person voller Energie geworden. Jane war »ein völlig neuer Mensch, glücklich und voller Lebenslust«.

Das Problem an der Wurzel packen

Jane brauchte kein Insulin. Sie brauchte das nötige Wissen und eine Anleitung. Wir Ärzte lernen, dass man Diabetes (und Krankheiten generell) mit Medikamenten und Operationen behandelt, obwohl sie durch falsche Ernährung, Nährstoffdefizite, hormonelle Probleme, Allergene, Krankheitserreger, Verdauungsstörungen, Toxine, Probleme mit dem Energiestoffwechsel und Stress entstehen. Wir glauben, dass es hilft, wenn man die Risikofaktoren wie Blutdruck, Blutfette und Blutzucker medikamentös senkt. Aber niemand sagt uns, wie man den *wahren Ursachen* der Krankheit auf die Schliche kommt.

Ärzte (und Patienten) stellen sich viel zu selten die offensichtlichste Frage: Warum ist ihr Blutzucker, Blutdruck oder Cholesterinspiegel zu hoch, und warum ist ihr Blut so klebrig und gerinnungsfreudig?

In Wahrheit sind Diabetes, erhöhter Blutzucker, Blutdruck und Blutfette nur Symptome infolge einer problematischen Ernährung, Lebensweise und Toxinbelastung, die nicht zu unserer individuellen genetischen Veranlagung passen.

Warum Blutzuckersenkung tödlich sein kann

Angesichts schockierender neuer Erkenntnisse sollten wir unsere überholten Ansichten zur Diabetesbehandlung durch Blutzuckersenkung mittels Medikamenten oder Insulin hinterfragen. 2008 veröffentlichte das *New England Journal of Medicine* die AC-CORD-Studie, für die 10 000 Patienten mit Diabetes rekrutiert wurden. Diese Patienten erhielten entweder eine intensive oder eine reguläre Therapie zur Blutzuckersenkung.[1] Außerdem wurden sie beobachtet und ihr Herzinfarkt-, Schlaganfall- und Sterberisiko ausgewertet.

Erstaunlicherweise hatten die Patienten, deren Blutzucker am aggressivsten gesenkt wurde, eine geringere Lebenserwartung. Die Zahlen waren so aussagekräftig, dass die Studie nach dreieinhalb

Jahren von den Behörden abgebrochen wurde, weil die starke Blutzuckersenkung mehr Todesfälle und Herzinfarkte nach sich gezogen hatte.

Wie ist das möglich, wenn doch angeblich der erhöhte Blutzucker bei Diabetes die Wurzel allen Übels ist? Wie kann eine Blutzuckersenkung den Gesundheitszustand verschlechtern?

Es erscheint überraschend, aber tatsächlich verschlimmern *viele* Methoden zur Blutzuckersenkung – zum Beispiel Insulin oder orale Antidiabetika – das Problem, indem sie den Insulinspiegel erhöhen. Im Gegensatz zur landläufigen Meinung beruhen Typ-2-Diabetes und Diapositas nämlich auf zu viel Insulin, nicht auf zu wenig. Insulin ist die wahre Triebfeder hinter Diapositas.

Insulinresistenz als Ursache für Diapositas

Wenn unsere Nahrung vorwiegend aus leeren Kalorien und reichlich schnell resorbierbarem Zucker, flüssigen Kalorien (Limonade, Fruchtsaft, Sportgetränke oder Eistee)[2] und »weißen« Kohlenhydraten (Weißbrot, Nudeln, polierter Reis, Kartoffeln) besteht, reagieren die Zellen irgendwann nur noch widerwillig oder gar nicht mehr auf das Insulin. Dann ist immer mehr Insulin erforderlich, um den Blutzucker auszubalancieren. Dieses Problem wird als *Insulinresistenz* bezeichnet. Das erste Anzeichen ist ein hoher Insulinspiegel, der jedoch in der Praxis nur selten ermittelt wird. Je höher der Insulinspiegel, desto schlimmer ist die Insulinresistenz. Wenn das Problem fortschreitet, verliert der Körper Muskelmasse, lagert Fett ein, die Entzündungsbereitschaft nimmt zu, und wir altern schneller. Insulinresistenz ist das wichtigste Phänomen, das eine vorzeitige, rasche Alterung mit allen entsprechenden Begleiterscheinungen wie Herzerkrankung, Schlaganfall, Demenz und Krebs bewirkt.[3, 4]

Ein hoher Insulinspiegel fordert den Körper auf, Bauchfett einzulagern. Mit der Zeit werden Sie dadurch kugelrund (die sogenannte Apfelform). Das Fettspeicherhormon Insulin begünstigt Entzündungsneigung und oxidativen Stress und zahllose andere negative Erscheinungen wie Bluthochdruck, hohe Blutfette,[5] wenig HDL, nachlassendes sexuelles Verlangen, Unfruchtbarkeit, dickeres Blut und ein höheres Risiko für Krebs, Alzheimer-Krankheit und Depressionen.

Unterzuckerungen sind oft ein Frühsymptom einer Insulinresistenz. Wenn jemand mit Insulinresistenz eine Mahlzeit überspringt oder zu viel Zucker oder leere Kohlenhydrate zu sich nimmt, kann es zu Angstgefühlen, Reizbarkeit und Müdigkeit bis hin zu Herzrasen und Panikattacken kommen. Schon ein großes Stück Kuchen oder ein Liter Cola können hohe Zucker- und Insulinkonzentrationen bewirken. Dem schnellen Energieschub folgt unweigerlich das tiefe Blutzuckertal. Irgendwann wehren sich die Zellen so störrisch gegen das Insulin, dass der Blutzucker oben bleibt und die Bauchspeicheldrüse nicht mehr ausreichend Insulin erzeugen kann, um ihn in die verschlossenen Zellen zu schleusen. Dann ist die Linie zum Diabetes überschritten.

Diapositas lässt sich verhindern, behandeln und rückgängig machen. Die Lösung sind jedoch nicht immer neue und bessere Medikamente. Weder Pillen noch chirurgische Eingriffe können Diapositas heilen. Sehnsüchtig erwartete Arzneimittel konnten die in sie gesetzten Hoffnungen nicht erfüllen oder erwiesen sich gar als schädlich. Die Zahl der Magenbypässe ist in den USA in den letzten zehn Jahren von 10 000 auf 200 000 pro Jahr gestiegen. Aber wie viele der 1,7 Milliarden Übergewichtigen auf der Welt können sich einer solchen Operation unterziehen? Und wie viele davon werden trotzdem wieder einen Großteil des verlorenen Gewichts zunehmen?

Unsere gegenwärtigen Diagnose- und Behandlungsansätze basieren nach wie vor auf den Vorstellungen des 19. und 20. Jahrhunderts und übersehen daher nicht nur das komplexe biologische Zusammenspiel im Körper, sondern auch die sozialen, politischen und wirtschaftlichen Faktoren, die der aktuellen Übergewichtswelle zugrunde liegen.

Chronische Erkrankungen entstehen, wenn die körpereigene Biologie aus dem Gleichgewicht gerät, und die beruht auf dem Wechselspiel zwischen unseren Genen und unserem Umfeld. Zuerst müssen wir uns daher auf die Ursachen – falsche Ernährung, Stress, Krankheitserreger, Umweltgifte, Allergene – konzentrieren, die das System stören. Wir müssen verstehen, wie die verschiedenen biologischen Systeme vernetzt sind und wie unsere Lebensweise ihre Kreisläufe stören kann. Und dann brauchen wir eine neue Anleitung zum Umgang mit chronischen Erkrankungen, die auf einem ganz neuen Ansatz beruht. Dieser Ansatz ist die *funktionelle Medizin,* welche dem Problem auf den Grund geht, anstatt Risikofaktoren zu behandeln. Funktionelle Medizin behandelt das gesamte System, nicht die Symptome. Ihr Ziel ist Gesundheit, nicht das Behandeln von Krankheiten. Denn wenn man sich darauf konzentriert, Gesundheit zu erzeugen, verfliegt die Erkrankung oft ganz von allein. Das Verschwinden der Krankheit ist dann nur noch eine Nebenwirkung der Gesundung.

3.
Sieben Trugschlüsse zu Fettleibigkeit und Diabetes: Immer schön krank bleiben

Viele Vorstellungen, die wir in Bezug auf Krankheit für bare Münze nehmen, sind in Wahrheit Fehleinschätzungen oder Fehlinformationen. Bei Diabetes und Adipositas gilt dies in besonderem Maße. Bevor wir also über das Kurieren von Symptomen und Risikofaktoren hinausgehen, müssen wir mit verbreiteten Trugschlüssen über Diabetes aufräumen.

Trugschluss Nr. 1: Diabetes ist genetisch bedingt

Wenn Diabetes in der Familie liegt, haben wir ein höheres Erkrankungsrisiko. Also ist Diabetes vermutlich erblich bedingt, eine Frage der Gene, auf die wir keinen Einfluss haben. Klingt logisch, nicht wahr?

Die Wahrheit jedoch sieht etwas anders aus.

Wie bereits erwähnt hat sich die weltweite Anzahl der Diabetiker von 1983 bis 2008 versiebenfacht und ist dabei von 35 Millionen auf 240 Millionen gestiegen (was ich noch immer für grob untertrieben halte). Eine Veränderung von derartigem Ausmaß lässt sich unmöglich durch Erbanlagen oder gar Erbkrankheiten erklären. Der genetische Code der Menschheit ändert sich im Laufe von 20 000 Jahren um nur 0,2 Prozent und nicht sprunghaft von einer Generation zur anderen. Vielen Menschen ist hingegen nicht bewusst, dass unsere Gene tatsächlich auf Umwelteinflüsse reagieren. Dabei ändert sich zwar nicht der genetische Code selbst, doch die Art, wie diese Gene sich ausdrücken – die sogenannte *Genexpression* –, wird stark von unserer Umwelt beeinflusst. Und diese Umgebung hat sich in den letzten 100 Jahren stärker verändert als in der gesamten Menschheitsgeschichte.

Tatsächlich lässt sich Diabetes praktisch vollständig auf Umwelteinflüsse und Lebensweise zurückführen. Selbst eine genetische Veranlagung kommt nur zum Tragen, wenn diese Gene durch falsche Ernährung, Bewegungsmangel, Stress und Umweltgifte aktiviert werden. Deshalb wird uns auch die Suche nach dem Diabetesgen und dem Zaubertrank oder der Gentherapie zu seiner Behandlung nicht weiterbringen. Die wissenschaftliche Erforschung des menschlichen Genoms auf Gene für Fettleibigkeit und Diabetes verlief daher bislang enttäuschend.[1] Denn ein verbessertes Verständnis für unsere Gene und die entsprechende persönliche Veranlagung kann uns zwar helfen, Stoffwechsel und Gewicht gezielter zu beeinflussen, lenkt uns aber vom zentralen Thema ab: den veränderten Lebens- und Umweltbedingungen, die Diapositas Vorschub leisten. *Wie wir essen, wie viel Bewegung wir uns verschaffen, wie wir mit Stress umgehen, in welchem Ausmaß wir Umweltbelastungen und über die Nahrung aufgenommenen Giften ausgesetzt sind und inwieweit wir der strukturellen Gewalt einer »adipogenen« Umgebung unterliegen – das sind die maßgeblichen Triebfedern für die Volksseuche Diapositas.*

Das Zusammenspiel aus Umwelteinflüssen, Ernährung und Lebensweise, die den einzelnen Menschen beeinflussen, wird in der Wissenschaft als das »Exposom« bezeichnet.[2] Dieses Exposom, das auf die individuelle Genexpression einwirkt, kann für die Frage Gesundheit oder Krankheit am Ende weit wichtiger sein als die persönlichen Erbanlagen, unser Genom. Es zeichnet sich zunehmend ab, dass 90 Prozent unserer Krankheitsrisiken auf Umwelt und Lebensweise beruhen, nicht auf den Genen.[3] Die Betrachtung der äußeren Einflüsse auf unsere Gene (Luft, Wasser, Ernährung, Arzneimittel, Düngemittel, Schwermetalle, Strahlung und körperliche oder psychische Stressfaktoren) und innerer Prozesse (Entzündungen, freie Radikale, oxidativer Stress, Allergene, Infektionen und die körpereigene Darmflora) gestattet uns Einblick in die Ursachen für chronische Erkrankungen und deren Heilung. Ich möchte Ihnen zeigen, wie wir solche äußeren Faktoren verändern können.

Das Exposom hat direkten Einfluss auf unsere Gene, die deren Funktion (Expression) derart verändern, dass letztlich die biologische Fehlsteuerung für Diapositas eingeleitet wird. Hierbei verändert sich nicht der genetische Code an sich, sondern bestimmte Gene werden an- oder abgeschaltet. Das ist ein wichtiger Unterschied. Unsere Gene können wir nicht verändern, doch wir können steuern, in welcher Form sie aktiv werden sollen. Dabei entscheidet das Zusammenspiel unserer Lebenserfahrungen, von der Umgebung im Mutterleib, Ernährung, Giftstoffen, Bakterien, Allergenen, Stressfaktoren, sozialen Beziehungen bis hin zu Gedanken und Überzeugungen, welche Gene aktiviert oder deaktiviert werden. Auf diese Weise wird festgelegt, welche Proteine unsere DNA in welcher Form herstellt, was mit diesen Proteinen geschieht und wie sie nach ihrer Erzeugung funktionieren.

Besonders faszinierend ist, dass die Reaktion der eigenen DNA auf einen Umweltfaktor die Genexpression so nachhaltig verändert, dass diese Reaktion an nachfolgende Generationen weitergegeben wird. Worauf unsere Gene reagieren und wie sie vom Exposom an- oder abgeschaltet werden, nennt sich »Epigenetik«, und dieses »Epigenom« wird vererbt. Wenn also Ihre Großmutter zu viel Zucker verzehrt oder geraucht hat oder als Fischliebhaberin zu viel Quecksilber aufgenommen hat, kann sie Gene aktiviert haben, die zu Diapositas führen. Ihr Epigenom mitsamt dem erhöhten Krankheitsrisiko wird dann von einer Generation zur anderen weitergereicht. Das persönliche Risiko ist in der Tat erhöht, stellt jedoch keineswegs ein Todesurteil dar.

Unsere Gene sind eine Bauanleitung für alle Proteine im Körper, die wiederum Körperbau und biologische Prozesse steuern. Eine genetische Veranlagung für Diabetes oder Fettleibigkeit muss sich jedoch nicht zwangsläufig ausprägen. Wir haben jederzeit die Macht, unsere Genexpression zu verändern und Krankheiten rückgängig zu machen, indem wir unseren Genen andere Botschaften senden. Deshalb können Sie die Gene »abstellen«, die Ihre Großmutter vor zwei Generationen »angestellt« hat.

Für alle, die immer noch nicht überzeugt sind und lieber glauben, dass Diabetes genetisch bedingt ist, möchte ich an dieser Stelle die Geschichte von den Pima-Indianern aus Arizona einschieben. Dieses Volk hatte über Jahrhunderte in der kargen Umgebung der Wüste überlebt. Erst im frühen 20. Jahrhundert übernahmen die Menschen westliche Lebens- und Ernährungsgewohnheiten. Traditionell ernährten sich die Pima vornehmlich pflanzlich, das heißt von Vollkorn, Kürbissen, Melonen, Erbsen, Bohnen und Chilis, die sie durch gesammelte Früchte, Kräuter und Samen sowie Fisch ergänzten. Diese Diät war zwar kohlenhydratreich, doch handelte es sich um langsam verwertbare Kohlenhydrate, die im Körper keine Blutzuckerspitzen erzeugen. Innerhalb von einer Generation gingen die Pima zu einer zuckerreichen Ernährung mit Limonaden, Weißmehl, Transfetten und stark verarbeiteten Lebensmitteln über. Ich bezeichne eine solche Ernährung, die sich aus weißem Zucker, Weißmehl und weißem Fett (gehärtetes Brat- oder Frittierfett) zusammensetzt, gern als die »weiße Geißel«. Aus einem schlanken Volk, in dem Übergewicht, Diabetes und Herzerkrankungen praktisch unbekannt waren, wurde die zweitdickste Bevölkerungsgruppe der Welt. Mit 30 Jahren leiden 80 Prozent der Pima-Indianer von Arizona an Diabetes, und um 46 zu werden, muss man schon Glück haben. Bei den Kindern setzt der »Altersdiabetes« mit drei bis vier Jahren ein, und mit 20 brauchen viele eine Bypassoperation.

Die Diapositas-Epidemie bei den Pima beruht nicht auf einer abrupten genetischen Mutation. Vielmehr erhalten ihre alten Wüstengene plötzlich vollkommen neue Informationen. *Nahrung liefert nicht nur Kalorien. Nahrung ist ein Informationsträger,* und die typisch amerikanische Ernährungsweise mit schnell verfügbaren Kohlenhydraten konnte die Diapositas-Gene der Pima anschalten.

Die Pima hatten keine große Wahl. Wir hingegen schon. Denn Fettleibigkeit betrifft Arm und Reich gleichermaßen. Sie kostet uns im Durchschnitt neun Jahre unseres Lebens[4] und setzt Heranwachsende demselben vorzeitigen Sterberisiko aus wie starkes Rauchen.[5]

Ohne jeden Zweifel ist Diapositas keine Erbkrankheit im engeren Sinne. Auch wenn die Gene, die wir von unseren Eltern oder Großeltern geerbt haben, uns einem größeren Risiko aussetzen, heißt dies nicht automatisch, dass wir auch erkranken müssen. Die Erkrankung ist das *unmittelbare* Ergebnis aus dem Zusammenspiel von Ernährung, Lebensweise und Umweltfaktoren, welche die falschen Gene aktivieren. Es geht dabei also um das falsche »Exposom«, nicht um die falschen Gene. Sie können diese Gene abschalten – wie das geht, verrät Ihnen dieses Buch.

Trugschluss Nr. 2: Diabetes ist unheilbar

Glauben Sie auch, Diabetes sei zwar behandelbar, aber nicht heilbar, und würde auf jeden Fall immer weiter fortschreiten und Folgen wie Herzinfarkt, Nierenversagen, Blindheit, Amputation, Schlaganfall und Demenz nach sich ziehen? Ebenso wie wir glauben, dass Fettleibigkeit letztlich nicht zu besiegen und ein Gewichtsverlust langfristig kaum zu halten ist? Die einzige Option liegt angeblich darin, die schlimmen Folgen abzufedern, damit es weniger Komplikationen gibt.

Andererseits gibt es in der wissenschaftlichen Literatur klare Belege dafür, dass sich Diabetes durchaus zurückbildet, insbesondere wenn die Erkrankung frühzeitig erkannt und durch eine konsequente Veränderung der Lebensweise, ergänzende Nährstoffe und eventuell auch Medikamente behandelt wird.[6] Durch besonders radikale Veränderungen, Arzneimittel und Ergänzungsmittel lässt sich Diabetes zumeist selbst im fortgeschrittenen Stadium rückgängig machen.

Eine bahnbrechende Studie ergab ohne jeden Zweifel, dass selbst Patienten mit fortgeschrittenem Typ-2-Diabetes, bei denen die Bauchspeicheldrüse versagt und die insulinerzeugenden Betazellen geschädigt sind, *innerhalb von nur einer Woche* wieder gesund werden können, wenn sie ihre Ernährung konsequent auf eine kalorienarme, weitgehend vegetarische Diät umstellen, die sich kaum auf den Blutzucker auswirkt.[7] Bei den Beteiligten gingen nicht nur die Blutzuckerwerte, sondern auch die Triglyzeride sofort zurück, und die Bauchspeicheldrüse konnte sich erholen (was durch spezielle MRT-Aufnahmen nachgewiesen wurde). Nach nur einer Woche konnten die Teilnehmer ihre Medikamente absetzen, denn es hatte sich gezeigt, dass Diabetes keineswegs eine unheilbare, ständig fortschreitende Krankheit ist. Zudem war die Diät wirksamer als Medikamente. Ja, es kann mühsam sein, Diabetes rückgängig zu machen, aber unter den richtigen Bedingungen heilt der Körper sich selbst. Wie das funktioniert, erkläre ich in den späteren Kapiteln.

Häufig jedoch wird Diabetes viel zu spät erkannt. Ärzte messen in der Regel den Nüchternzucker, also den Zuckergehalt im Blut, der mindestens acht Stunden nach der letzten Mahlzeit vorliegt. Eine neuere Studie ergab, dass ein erhöhtes Diabetesrisiko bereits ab einem Nüchternblutzucker von 87 mg/dl vorliegt. Dennoch spricht man erst ab 110 mg/dl von einer gestörten Glukosetoleranz, und mancher Arzt reagiert erst bei 126 mg/dl, also manifestem Diabetes. Insulinresistenz und Blutzuckerprobleme sollten jedoch weitaus früher diagnostiziert werden. Denn *der Blutzucker erhöht sich zuletzt.* Zuerst reagiert der Körper mit *Insulinspitzen,* und obwohl dies die einfachste Methode zur Früherkennung wäre, wird der sogenannte orale Glukosetoleranztest, der nicht nur den Zuckerwert, sondern im Idealfall auch die Insulinwerte nüchtern sowie eine und zwei Stunden nach dem Genuss eines zuckerhaltigen Getränks ermittelt, normalerweise erst beim Vorliegen weiterer Risikofaktoren durchgeführt.

Ich empfehle jedem, in dessen Familie Typ-2-Diabetes vorkommt, dessen Taillenumfang ansteigt oder der auffällige Blutfettwerte aufweist, einen frühzeitigen Test. Der Einstiegstest zum Blutzucker zu Beginn dieses Buches sowie die detaillierteren Fragen in Teil III tragen dazu bei, das persönliche Risiko frühzeitig zu erkennen und gegebenenfalls aktiv zu werden. Warten Sie nicht, bis Ihr Blutzucker steigt! Dann liegt das Kind bereits im Brunnen.

Doch selbst im Spätstadium von Typ-2-Diabetes, in dem schon die Bauchspeicheldrüse Schaden genommen hat, lassen sich Gesundheit und Vitalität durch einen ganzheitlichen Ansatz, wie hier dargestellt, ausgezeichnet beeinflussen. Denken Sie immer daran: Diabetes ist heilbar.[8]

Trugschluss Nr. 3: Prädiabetes ist erst dann ein Problem, wenn er zu Diabetes fortschreitet

Die wichtigste Botschaft lautet: *Prädiabetes ist KEINE harmlose Vorstufe.* Auch Prädiabetes ist eine lebensbedrohliche Erkrankung, die Todesursachen wie Herzinfarkt, Schlaganfall, Krebs und Demenz Vorschub leistet.

Ein Herzinfarkt ist keine Vorstufe: Patientengeschichte

John erfuhr sehr abrupt, was Prädiabetes in Wahrheit bedeutet. Der 49-jährige Handelsvertreter hatte schon viele Jobwechsel hinter sich. Nachdem er zehn Jahre lang weitgehend von Fastfood gelebt hatte, setzten vernichtende Brustschmerzen und Schmerzen im linken Arm ein. Gemeinsam mit dem Angiogramm und den zwei Stents für die verschlossenen Arterien war der Herzinfarkt der Weckruf, der ihn zu mir führte. Bis dahin hatte John sich für gesund gehalten, auch wenn er etwas Übergewicht auf die Waage brachte. Er litt weder an Bluthochdruck noch an Diabetes, und auch sein Cholesterinspiegel war mit 173 im Normbereich. Deshalb ahnte John nicht, dass er bereits Prädiabetiker war – sein Arzt hatte während der jährlichen Vorsorgeuntersuchungen nichts bemerkt.

Er ernährte sich wie ein typischer amerikanischer Durchschnittsbürger von Fastfood, Burgern, Pommes Frites, Limonaden und Chips und trank mindestens zwei Bier pro Tag. Das einzig Grüne, was er zu sich nahm, waren grüne Schokolinsen. In den letzten zehn Jahren hatte er eine stressige Beziehung hinter sich gebracht und seine Mutter verloren. In dieser Zeit war sein Gewicht um über 20 Kilo angestiegen und sein Bauchumfang von 80 auf 92 Zentimeter angewachsen. Seine Blutwerte ergaben normale Blutzucker- und Cholesterinwerte, wenn auch mit 34 mg/dl sehr wenig wünschenswertes HDL-Cholesterin (ideal ist ein Wert über 60 mg/dl). Durch seine Vorliebe für Süßes hatte er eine Fettleber. Mithilfe des oralen Glukosetoleranztests stellten wir fest, dass die verabreichte Zuckerlösung (die beste Methode zur Diagnose von Prädiabetes und Diabetes) sein Insulin und seinen Blutzucker schlagartig in die Höhe trieben – ein klares Anzeichen für Prädiabetes. Außerdem waren seine Cholesterinpartikel selbst unter Einsatz von Statinen gefährlich klein und dicht, und er hatte auffällig hohe Quecksilberwerte (John lebte im Bereich des Golfs von Mexiko und aß viel Fisch). Trotz dieser Vorliebe für Fisch fehlten ihm Omega-3-Fettsäuren (EPA und DHA), die zur Normalisierung des Blutzuckers beitragen, die Zellen besser auf Insulin ansprechen lassen und das Herzrisiko senken.

Als ich John kennen lernte, nahm er Unmengen Medikamente, darunter einen Betablocker (der ihn müde machte) und schwindelerregende 80 mg Atorvastin (die achtfache Einstiegsdosis), das Insulinresistenz und Diabetesrisiko erhöhen kann. Statine wie Atorvastin lassen zudem das Coenzym Q10 zurückgehen, das die Zellen zur Energiegewinnung und Kalorienverbrennung benötigen. Außerdem erhielt John einen ACE-Hemmer zur Blutdrucksenkung und zwei Blutverdünner (Clopidogrel und Azethylsalizylsäure). Unmittelbar nach seinem Herzinfarkt hatte er ein paar Pfund abgenommen, aber es blieb noch viel zu tun.

Ich verordnete ihm mein Blutzuckerkonzept. Im Laufe eines Jahres verwandelte sich der dicke Pillenschlucker mit der Gier nach Fastfood und süßen Getränken in einen schlanken, fitten und gesunden Mann. Er nahm fast 30 Kilo ab, was seine Lebenserwartung um 30 Jahre steigerte. Zu den Nährstoffen, mit denen wir seine Insulinsensitivität verbesserten, gehörten Chrom, Biotin, Alphaliponsäure, Vitamin D_3, PGX-Fasern (zur Senkung von Blutzucker, Insulin und Cholesterin) und Fischöl. Außerdem verordnete ich hohe Dosen Niacin (Vitamin B_3) zur Erhöhung des HDL-Cholesterins und um das gefährliche, dichte LDL-Cholesterin leicht und großflockig zu machen. Auch der Mangel an Coenzym Q10 wurde behoben. Wir unterstützten die Entgiftung seiner Leber mit N-Acetyl-Zystein und halfen seinem Körper, das Quecksilber auszuleiten. Zur Blutverdünnung gaben wir ihm natürliche Mittel.

Ein Jahr später hatte er die gesamte Anfangsmedikation absetzen können: keine Statine, keine Betablocker, keine Blutverdünnung. Sein Blutzucker lag bei 93, das Gesamtcholesterin war von 173 mg/dl *mit* Atorvastin auf 137 mg/dl *ohne* Atorvastin gesunken. Gleichzeitig war das HDL-Cholesterin von 34 mg/dl auf 58 mg/dl angestiegen, und alle Blutfette waren leicht und luftig. Solche Ergebnisse sind mit Arzneimitteln nicht zu erreichen. Die Fettleber war geheilt, und mit 50 Jahren war John gesünder denn je.

Johns Herzinfarkt beruhte auf Prädiabetes. Tatsächlich ergab eine Untersuchung, dass rund zwei Drittel aller Herzinfarktpatienten in der Notaufnahme unter Prädiabetes oder einem bisher nicht diagnostizierten Diabetes leiden.[9] Eine weitere wichtige Studie zeigte, dass jeglicher Anstieg des durchschnittlichen Blutzuckers das Herzinfarktrisiko erhöht, selbst bei Nichtdiabetikern.[10] Die Einnahme von Statinen und Betablockern, welche Insulinresistenz verursachen, hätte Johns Prädiabetes nicht korrigiert.

Viele Menschen glauben, dass Prädiabetes erst dann ein Problem ist, wenn daraus »richtiger« Diabetes wird. Prädiabetes gilt als ein Warnsignal – aber das ist ein fataler Irrtum. Schon im Frühstadium von Diapositas steigt das Risiko für nahezu alle diabetischen Folgeerkrankungen. Durch Herzinfarkte, Schlaganfälle oder Krebs kann Prädiabetes uns umbringen, bevor es je zu Diabetes kommt.

Prädiabetes kann sogar »Prädemenz« oder leichte kognitive Einschränkungen erzeugen, eine Art Alzheimer im Frühstadium.[11] Neuen Studien zufolge haben Diabetiker ein vierfach erhöhtes Alzheimerrisiko, und bei Patienten mit Prädiabetes oder metabolischem Syndrom steigt das Risiko für Prädemenz oder leichte kognitive Einschränkungen dramatisch an. Hohe Insulinspiegel und Insulinresistenz bewirken also nicht erst beim Diabetiker Hirnschäden und Einbußen beim Erinnerungsvermögen. Schon Prädiabetes kann erste Anzeichen von Demenz nach sich ziehen, und die Alzheimer-Krankheit wird von manchen Forschern heute als Typ-3-Diabetes bezeichnet.[12] Untersuchungen ergaben, dass die

Größe des Gehirns mit zunehmendem Taillenumfang zurückgeht.[13] Gleichzeitig wird die Hirnfunktion eingeschränkt. Zusammen mit Kollegen entdeckte Dr. Daniel Amen bei gezielten Hirnaufnahmen einen Zusammenhang zwischen Fettleibigkeit und einer schlechteren Durchblutung der Hirnrinde, also jenes Teils des Gehirns, der für bewusste Entscheidungen zuständig ist: »Esse ich jetzt Schokolade oder nicht?«

Und als wäre das alles nicht schon schlimm genug, kann Prädiabetes zudem Männer impotent und Frauen unfruchtbar machen, denn die betroffenen Frauen leiden verstärkt unter polyzystischen Ovarien.

Sollte Ihr Arzt bei Ihnen also Prädiabetes oder das metabolische Syndrom feststellen, wiegen Sie sich nicht in der trügerischen Sicherheit, dass dies nur ein Risikofaktor für Diabetes oder Herzinfarkt ist. Die Problematik fordert bereits ihren Tribut.

Trugschluss Nr. 4: Einmal Insulin, immer Insulin

Die Insulinbehandlung bei Diabetes ist ein zweischneidiges Schwert, denn mehr Insulin bedeutet oft eine verstärkte Gewichtszunahme, höheren Blutdruck und schlechtere Blutfettwerte. Immerhin ist Insulin ein Fettspeicherhormon, das hungrig macht und die Entzündungsneigung vermehrt. So stabilisiert sich der Blutzucker, aber das Herzrisiko bleibt. Deshalb sollte Insulin bei der Regulierung von Blutzucker und Diabetes wirklich die letzte Rettung bleiben, und wer Insulin benötigt, sollte so wenig wie möglich davon nehmen. Vollwertige, frische, unverfälschte Lebensmittel und viel Bewegung sorgen für einen niedrigen Blutzucker und einen geringen Insulinbedarf.

Die gute Nachricht ist, dass man – unter ärztlicher Aufsicht – sein Leben und seine Ernährung so gründlich umkrempeln kann, dass der Diabetes von selbst verschwindet und die Insulintherapie überflüssig wird.[14] Viele Patienten von mir und meinen Kollegen haben diesen Schritt erfolgreich bewältigt. Wenn wir *alle* Ursachen von Diabetes verstehen und behandeln, besteht nicht nur die Möglichkeit, wieder vom Insulin wegzukommen, sondern auch die Chance, den Diabetes und die Insulinresistenz loszuwerden.

Das setzt allerdings voraus, dass Lebensweise und Ernährung dauerhaft umgestellt werden, was Mediziner momentan eher als unzureichend ansehen. Mit dem richtigen Behandlungskonzept auf der Grundlage der funktionellen Medizin und der passenden Schulung und Unterstützung vor Ort, mit deren Hilfe nachhaltige Verhaltensänderungen und Ernährungsumstellungen (einschließlich Kochen, Einkaufen, Sport und Entspannung) eingeübt werden, lässt sich Diabetes sehr erfolgreich behandeln.

Trugschluss Nr. 5:
Medikamentöse Blutzuckersenkung bewahrt Diabetiker vor Herzinfarkt und Tod

Rosiglitazon galt lange als Nonplusultra der Diabetesmedikation, obwohl das Mittel in den ersten elf Jahren seiner Nutzung zum Herztod von 47 000 Menschen beitrug (was Behörden und Öffentlichkeit lange verschwiegen wurde). Wir sollten nicht länger auf die Zauberpille warten, die unsere Probleme löst.

Groß angelegte Medikamentenstudien sollten beweisen, dass die medikamentöse Einstellung von Cholesterin oder Blutzucker das Risiko für Herzerkrankung, Diabetes und vorzeitigen Tod mindert. Doch trotz millionenschwerer, jahrzehntelanger Forschungen konnte auch die noch so aggressive Behandlung der wichtigsten Zielwerte – Cholesterin und Blutzucker – Krankheiten nicht nachhaltig verhindern (wobei die Behandlung nach einem überstandenen Herzinfarkt durchaus sinnvoll sein mag).

Umfangreiche aktuelle Studien, die im *New England Journal of Medicine* veröffentlicht wurden, haben bestätigt, dass eine medikamentöse Behandlung der Risikofaktoren zur Vorbeugung von Herzinfarkt, Diabetes und Tod nicht nur ungeeignet ist, sondern sogar schadet, weil sie über die eigentlichen Ursachen der Erkrankung hinwegtäuscht.[15, 16, 17, 18] Chronische Erkrankungen beruhen nicht auf einem Mangel an Medikamenten. Ein hoher Cholesterinspiegel wird nicht durch einen Mangel an Atorvastin ausgelöst, ebenso wie ein hoher Blutzucker nicht auf Rosiglitazonmangel zurückzuführen ist. Die isolierte Behandlung eines einzelnen Risikofaktors wird daher ebenso scheitern wie die getrennte Behandlung mehrerer Faktoren, solange nicht parallel dazu die tieferen Ursachen der Erkrankung angegangen werden.

Die Vorstellung, das Problem einfach mit einer Pille zu lösen, ist verlockend. Kardiologen würden im Fastfood-Imbiss am liebsten gleich die passenden Statine zum Essen verteilen. Doch die Einnahme von Atorvastin zu Cheeseburger, Pommes Frites und Cola geht am eigentlichen Ziel vorbei. Denn die Lebensgefahr, die von diesen »Lebensmitteln« ausgeht, hat nichts mit dem Cholesterin zu tun. Vielmehr machen sie insulinresistent und liefern dabei noch nicht einmal dieselben Ballaststoffe, Vitamine, Mineralstoffe und Antioxidantien wie unverfälschte Nahrung. Und obwohl Statine zu über 75 Prozent verschrieben werden, um das Herz zu schützen, funktionieren sie nicht in dieser Form. Denn sie können zwar dem zweiten Herzinfarkt vorbeugen, nicht aber dem ersten. Die unabhängige Cochrane Collaboration analysierte die Daten aus 14 wichtigen Studien zu Statinen mit 34 000 Patienten mit geringem Herzinfarktrisiko.[19] Die Forscher fanden kaum oder gar keine positiven Effekte. Trotz irreführender Arzneimittelwerbung oder anderslautendem ärztlichem Rat helfen die untersuchten Wirkstoffe nicht gegen einen ersten Herzinfarkt.

Die Ergebnisse der Cochrane-Studie werden durch viele andere Untersuchungen unterstützt, welche auch auf die häufigen und signifikanten Nebenwirkungen im Zusammenhang mit diesen Arzneimitteln hinweisen.[20] Bei zehn bis 15 Prozent der Patienten, die diese Mittel einnehmen, kommt es zu Muskelschäden, Krämpfen, Schwächegefühl und Schmerzen, zur Einschränkung der Belastbarkeit[21] (selbst ohne Schmerzen und erhöhte CPK-Werte), Sexualstörungen, Leber- und Nervenschäden und anderen Problemen.[22] Außerdem kann es unter der Medikation zu signifikanten Zell-, Muskel- und Nervenverletzungen und zum *symptomfreien* Absterben von Zellen kommen.[23]

Eine andere Untersuchung aus dem *Journal der American Medical Association* nahm fünf wichtige klinische Studien über Statine näher unter die Lupe, bei der 32 752 Nichtdiabetiker über 4,9 Jahre hinweg beobachtet wurden. In diesem Zeitraum erkrankten 2749 Patienten (8,4 Prozent der Teilnehmer) an Diabetes.[24] Diejenigen, welche die höchsten Statindosen erhielten (wie sie zunehmend von Ärzten verordnet werden), zeigten das höchste Diabetesrisiko. Wenn sich also alle Ärzte an die jüngsten Leitlinien zur Cholesterinsenkung halten würden *und* alle Patienten die verordneten Statine einnehmen würden, hätte Amerika binnen kürzester Zeit 3,5 Millionen neue Diabetiker. Ganz aus Versehen.

An Forschungsarbeiten, in denen der Nutzen von Statinen hinterfragt wird, mangelt es nicht. Nur leider werden solche Ergebnisse – im Gegensatz zum statinfreundlichen Marketing – nicht mit Milliarden Dollar unter das Volk gebracht.

Aber sollten Diabetiker nicht wenigstens versuchen, ihren Blutzucker unter Kontrolle zu halten? Doch, natürlich! Zu viel Blutzucker führt zu Schäden an den feinsten Gefäßen und in der Folge zu Blindheit, Nierenschäden, Nervenschäden und grauem Star. Und die Haupttodesursachen von Diabetikern sind Herzkrankheit, Herzinfarkt und Schlaganfall. Aber diese Probleme sollten möglichst nicht medikamentös behandelt werden, sondern durch eine ursächliche Therapie.

Es ist der erhöhte Insulinspiegel, der den Blutdruck, das Cholesterin und die Entzündungsbereitschaft in die Höhe treibt, nicht der hohe Blutzucker.

Eine Senkung des Blutzuckers ohne gleichzeitige Therapie der eigentlichen Ursachen wiegt uns irrigerweise in Sicherheit, denn wir glauben, dass wir dadurch besser gegen Herzinfarkt gewappnet sind. In Wahrheit ist dies jedoch nicht der Fall.

Die Angebote der Krankenkassen, sich umgehend für sogenannte *Disease-Management-Programme* einzuschreiben, um zu einem aktiveren, gesünderen Lebensstil überzugehen, sind daher weitaus zielführender als Medikamente. Solche Programme sollten in meinen Augen die Säulen unseres Gesundheitssystems darstellen. Allerdings müssen Ärzte für die begleitenden Untersuchungen und die Beratung auch entsprechend honoriert werden, damit sie nicht lieber schnell zum Rezeptblock (oder als Chirurg zum Messer) greifen. Wir sollten unsere Ärzte dafür bezahlen, dass sie alltagstaugliche, in das Umfeld integrierte Konzepte zur Förderung einer nachhaltigen Änderung der Lebensweise entwickeln und durchführen.

Das Gesundheitswesen muss künftig weit stärker von Empfehlungen zu einer gesünderen Lebensführung – den Auflagen für eine bessere Ernährung und regelmäßige Bewegung, die viele Ärzte ihren Patienten ans Herz legen – auf individuell zugeschnittene Gesundheitsfürsorge ausgerichtet werden, die chronischen Krankheiten vorbeugt oder diese behandelt.

In der Gruppe mit Gleichgesinnten wird Ihnen dies besonders leichtfallen. Denken Sie immer daran: Gemeinsam fällt gesundes Leben leichter. Mit dem richtigen Ansatz ist eine gesunde Lebensweise häufig die beste Medizin, und sie ist das Einzige, was uns dazu befähigt, diesem weltweiten Gesundheitsproblem entgegenzutreten.

Trugschluss Nr. 6:
Herzoperationen und Angioplastie sind für herzkranke Diabetiker das Richtige

Laut einer Studie aus dem *New England Journal of Medicine* helfen Herzoperationen und Angioplastie herzkranken Diabetikern nicht besser als Medikamente gegen Herzinfarkt und Sterberisiko, haben aber höhere Risiken.[25]

Therapien können tödlich sein: Patientengeschichte
Dans Vater war Diabetiker. Er erhielt die bestmögliche medizinische Versorgung, optimale Medikamente und die entsprechenden Eingriffe. Dennoch ging es ihm sehr schlecht. Als er mit Brustschmerzen in die Notaufnahme kam, wurde umgehend eine Herz-

katheteruntersuchung mit Angiogramm angeordnet. Man erklärte ihm, er bräuchte eine Bypassoperation, obwohl Studien keinen Hinweis ergeben haben, dass Diabetiker dank eines Bypasses oder einer Angioplastie länger leben. Keine wirksame Behandlung vorzuschlagen ist die eine Seite, aber eine schädliche, teure und unwirksame Behandlung wie diese ist schlichtweg unethisch.

Nach dem Bypass kam es bei Dans Vater zu einer Infektion mit antibiotikaresistenten Staphylokokken (MRSA) im Brustbein, weshalb er einen Monat auf der Intensivstation verbrachte. Nachdem die Chirurgen den infizierten Knochen entfernt hatten, musste der Brustkorb in einer plastischen Operation wieder aufgebaut werden. »Minischlaganfälle«, die eine Prädemenz hervorriefen und die Genesung nach dem Krankenhausaufenthalt verzögerten, machten monatelange häusliche Pflege notwendig.[26]

Aber weder die Operationen noch die nachfolgende Behandlung mit Blutverdünnern und Medikamenten zur Cholesterin- und Blutdrucksenkung konnten Gesundheit und Lebensqualität wiederherstellen. Der Patient verfiel körperlich und geistig rapide und erlag schließlich einem Schlaganfall.

Die Behandlung, die Dans Vater nicht einmal zwei Prozent der angefallenen 400 000 Dollar gekostet hätten, wurde ihm gar nicht erst angeboten, obwohl sie die Lebensqualität durch die ursächliche Behandlung seines Diabetes und seiner Herzerkrankung vermutlich enorm gesteigert hätte. Hätte er die Wahl gehabt und sich für ein individuelles Konzept oder ein Gruppenprogramm für eine umfassende, nachhaltige Änderung seiner Lebensweise entschieden, so wäre der Mann vielleicht noch am Leben, und seine Krankenkasse hätte fast eine halbe Million Dollar gespart. Wir sollten das Recht haben, erprobte Therapien wahrzunehmen, die für den Einzelnen und das gesamte Gesundheitssystem deutlich günstiger sind.

Trugschluss Nr. 7:
Nur Abnehmen hilft gegen Diabetes

Beim Kongress der amerikanischen Diabetesgesellschaft ADA in New York wurde am zentralen Hauptstand der Kongresshalle der »Durchbruch« im Kampf gegen Diabetes präsentiert: die chirurgische Behandlung durch einen Magenbypass. Hierbei wird eine Verbindung zwischen dem kleineren Vormagen und der ersten Dünndarmschlinge geschaffen, so dass Speisen nicht mehr in den Hauptmagen gelangen. Der Magen bleibt jedoch vollständig erhalten. Leider kenne ich viele Patienten, die nach dieser Operation zwar erheblich abnahmen, aber später wieder das gesamte Gewicht – und mehr – wieder zulegten. Mein Patient Alan beispielsweise war schon mit sechs Jahren ein dickes Kind und hatte Tag für Tag einen Bärenhunger. Mit 40 Jahren ließ er sich einen Magenbypass legen und nahm daraufhin 90 Kilo ab. Die Hälfte davon kehrte allerdings zurück. Als Alan 60 wurde, fühlte er sich krank und müde und kämpfte mit den Komplikationen seiner Magenoperation.

Der Magenbypass wird Fettleibigen gern als Lösung nahegelegt, und in den letzten zehn Jahren hat sich die Anzahl der entsprechenden Operationen vervielfacht. Im Einzelfall trägt sogar die Krankenkasse die Kosten. Doch selbst wenn dieses Vorgehen mitunter von Erfolg gekrönt ist, kann es bei Diapositas unmöglich zur Therapie der Wahl werden, denn es erzielt häufig nicht die erwünschte Wirkung und kann viele Komplikationen nach sich ziehen, darunter Erbrechen und Nährstoffdefizite.

Den Magen auf Walnussgröße zu verkleinern, kann einzelnen Fettleibigen vielleicht das Leben retten, die eigentlichen Ursachen jedoch werden auch hier nicht angegangen. Zudem nehmen viele Patienten anschließend wieder zu, weil sie weiterhin nicht genug über das Wechselspiel zwischen Körper und Nahrungsangebot wissen.

Natürlich ist das Anstreben des Normalgewichts von größter Bedeutung für die Gesundheit. Bei Patienten mit einem Magenbypass haben wir jedoch festgestellt, dass bereits eine kurzfristige radikale Ernährungsumstellung auch den Stoffwechsel massiv verändert. Alle Werte, die wir gemeinhin dem Übergewicht zuschreiben – Erhöhung von Blutzucker, Blutfetten und Blutdruck, Entzündungen und Gerinnungsneigung – gehen bereits *ohne* signifikanten Gewichtsverlust massiv zurück, weil die veränderte Ernährung umgehend bestimmte Gene anschaltet und andere abschaltet.[27] Wie unsere Nahrung mit den Genen kommuniziert, wird in der Wissenschaft als *Nutrigenomik* bezeichnet. Das bedeutet, dass Gewichtsabnahme zwar wichtig ist, wichtiger jedoch ist die Qualität der Nahrung, die wir verzehren: Nahrung liefert Informationen, die unmittelbar auf Stoffwechsel und Gene einwirken.

Deshalb sollten Sie sich gut einprägen, dass unsere Genfunktion, unser Stoffwechsel und unsere Gesundheit von der Qualität unserer Ernährung abhängig sind. Es geht keineswegs nur um Gewicht und Kalorienzufuhr. Der Verzehr von unverfälschter, frischer, selbst zubereiteter Vollwertkost hat einen prompten Einfluss auf unsere Gene und auf die biologischen Prozesse im Körper. Wir nehmen ab, wenn der Körper im Gleichgewicht ist, nicht aber durch Hungern. Letztlich wirkt mein Programm wie ein Magenbypass – ganz ohne Schmerzen, Narben, Übelkeit und Nährstoffmängel.

4.
Süchtig nach Essen: So giert das Gehirn nach dem nächsten Schuss

Wie war das noch mit der guten alten Selbstbeherrschung? Dass es stark Übergewichtigen an Willenskraft mangelt, ist eine Binsenweisheit. Die Leute sollen sich einfach mäßigen, nicht zu viel essen und weniger gezuckerte Getränke und industriell Gefertigtes zu sich nehmen. Es gibt keine guten oder schlechten Lebensmittel; alles ist nur eine Frage der richtigen Menge. Stimmt's?

Rein theoretisch durchaus, nur …

Neueste Erkenntnisse belegen, dass industriell gefertigte Erzeugnisse mit reichlich Zucker, Fett und Salz (im Gegensatz zu frischer, unverfälschter Nahrung) ein starkes Suchtpotenzial haben.

Kennen Sie Werbung für Brokkoli oder Äpfel, die darauf abzielt, möglichst viel davon zu verzehren? Niemand überisst sich an Gemüse. Doch bei einer Tüte Kartoffelchips, einer Packung Kekse oder einer Tafel Schokolade verlangt unser unbewusstes, archaisches Reptilienhirn immer weiter zu futtern, bis auch der letzte Krümel verputzt ist. Brokkoli macht nicht süchtig, aber nach Chips, Keksen, Schokolade oder Cola kann man genauso süchtig werden wie nach jeder illegalen Droge.

Drogenpräventionsprogramme setzen gern darauf, von vorneherein »Nein« zu sagen. Leider geht dieses Konzept nicht besonders gut auf, und in Bezug auf Lebensmittelsucht funktioniert es ebensowenig. Suchtverhalten ist in biologischen Schaltkreisen verankert. Niemand wird freiwillig ein Fixer, ein Kokser oder ein Alkoholiker. Und niemand entscheidet sich bewusst, esssüchtig zu werden. Solche Verhaltensweisen entstehen in archaischen, neurochemischen Belohnungszentren im Gehirn, welche die bewusste Willenskraft und – bei einer Sucht nach bestimmten Lebensmitteln – auch die üblichen biologischen Sättigungsmechanismen überwältigen.

Warum fällt es Fettleibigen so schwer, Gewicht abzubauen, obwohl sie dafür schief angesehen werden, unter den körperlichen Folgen wie Bluthochdruck, Diabetes, Herzkrankheit, Arthritis und sogar Krebs leiden und eigentlich furchtbar gern weniger wiegen würden? Der Grund ist bestimmt nicht, dass sie fett sein *wollen*.

Der Grund ist vielmehr in der großen Mehrheit der Fälle, dass bestimmte Nahrungsmittel – stark verarbeitete Lebensmittel, deren spezielle Komposition aus Zucker, Salz und Fett die Industrie wie ein Staatsgeheimnis hütet – süchtig machen. Wir sind biologisch so verdrahtet, dass wir nach derartiger Nahrung gieren und davon so viel wie möglich verzehren wollen.

Sind Sie süchtig?

Manch einer reagiert vielleicht schon aufgrund seiner Genzusammensetzung verstärkt auf das Suchtpotenzial von Nahrung (oder Heroin oder Alkohol). Doch wer sein eigenes Verhalten, insbesondere seine Reaktion auf Zucker, näher unter die Lupe nimmt, stellt häufig fest, dass diese Beziehung zu Zucker der eigentliche Grund ist, weshalb er seine Diapositas nicht in den Griff bekommt. Der nachfolgende Test wurde von Forschern der Universität Yale entwickelt, um suchtartigem Essverhalten auf die Spur zu kommen.[1]

Markieren Sie die jeweils zutreffendste Antwort auf Ihr persönliches Verhalten:

0 = nie, 1 = einmal im Monat, 2 = zwei- bis viermal im Monat, 3 = zwei- bis dreimal pro Woche, 4 = immer
1. Wenn ich bestimmte Dinge esse, nehme ich viel mehr zu mir, als ich eigentlich wollte. 0 1 2 3 4
2. Bei bestimmten Dingen esse ich weiter, obwohl ich keinen Hunger mehr habe. 0 1 2 3 4
3. Wenn ich bestimmte Dinge nicht bekomme oder seltener esse, reagiere ich besorgt. 0 1 2 3 4
4. Wenn bestimmte Dinge nicht da sind, gehe oder fahre ich extra noch einmal los, um sie zu holen – selbst wenn ich etwas anderes zur Auswahl hätte. 0 1 2 3 4
5. Mitunter esse ich bestimmte Dinge so oft oder in solchen Mengen, dass ich lieber esse als zu arbeiten, Zeit mit meiner Familie oder mit Freunden zu verbringen oder anderen wichtigen Aktivitäten nachzugehen, einschließlich meiner Hobbys. 0 1 2 3 4
6. Ich erlebe Entzugssymptome wie Ärger, Angst oder andere körperliche Reaktionen, wenn ich bestimmte Dinge seltener oder gar nicht mehr zu mir nehme (hier bitte keine Entzugssymptome auf koffeinhaltige Getränke wie Cola, Kaffee, Tee, Energydrinks oder Ähnliches berücksichtigen). 0 1 2 3 4

7. Ich esse mitunter bestimmte Dinge, um Gefühle wie Angst, Ärger oder andere Missempfindungen im Ansatz zu ersticken (auch hier geht es nicht um koffeinhaltige Getränke wie Cola, Kaffee, Tee, Energydrinks und so weiter).	0 1 2 3 4
8. Mein Essverhalten beunruhigt mich erheblich.	0 1 2 3 4
9. Mein Essverhalten ist problematisch, weil es meine Belastbarkeit (Alltagstätigkeiten, Arbeit, Schule, Sozialleben, Familienleben, Gesundheit) beeinträchtigt.	0 1 2 3 4
In den letzten zwölf Monaten	Nein Ja
10. Mein Essverhalten belastet mich erheblich, denn es ruft Depressionen, Angst, Selbsthass oder Schuldgefühle hervor.	0 1
11. Mein Essverhalten führt zu erheblichen körperlichen Problemen oder verschlimmert ein körperliches Problem.	0 1
12. Ich habe festgestellt, dass ich mit der Zeit immer mehr essen muss, um das gewünschte Ergebnis zu erreichen – weniger negative Gefühle oder mehr Genuss.	0 1
13. Ich habe schon versucht, bestimmte Dinge seltener oder gar nicht mehr zu essen.	0 1
Punkte und Ja-Antworten	

Wenn Ihre Gesamtpunktzahl drei oder mehr beträgt oder Sie mehr als zwei Fragen mit »Ja« beantwortet haben, könnte bei Ihnen eine Esssucht vorliegen.

Im Hinblick auf diese Kriterien und unter Berücksichtigung aktueller neurologischer Erkenntnisse dürften viele Menschen, insbesondere die meisten fettleibigen Kinder, als »süchtig« nach Industrienahrung gelten.[2]

Dass Nahrung tatsächlich Sucht auslösen kann, belegen zahlreiche wissenschaftliche Studien:

1. Zucker stimuliert das Genusszentrum oder die Belohnungszentren im Gehirn über den Neurotransmitter Dopamin auf dieselbe Weise wie andere Suchtmittel.[3]
2. PET-Aufnahmen des Gehirns ergaben, dass zucker- und fettreiche Lebensmittel im Gehirn die gleiche Wirkung entfalten wie Heroin, Opium oder Morphium.[4]
3. PET-Aufnahmen zeigten auch, dass Fettleibige und Drogensüchtige weniger Dopaminrezeptoren besitzen und deshalb ein verstärktes Verlangen nach Dingen entwickeln, welche die Dopaminausschüttung steigern. Diese Reaktion ist teilweise genetisch bedingt.
4. Fettreiche Nahrung und Süßigkeiten regen die körpereigene Opioiderzeugung im Gehirn an (vom Körper produzierte, opiumähnliche Substanzen).
5. Medikamente wie Naltrexon, welche im Gehirn die Rezeptoren für Heroin und Morphium blockieren, lassen sowohl bei normalgewichtigen als auch bei übergewichtigen Menschen mit Fressattacken die verzehrten Mengen und die Vorliebe für Süßes und Fettes zurückgehen.
6. Menschen (und Ratten) entwickeln eine Zuckertoleranz, das heißt, sie brauchen mehr und mehr Zucker, bis sie zufrieden sind. Dieses Phänomen kennt man auch von Suchtmitteln wie Alkohol und Heroin.
7. Trotz erheblicher negativer sozialer und persönlicher Folgen

essen fettleibige Menschen weiter große Mengen ungesunder Nahrung – genau wie Süchtige und Alkoholiker.
8. Tiere und Menschen erleben »Entzugssymptome«, wenn sie plötzlich keinen Zucker mehr bekommen – genau wie ein Süchtiger, der entgiftet.
9. Wie bei Suchtmitteln werden bestimmte Dinge nach der anfänglichen Genussphase nicht mehr konsumiert, um sich besonders gut zu fühlen, sondern um sich »normal« zu fühlen.

Erinnern Sie sich an den Film *Super Size Me,* in dem Morgan Spurlock einen Monat lang drei Mahlzeiten pro Tag nur von McDonald's zu sich nahm? Was mich erschütterte, waren nicht die elf Kilo Gewichtszunahme, auch nicht der Anstieg seines Cholesterinspiegels oder die Anzeichen für eine Fettleber. Überraschend war vielmehr das Suchtpotenzial, das von dieser Nahrung ausging. Zu Beginn des Films musste er sich nach der ersten Supersize-Mahlzeit übergeben, ganz wie ein Jugendlicher nach dem ersten Alkoholexzess. Gegen Ende hingegen fühlte er sich mit dem Junkfood einfach wohl. Insgesamt jedoch entwickelte er depressive Verstimmungen, war erschöpft, ängstlich und reizbar, und auch sein Sexualverlangen ging zurück, ganz wie bei einem Süchtigen oder Raucher auf Entzug. Die Nahrung erwies sich ohne jeden Zweifel als Suchtmittel.

Das Problem bei der Sucht nach bestimmten Nahrungsmitteln besteht darin, dass die Hersteller nicht einmal Wissenschaftlern die nötigen internen Daten zur Verfügung stellen, die verraten würden, wie sie die Zutaten so zusammenstellen, dass der Verbraucher möglichst viel davon verzehrt. In seinem Buch *Das Ende des großen Fressens* beschreibt der Arzt Dr. David Kessler als ehemaliger Leiter der amerikanischen Arznei- und Lebensmittelbehörde FDA, wie trickreich Konsistenz und Geschmack von Lebensmitteln so manipuliert werden, dass sie Drogen gleichen und im Gehirn eine neurochemische Abhängigkeit auslösen.

Die Frage der flüssigen Kalorien

Flüssiger Zucker macht am schnellsten abhängig. Gezuckerte Getränke sind eine ganz besondere Kategorie. Sie sind nicht nur häufig der größte Zuckerlieferant unserer Ernährung, sondern leisten Diabetes und Diapositas in ganz anderer Weise Vorschub als feste Nahrung, sogar mehr als Fastfood in fester Form.[5] Viele derartige Getränke sind zusätzlich mit viel Koffein versetzt, was ihr Suchtpotenzial noch verstärkt.

Aber warum schaden uns gezuckerte Getränke so sehr?[6] Hier kommen ein paar nachvollziehbare Gründe:

1. Nach dem Genuss gesüßter Getränke essen wir nicht automatisch weniger feste Nahrung. Wir nehmen also nicht nur leere Kalorien zu uns, sondern obendrein zusätzliche Kalorien, die wir so nicht essen würden.
2. Die Kalorienzufuhr durch gesüßte Getränke hat sich von 1977 bis 2002 in Amerika verdoppelt; gezuckerte Getränke sind damit zur wichtigsten Zuckerquelle geworden.
3. Im gleichen Zeitraum hat sich die Anzahl der fettleibigen Kinder im Alter von zwei bis elf verdoppelt und die der fettleibigen Jugendlichen im Alter von zwölf bis 19 sogar verdreifacht.[7]
4. Über 90 Prozent der amerikanischen Kinder und Jugendlichen trinken jeden Tag Limonade, und die flüssigen Kalorien liefern bei Jugendlichen zehn bis 15 Prozent der Gesamtenergiezufuhr.

5. Pro Tag werden durchschnittlich 175 Kalorien über gezuckerte Getränke aufgenommen – zusätzlich zur normalen Nahrung. Allein davon kann ein Durchschnittsmensch fünf Kilo im Jahr zulegen.
6. Untersuchungen der Kinderklinik Harvard ergaben, dass Kinder, die auch ungesüßte Getränke erhielten, 82 Prozent weniger gezuckerte Getränke zu sich nahmen und deutlich Gewicht abbauten.[8]
7. Bei der Nurses' Health Studie an 91 249 Frauen hatten die Teilnehmerinnen, die täglich eine zuckergesüßte Limonade tranken, im Laufe von vier Jahren ein 82 Prozent höheres Diabetesrisiko. Bei denen, die Fruchtgetränke zu sich nahmen, war das Diabetesrisiko immer noch verdoppelt.[9]
8. Auch andere Studien ergaben Verbindungen zwischen gezuckerten Getränken und Prädiabetes, Diabetes und Herzerkrankungen.[10, 11]
9. Eine Auswertung von über 30 Studien, die im *American Journal of Clinical Nutrition* erschien, erbrachte klare Belege, dass der Genuss gezuckerter Getränke zu Gewichtszunahme führt.[12]

Das bedeutet: Wer seine Kalorien trinkt, wird nicht satt und isst am Ende insgesamt mehr.

Eine große, mit öffentlichen und Stiftungsgeldern geförderte Harvardstudie ergab, dass Menschen, die Wasser statt Limonade tranken, täglich 225 Kalorien weniger zu sich nahmen (was einem gesüßten Getränk entspricht).[13] Übers Jahr summiert sich diese Menge auf 82 125 Kalorien, was einem Gewichtsverlust von über zehn Kilo entspricht – nur durch ungesüßte Getränke.

Trinken Sie also Wasser. Schlichtes Leitungswasser, auf Wunsch auch gefiltert, gekühlt oder mit ein wenig Zitronensaft. Gastronomie und Getränkeindustrie haben uns erfolgreich eingeredet, dass Trinkwasser nicht zum Trinken da ist, doch der Mensch besteht zu einem großen Teil aus Wasser, und es hilft beim Abnehmen. Wenn jemand, der abnehmen möchte, vor dem Essen Wasser trinkt, hat er 44 Prozent mehr Erfolg.[14]

Natürlich existieren auch Studien, die wenig oder keine Wechselwirkungen zwischen Gewichtszunahme und gezuckerten Getränken feststellen.[15] Viele davon sind jedoch von der Lebensmittelindustrie finanziert. 2007 ergab eine Analyse von über 200 wissenschaftlichen Studien, dass Studien, die von der Lebensmittelindustrie gefördert wurden, bis zu achtmal häufiger zu industriefreundlichen Ergebnissen kamen.[16]

Wussten Sie, dass viele große Lebensmittelkonzerne sich zum *Center for Consumer Freedom* (Zentrum für die Freiheit der Verbraucher)[17] zusammengeschlossen haben, das wiederum eine Kampagne gestartet hat, der zufolge das lawinenartig zunehmende Übergewicht eine Falschmeldung ist? Die Kampagne ruft dazu auf, den eigenen Augen nicht zu trauen, und gibt »aus Datenschutzgründen« nicht preis, wer sie finanziert. Nach einiger Recherche kam heraus, dass Coca-Cola, Pepsi, Kellogg, Kraft und andere Schwergewichte dahinterstecken, jedoch anonym bleiben wollten, weil sie – laut Webseite – Angst vor Lebensmittelfanatikern hätten – den berüchtigten gemüseliebenden militanten Biogärtnern …

Diät-Getränke: Segen oder Fluch?

Falls Sie der Meinung sind, Diätgetränke seien die Antwort, sollten Sie darüber noch einmal nachdenken. Seit 1960 ist der Verbrauch an Diätgetränken um 400 Prozent angestiegen. Ob diese nun Krebs fördern oder nicht, zumindest steigt die Zahl der Hinweise, dass sie eher zur Gewichtszunahme als zum Abnehmen beitragen. Wer regelmäßig Diätgetränke konsumiert, hat ein 200 Prozent höheres Risiko, Gewicht zuzulegen, ein 36 Prozent höheres Risiko für Prädiabetes oder das metabolische Syndrom und ein 67 Prozent höheres Diabetesrisiko. Bei einer Studie mit über 400 Teilnehmern stellte sich heraus, dass der Taillenumfang derer, die zwei Diätgetränke pro Tag zu sich nahmen, fünfmal stärker anwuchs als bei denen, die nichts dergleichen tranken.

Mutter Natur lässt sich offenbar nicht überlisten. Wenn wir dem Gehirn vorgaukeln, es würde etwas Süßes bekommen, reagiert der Stoffwechsel auf seine eigene Weise. Künstliche Süßstoffe stören das hormonelle und neurologische Signalsystem, das für Hunger und Sättigung zuständig ist. Bei Ratten, die künstlich gesüßtes Futter erhielten, zeigte sich eine Verlangsamung des Stoffwechsels. Zudem nahmen die Tiere mehr Kalorien zu sich und legten deshalb mehr an Gewicht zu als Ratten, die gezuckerte Nahrung bekamen.[18]

In einer anderen, erschreckenden Studie wählten Ratten, wenn sie zwischen Kokain und künstlichem Süßstoff wählen durften, immer den Süßstoff – selbst wenn man sie vorher kokainabhängig gemacht hatte. Der Autor der Studie vermutet: »Die absolute Bevorzugung der Geschmacksrichtung Süß könnte bei gesüßter

Ernährung die Hierarchien potenzieller Suchtreize neu ordnen ...,
bis Süßes verlockender erscheint als Kokain und möglicherweise
auch andere illegale Drogen.«[19]

Der Einsatz künstlicher Süßstoffe, aber auch »Essporno« – das genüssliche Mundgefühl bei der richtigen Mischung aus süß, fett und salzig – verändert persönliche Vorlieben. Anstatt Früchte, Gemüse und vollwertige Lebensmittel zu genießen, reagiert unser Gaumen irgendwann nur noch auf das »sexy Zeug«.[20]

Ich rate Ihnen, auf Stevia, Aspartam, Sucralose, Zuckeralkohole wie Xylitol und Malitol und all die anderen gern angepriesenen Süßungsmittel vollständig zu verzichten, sofern Sie nicht Ihren Stoffwechsel drosseln, zunehmen und süchtig werden möchten.

5.
Am Rockzipfel der Konzerne: Wie Lebensmittelproduktion und Pharmahersteller uns krank machen

Was ist die Triebfeder hinter all den billigen Nahrungsmitteln mit wenig echtem Nährwert, die kaum mehr als geschickte Kombinationen aus Fett, Zucker und Salz darstellen und – wie im letzten Kapitel geschildert – ebenso süchtig machen wie herkömmliche Drogen?

In die Vermarktung von Junkfood, das durch Regierungsbeihilfen oder gesetzliche Vorgaben wie das Landwirtschaftsgesetz »Farm Bill« von 2010 weiter verbilligt wird, investieren die großen Lebensmittelkonzerne wie Altria (früher Philip Morris-Kraft), ConAgra, Cargyll, Tyson, Sara Lee, Unilever, General Mills, Kellogg, Coca-Cola und PepsiCo jährlich bis zu 30 Milliarden Dollar. Öffentliche Fördermittel machen es möglich, dass solche Lebensmittel trotz 39 verschiedenen Zutaten und deftigem Marketingbudget billiger sind als ein Kopf Brokkoli.

Diese stark verarbeiteten, geschmacksoptimierten Lebensmittel finden ihre Käufer und treiben die Übergewichtsquoten immer wieder in die Höhe. Je mehr wir essen, desto dicker werden wir. Je dicker wir werden, desto stärker leiden wir unter Herzerkrankungen, Diabetes, Krebs und unzähligen anderen chronischen Krankheiten. Je kränker die Bevölkerung, desto mehr Arzneimittel zur Blutdruck-, Blutzucker- und Cholesterinsenkung, gegen Depressionen und viele andere Krankheiten, die mit unserer Lebensweise zusammenhängen, kann die Pharmaindustrie verkaufen. Ein führendes Produkt der großen Lebensmittelkonzerne sind daher Patienten für das Gesundheitswesen. Das verhängnisvolle Ineinandergreifen der drei großen Industriezweige Big Farming, Big Food und Big Pharma bringt kranke, fette Bürger hervor, und die Regierung trägt durch Gutscheine für Cheeseburger, Pommes Frites und Cola zu diesem Wahnsinn bei.

Im Supermarkt hingegen sind wir auf uns allein gestellt. Allein die Produktion von billigem Zucker (aus Mais) und Fett (aus Sojabohnen) wurde in Amerika im Jahr 2010 mit 42 Milliarden Dollar subventioniert. Eine nennenswerte Subventionspolitik für Biobauern und kleinere Mischbetriebe, die Obst, Gemüse und gesunde, vollwertige Produkte erzeugen, existiert – im Gegensatz zur EU – hingegen nicht. Während für die Massenproduktion von Mais, Zucker und Weizen Milliarden fließen, bleibt die Produktion von vollwertigen, frischen, lokalen, saisonalen oder Biolebensmitteln außen vor.

Das ist einer der Gründe, warum überall billige, kalorienreiche, nährstoffarme, industrielle Nahrungsmittel (oder eher »nahrungsähnliche Substanzen«) bereitstehen. Vielerorts werden praktisch nur noch Lebensmittel angeboten, die das Übergewicht vorantreiben, besonders nachdem die Preise für Obst und Gemüse weit stärker angestiegen sind als die für gezuckerte Getränke.

Deshalb ist es kein Zufall, dass Übergewicht vielfach gerade die sozial benachteiligten Schichten betrifft. Unverfälschte Lebensmittel sind oft kostspieliger, und die Schere zwischen Reich und Arm klafft immer weiter auseinander. Im Gegensatz zum Angebot der europäischen Discounter sind gesündere Lebensmittel in Amerika in bestimmten Gegenden überhaupt nicht mehr erhältlich. Diese äußeren Faktoren tragen natürlich entscheidend zu Fettleibigkeit und Diabetes bei.

Regierungsprogramme konzentrieren sich lieber auf Aufklärung (wie Kampagnen zur Lebensmittelpyramide) und auf die persönliche Verantwortung, als die Agrarindustrie im Zaum zu halten, und die Vorstöße der US-Regierung sind bestenfalls halbherzig. 2011 kündigten verschiedene Kommissionen neue Richtlinien für die Lebensmittelwerbung an.[1] Insbesondere wollte man die Konzerne verpflichten, keine Lebensmittel mit Transfetten, mehr als 15 Prozent gesättigten Fetten, 210 Milligramm Natrium oder 13 Gramm zugesetztem Zucker pro Portion an Kinder zu vermarkten. Diese Richtlinien waren jedoch nur ein Vorschlag, für dessen Umsetzung der Industrie zudem eine Übergangsfrist von fünf Jahren eingeräumt wurde. Das ist, als würde man der Zigarettenindustrie freundlich ans Herz legen, doch bitte keine Zigaretten für Fünfjährige zu bewerben. Wir brauchen strengere Gesetze und sollten nicht mehr vor den Lobbyisten den Kopf einziehen.

Die Konzerne betonen in ihren Herstellerangaben gern die »gesunden« Eigenschaften ihrer Produkte und verschleiern, was den Kunden abschrecken könnte. So müssen die Inhaltsstoffe zwar in der anteiligen Reihenfolge aufgeführt werden, doch wenn ein Produkt mehrere Zuckerarten – wie zum Beispiel Zucker *und* Fruktose-Glukose-Sirup *und* Honig – enthält, steht der Zuckergehalt plötzlich nicht mehr an erster Stelle. Verbraucherfreundlicher ist die mittlerweile in Europa eingeführte Lebensmittelampel, mit deren Hilfe man zumindest bei den dort gespeicherten Lebensmitteln auf einen Blick abschätzen kann, ob die jeweiligen Werte für

Energiezufuhr, Zucker, Fett und Salz im grünen Bereich liegen. Ständig aktualisierte Apps wie FoodCheck unterstützen die Anwendung im Alltag. Die Lebensmittelindustrie hingegen steht auf dem Standpunkt, es gäbe keine »schlechten« Nahrungsmittel, und verweist auf hohe Hygiene- und Qualitätsstandards. Dabei liegen die Fakten längst auf dem Tisch: Transfette und Fruktose-Glukose-Sirup (Maissirup) sind schädlich. Punktum. Und Unmengen Zucker ebenso.

Der Verbraucher lässt sich ungern bevormunden und will sich nicht vorschreiben lassen, was er isst. Doch wenn wir – zur eigenen Sicherheit – die Gurtpflicht im Auto und die Oberaufsicht der Arzneimittelbehörden akzeptieren, sollten wir so vernünftig sein, auch die Zusammensetzung unserer Lebensmittel stärker überwachen zu lassen. Schließlich sterben weit mehr Menschen durch falsche Ernährung als durch Autounfälle. Auf Selbstverpflichtungen der großen Konzerne sollten wir nicht hoffen – das hat schon bei der Zigarettenindustrie nicht funktioniert.

Ideale Umweltbedingungen für Fettleibigkeit

Solange man die Schuld für Übergewicht und Krankheit nur bei den Opfern der Misere sucht, verschließt man die Augen vor dem »adipogenen« Umfeld, das Fettleibigkeit begünstigt. Fünf Faktoren sind dabei besonders wichtig:

1. *Industriell optimiertes Fastfood und Junkfood machen süchtig.* Wie wir gesehen haben, aktivieren solche Lebensmittel biologische Suchtmechanismen und fördern einen übermäßigen Kalorienkonsum.

2. *Der Einfluss der Agrarindustrie lässt weltweit die Bäuche anschwellen.* Amerika verkauft seine Lebensmittelüberschüsse so billig an ärmere Länder, dass deren Landwirtschaft nicht mithalten kann. Kleinbauern müssen aufgeben, die Arbeitslosigkeit steigt an, und ausgerechnet die Ärmsten werden von importierten, industriell verarbeiteten Lebensmitteln und Maissirup abhängig.
3. *Gewissenlose, manipulierende Lebensmittelwerbung prägt die Essgewohnheiten.* Insbesondere bei Lebensmittelwerbung für Kinder brauchen wir strenge Auflagen und Kontrollen. Die Regierung profitiert zwar von den Steuern, ist jedoch auch bei den Vorgaben in der Pflicht.
4. *Familien nehmen seltener gemeinsam selbst gekochte Mahlzeiten ein.* Auch in Europa ist das gemeinsame Essen auf dem Rückzug. Hierfür gibt es viele Gründe, doch der bequeme Zugang zu Fertiggerichten und Fastfood trägt zu dieser Entwicklung bei. Eine Dose Ravioli oder eine Fertigpizza »frisch aus dem Ofen« ist *kein* selbst zubereitetes Essen.
5. *Zunehmende Umweltverschmutzung.* Toxine tragen zu Gewichtszunahme, Fettleibigkeit und Diabetes bei. Neben der Qualität unserer Nahrung verlangsamen bestimmte Kunststoffe, Schwermetalle und andere Giftstoffe unseren Stoffwechsel und lassen uns zunehmen.

Lebensmittelwerbung: Erlaubt ist, was Profit bringt?

Paradoxerweise profitiert die Lebensmittelindustrie sowohl vom Trend zum Essen außer Haus als auch vom häuslichen Medienkonsum. Neben dem Genuss zuckerhaltiger Getränke trägt auch das Sitzen vor Fernseher und PC nachweislich zu Fettleibigkeit bei. Die durchschnittliche Fernsehdauer lag 2011 bei 225 Minuten pro Tag.[2] Neben der hypnotischen Wirkung des Fernsehens, die den Stoffwechsel verlangsamt, prasselt hierbei insbesondere Süßigkeitenwerbung auf unsere Kinder ein. Schon Zweijährige finden und verlangen im Supermarkt die für sie bestimmten Marken, während andererseits selbst Grundschulkinder nicht einmal die wichtigsten Gemüsearten voneinander unterscheiden können (wie Jamie Oliver in seiner Kochshow anhand von Kartoffeln und Tomaten medienwirksam vorführte).

Wenn stark verarbeitetes Junkfood süchtig macht und wir es unseren Kindern geradezu aufdrängen – was ist moralisch, ethisch und rechtlich davon zu halten?

Die Robert Wood Johnson Foundation ist die größte Stiftung, die gegen Fettleibigkeit bei Kindern ankämpft. Ihr Jahresbudget für Aufklärungskampagnen und Ernährungsprogramme beträgt 100 Millionen Dollar pro Jahr. Was glauben Sie, wie lange die Lebensmittelindustrie braucht, um diesen Betrag für die Vermarktung von Industrienahrung und Junkfood für Kinder auszugeben? Vier Tage! Am vierten Januar eines jeden Jahres geht dem größten Sponsor im Kampf gegen Fettleibigkeit das Geld aus – den Rest des Jahres kann die Lebensmittelindustrie ihre »Suchtmittel« ungehindert propagieren.

13 Milliarden pro Jahr steckt die Lebensmittelindustrie in die Vermarktung ihrer Produkte an Kinder, denn die Fernsehspots werden durch gezielte Produktplatzierung in Spielzeug, Spielen, Unterrichtsmaterial, Liedern und Kinofilmen ergänzt. Hinzu kommen Mund-zu-Mund-Propaganda, SMS-Werbung und natürlich das Internet. Ihre Werbepraktiken auf Facebook, YouTube oder Twitter bezeichnen die Lebensmittelkonzerne stolz mit Begriffen wie »virales Marketing« oder »Guerilla-Marketing«.

Solche Aktivitäten umgehen konventionelle Werbung, aber auch die soziale und elterliche Kontrolle. Selbst wenn Sie mit Ihrem Kind vor jeder Mahlzeit über gesunde Ernährung sprechen würden, könnten Sie den einschmeichelnden Botschaften der Konzerne wenig entgegensetzen. Eine Studie der Universität Yale ergab, dass Kinder, die zuvor Lebensmittelwerbung gesehen hatten, 50 Prozent mehr von den bereitgestellten Snacks aßen. Der visuelle Reiz verleitet das Gehirn dazu, mehr zu essen. Naschen wird als lustig, aufregend und Quelle des Glücks dargestellt – und dann auch so empfunden.

Die Daten von Dr. Kelly Brownell und seinem Team vom Zentrum für Lebensmittelgesetzgebung und Übergewicht an der Universität Yale zeigten, dass die Frühstücksflocken mit dem schlechtesten Nährwert am meisten beworben wurden. Wir haben der Tabakwerbung einen strengen Riegel vorgeschoben. Jetzt müssen wir auch derartige Lebensmittelwerbung stoppen. Bestenfalls ist sie irreführend – man könnte aber auch von bewusstem Drogenhandel sprechen.

Die entsprechende Lobby hat dafür gesorgt, dass die Zielgruppe Kinder in den USA – und derzeit auch noch in Deutschland – praktisch unbegrenzt umworben werden darf, während es in vielen

Ländern Europas innerhalb wie außerhalb der EU hierfür strenge Auflagen gibt oder solche Werbung inzwischen ganz verboten ist.[3]

Ein aufsehenerregender Prozess in den USA sollte die Werbung für das angeblich so gesunde »Vitamin-Wasser« von Coca-Cola als irreführend entlarven. Bei 125 Kalorien pro Flasche hielten die Verbraucherschützer den minimalen Vitaminzusatz für irrelevant – verglichen mit einem Zuckergehalt, der bei einem Genuss von nur einer Flasche pro Tag im Jahr zu vier bis fünf Kilo Gewichtszunahme führt. Die Verteidiger erklärten im Prozess, dass »kein vernünftiger Verbraucher auf die Idee käme, Vitamin-Wasser tatsächlich für ein gesundes Getränk zu halten«. Verblüffend. Sie wehren sich mit der Aussage, dass niemand dumm genug wäre, der Werbeaussage zu glauben, es handle sich tatsächlich um etwas Gesundes. Fragen Sie doch mal einen durchschnittlichen Jugendlichen …

2005 veröffentlichte das Medizininstitut IOM einen Bericht zum Thema Lebensmittelwerbung für Kinder und Jugendliche.[4] Ihre Meta-Analyse von 123 peergeprüften Studien untersuchte die Verbindungen zwischen Lebensmittelmarketing und den Vorlieben, Forderungen, Konsum, Gewichtszunahme und Diabetes bei Kindern. Auf interne Studien der Lebensmittelindustrie erhielt das IOM dabei keinen Zugriff und konzentrierte sich daher auf Arbeiten, welche die psychologischen Antriebskräfte für die Essensauswahl bei Kindern ab dem Vorschulalter untersuchten. Die Ergebnisse zeigen, wie gezielt und geschickt sich die Konzerne die Denkweise von Kindern zunutze machen. In diesem Fall verkaufen sie jedoch keine Nintendos, sondern Substanzen, die nachweislich süchtig machen und Fettleibigkeit, Diabetes, Herzkrankheiten und Krebs hervorrufen.

Das IOM kam zu dem Schluss, dass es erforderlich ist, dass

»Ernährungs- und Getränkemarketing eine bessere Ernährung für (...) Kinder und Jugendliche propagieren«. Manche Konzerne fördern vordergründig Gesundheits- und Bewegungsprogramme und begrenzen sogar den Zugang zu gezuckerten Getränken in den Schulen, doch sie könnten weit mehr tun. Unter dem Druck der Clinton Foundation hat die Industrie eingewilligt, in Schulen keine zuckerhaltigen Getränke mehr anzubieten, aber später wurde diese Vereinbarung wieder aufgeweicht, und »Vitamin-Wasser« und »Sportgetränke« waren erneut zugelassen.[5] Eine aktuelle Studie ergab, dass der Ersatz von Limonaden durch »Sportgetränke« an Schulen keinerlei Einfluss auf Gewicht oder Gesundheit hat. Es handelt sich um eine gute PR-Maßnahme, die jedoch letztlich nur den Profit der Konzerne und den Taillenumfang der Kinder weiter erhöht. Freiwillig verzichtet die Lebensmittelbranche weder auf Profit, noch ändert sie ihre Produkte oder ihr Marketing. Gewinn lässt sich am schnellsten erzielen, wenn man die Leute dazu bewegt, mehr zu essen. Deshalb rät das IOM zu entsprechenden Gesetzesvorgaben für ein verändertes Lebensmittelmarketing.

Die Lebensmittelkonzerne wie auch die Regierungen – einschließlich Verbraucherschutzinitiativen, die vom Bundesministeriums für Ernährung, Landwirtschaft und Verbraucherschutz gefördert werden[6] – setzen lieber auf den mündigen Verbraucher und die individuelle Entscheidung: Jeder darf selbst entscheiden, wie viel ungesundes Zeug er essen kann oder sollte. Diese Einstellung hat sogar mehrere entscheidende Haken. Zum einen erzeugen industriell optimierte Produkte Abhängigkeit. Zum anderen zeigen Untersuchungen aus der Verhaltensökonomie, dass die Menschen zwar *glauben,* sie würden sich frei und rational entscheiden, es in Wahrheit aber nicht tun.[7] Deshalb wählen wir unsere Nahrung auf der Grundlage des Zusammenspiels von biologisch verankerter Sucht, geschickter Werbung, günstigem Preis und anderen sozialen und umweltbedingten Faktoren.

Wie können wir selbst zu einem gesünderen Umfeld beitragen?

Die globale Gesundheitskrise und deren finanzielle Folgen werden auf persönliche Laster wie Trägheit, Gefräßigkeit und Willensschwäche zurückgeführt. Dieses Pauschalurteil – der Einzelne ist selber schuld – lässt sich weder wissenschaftlich noch durch eine genauere Betrachtung der Vorgaben und Vorgehensweisen von Politik und Wirtschaft belegen. Wenn Sie also von Diapositas betroffen sind, ist es *nicht Ihre Schuld*. Es liegt *nicht* daran, dass Sie eben nicht genug Willenskraft besitzen. Für die Lösung des Problems sind umfassende gesellschaftliche und politische Veränderungen notwendig, die gesündere Entscheidungen leichter machen.

Eine gesündere Welt entsteht nur durch eine Revolution – fangen Sie noch heute damit an. Beherzigen Sie einfach die Worte der Anthropologin Margaret Mead: »Zweifle nie daran, dass eine kleine Gruppe nachdenklicher, entschlossener Bürger die Welt verändern kann – nichts anderes hat je eine Veränderung bewirkt.«

Im nächsten Kapitel erfahren Sie, wie ein neues, wissenschaftlich fundiertes Gesundheitskonzept, die *Funktionelle Medizin,* uns zu einem völlig neuen Umgang mit Krankheit und Gesundheit befähigen kann, indem wir die wahren Gründe für das aus den Fugen geratene Gleichgewicht unserer biologischen und sozialen Regelungsmechanismen angehen.

6.
Funktionelle Medizin: Ein neuer Ansatz gegen Diapositas

Das Vorgehen der modernen Medizin entspricht in mancherlei Hinsicht dem eines Automechanikers, der lieber aus dem Klang des Wagens ableitet, was mit dem Motor nicht stimmt, anstatt einen Blick unter die Haube zu werfen. Wir sehen die Probleme nicht, obwohl sie uns direkt ins Auge springen. Bei einem »normalen« Blutzucker von unter 100 mg/dl oder einem normalen Glukosetoleranztest (GTT; Blutzuckermessung zwei Stunden nach dem Trinken einer Glukoselösung) würden die meisten Ärzte zu 100 Prozent garantieren, dass Sie keinen Prädiabetes haben. Leider liegen sie damit zu 100 Prozent falsch. Weil sie nicht unter die Haube blicken.

Viele meiner Patienten haben einen völlig normalen Blutzucker, weisen aber stark überhöhte Insulinwerte und Anzeichen eines Stoffwechselchaos auf, das mit Prädiabetes einhergeht. Daher kommen nur die wenigsten von ihnen mit der Diagnose Prädiabetes zu mir. Selbst unter der strengeren Vorgabe, bei einem Nüchternzucker ab 100 mg/dl und einem Zwei-Stunden-GTT-Wert von über 140 mg/dl von Prädiabetes zu sprechen, würden 90 Prozent der heute Betroffenen nicht erfasst werden. Denn Ärzte messen nicht das Insulin.

Denken Sie darüber nach: Die häufigste chronische Erkrankung wird in unserem hoch entwickelten Gesundheitssystem bei 90 Prozent der Betroffenen *nicht* diagnostiziert.

Funktionelle Medizin als Medizin der Zukunft

Als Arzt will ich Menschen helfen, sich im Dickicht der Gesundheitsinformationen an einer neuen Vorstellung von Gesundheit und Krankheit zu orientieren. Ich möchte für jeden Menschen die richtige Behandlung finden, was auch immer das individuell bedeutet. Wenn ein Mensch Arzneimittel benötigt, verordne ich die nötigen Medikamente. Profitiert er hingegen am meisten von einer Ernährungsumstellung, Ergänzungsmitteln, Heilkräutern oder einer Veränderung der Lebensweise, werde ich ihm dazu raten. Wir müssen lernen, Menschen zu behandeln, nicht Krankheiten – den Körper, nicht nur die Symptome. Das ist personalisierte Medizin, die Medizin der Zukunft.

Je besser wir die verschiedenen Systeme im Körper begreifen, was sie aus dem Gleichgewicht bringt und wie wir dieses wieder herstellen können, desto besser können wir jeden Patienten ganz individuell behandeln. Der Arzt Ralph Snyderman von der Duke University prägte dafür den Ausdruck »P4-Medizin«: personalisiert, präventiv, prognostisch und partizipatorisch (das heißt, der Patient trägt aktiv seinen Teil zur Therapie bei).[1]

Man könnte auch sagen, dass ein solcher Behandlungsansatz nicht die Krankheit, sondern den Patienten in den Mittelpunkt stellt, denn das ist das Grundprinzip der *funktionellen Medizin,* die je nach Ansatz auch als *funktionale, integrative, ganzheitliche* oder *orthomolekulare Medizin* bezeichnet wird. Stets geht es dabei um die Frage, auf welche Weise unsere Gene, unsere Umgebung und unsere Lebensweise zusammenwirken und uns dabei gesünder oder kränker machen.

Die funktionelle Medizin will der Ursache einer Erkrankung auf die Spur kommen, nicht nur das passende Arzneimittel bereitstellen. Die Frage lautet daher nicht: »Welche Krankheit haben Sie?«, sondern: »Welches System oder welche Systeme im Körper sind aus dem Gleichgewicht geraten?« Sobald wir verstehen, was die normalen Funktionen der inneren Abläufe stört, können wir herausfinden, wie wir diese möglichst optimal wiederherstellen können. Mir liegt eher wenig an perfekten Laborwerten, denn wir haben bereits gesehen, dass diese nicht die ganze Geschichte erzählen. Wichtiger ist mir, gemeinsam mit dem Patienten zu ermitteln, welches spezielle System in seinem Körper funktioniert oder nicht funktioniert und wie wir es wieder ins Lot bekommen.

Hierzu behandelt man jedoch nicht ein Symptom, sondern den gesamten Körper, ganz so als würden wir den Boden behandeln, nicht die Pflanze. Ein gesunder Boden braucht weder Dünger noch Pestizide, und ein gesunder Körper braucht keine Medikamente.

Krankheit als schleichender Prozess

Medizinische Diagnosen werden gern nach dem Prinzip Entweder-oder gestellt. Dabei geraten allerdings die eigentlichen Ursachen und weniger offensichtliche Krankheitssymptome leicht aus dem Blick. Die meisten Ärzte haben gelernt, dass man eine Krankheit entweder hat, oder man hat sie nicht. Man ist Diabetiker, oder man ist keiner. Graustufen gibt es nicht.

Derartige Ansichten erleichtern zwar bestimmte Therapieentscheidungen, übersehen aber eines der fundamentalsten Gesetze von Physiologie, Biologie und Krankheit, nämlich das *Kontinuumkonzept*. Es ist ein weiter Weg von optimaler Gesundheit über ein verborgenes Ungleichgewicht bis hin zu ernsten Fehlfunktionen und Krankheiten, und wir können an jedem Punkt eingreifen und diesen Prozess umkehren – je früher, desto besser.

Beim Thema Diapositas beobachten die meisten Ärzte nur den Blutzucker, der jedoch erst im späteren Verlauf der Krankheit deutlich ansteigt. Mit einem Nüchternzucker von 90 oder 110 hat man keinen Diabetes. Liegt er über 125, so hat man Diabetes. Diese Grenzen sind jedoch willkürlich gezogen. Ich erinnere mich an einen Patienten, Daren, der mit leicht erhöhtem Blutzucker zu mir kam. Ich fragte ihn, ob er darüber bereits mit seinem Hausarzt gesprochen hätte, was er bejahte. Auf die Frage, was dieser gesagt hätte, hörte ich: »Wir behalten das im Auge und warten, bis der Blutzucker weiter ansteigt. Danach gehen wir zu Diabetesmedikation über.«

Eine solche Haltung – ob seitens des Arztes oder seitens des Patienten – ist absurd und angesichts dessen, was bereits lange vor dem Stadium Diabetes droht, geradezu fahrlässig. Zudem ignoriert sie weniger offensichtliche Krankheitsanzeichen, die Hinweise darauf geben, welche Regelkreise tatsächlich gestört sind (was sich durch genauere Tests ermitteln lässt). Solche Störungen lassen sich gezielt beheben, wobei jedoch keine Krankheit behandelt, sondern das Gleichgewicht wiederhergestellt wird, indem man die Dinge ausschaltet, die Funktionen verändern oder schädigen, und die Dinge bereitstellt, die den Stoffwechsel stärken, optimieren und normalisieren.

Genau deshalb wird Diapositas derart unzureichend diagnostiziert und behandelt, so dass am Ende Millionen Menschen an vermeidbaren chronischen Erkrankungen leiden.

Warum eine frühzeitige Diagnose so wichtig ist

Mitunter werden die Weichen für Diabetes bereits im Kindesalter gestellt.[2] Typ-2-Diabetes kommt heute selbst bei Achtjährigen vor.[3] Entsprechend spezialisierte Kinderärzte, die sich früher nur um Typ-1-Diabetiker kümmerten, welche an den Folgen einer Autoimmunerkrankung leiden, müssen zunehmend auch Kinder mit Typ-2-Diabetes behandeln, einer Krankheit, die in hohem Maße durch Lebensweise und Umwelteinflüsse verursacht wird. Bei der Diagnose Diabetes sind Blutzucker und Insulin völlig aus den Fugen geraten, aber die eigentlichen Ursachen hätten oft schon 20 bis 30 Jahre früher entdeckt werden können. Jedenfalls, wenn man weiß, worauf man achten sollte – was viele Ärzte nie gelernt haben und was die Krankenkassen vielfach nicht bezahlen.

Insulinresistenz und die daraus resultierende Diapositas gehen häufig mit zunehmendem Bauchfett, Müdigkeit nach dem Essen, Gier nach Süßem, Blutzuckerschwankungen oder Unterzuckerung, hohen Triglyzeridwerten, wenig HDL-Cholesterin, Bluthochdruck, nachlassendem Sexualtrieb, Problemen mit der Blutgerinnung und einer verstärkten Entzündungsneigung einher. Diese Hinweise treten oft lange vor einer Diabeteserkrankung auf und könnten dazu beitragen, den Ausbruch von Diabetes zu verhindern. Wenn Fettleibigkeit, insbesondere eine Neigung zur Bauchbildung, Diabetes, frühe Herzerkrankungen, aber auch Demenz oder Krebs in der Familie liegen, sind Sie besonders gefährdet.

Zum Glück erkranken viele Menschen mit Prädiabetes nie an Diabetes selbst. Leider ändert das nichts an ihrem erheblichen Krankheits- und Sterberisiko.

Es ist eine Tatsache, dass sowohl die Symptome als auch die langfristigen Komplikationen von Diabetes und Insulinresistenz sich überlappen. Die klassische Diabetessymptomatik – übermäßiger Durst, häufiges Wasserlassen und Gewichtsverlust – sind typisch für Diabetes, aber *alle* anderen Warnzeichen (zum Beispiel Blutzucker- und Insulinschwankungen) sind schon viele Jahre vorher nachweisbar. Viele Folgeerkrankungen von Diapositas wären vermeidbar, wenn wir solche Warnzeichen beachten und behandeln und die Diagnose deutlich früher stellen.

Alle Phänomene, die wir bei Diapositas beobachten, beruhen auf derselben Ursache: einem Ungleichgewicht in den sieben wichtigsten Regelsystemen im Körper, die biologisch miteinander vernetzt sind. Die funktionelle Medizin basiert auf dem Verständnis dieses Netzwerks.[4] Deshalb stellt sie eine Behandlungsmethode dar, die auf der sogenannten Systembiologie beruht, einem neuen Wissenschaftszweig, der sich eher der Frage widmet, wie die verschiedenen Systeme im Körper miteinander verbunden sind, als den einzelnen, nur scheinbar voneinander unabhängigen Organen und Körperteilen. Denn die immer stärkere Spezialisierung in der Medizin, die ihre Fachgebiete nach Organen und Krankheiten, dem Ort der Erkrankung und ihren Symptomen, aufsplittet, hat ihre Grenzen und führt die moderne Medizin in die Sackgasse.

Unsere Vorstellungen von Krankheit und Gesundheit sind überholt, weil sie nicht mehr dem Stand der Wissenschaft entsprechen. Die funktionelle Medizin hingegen nutzt die besten Ergebnisse aktueller Untersuchungen und des systemischen Denkens.

In sieben Schritten zum perfekten Wohlbefinden

In den letzten 20 Jahren konnten neben aktuellen Forschungsergebnissen, auf denen das heutige Konzept der funktionellen Medizin beruht, diverse Faktoren als die eigentlichen Ursachen für Diapositas und chronische Erkrankungen entlarvt werden. Allerdings handelt es sich nicht um die Schuldigen, die wir gemeinhin sofort im Sinn haben.

Es gibt im Körper sieben zentrale Systeme, die aus dem Gleichgewicht geraten können. Um Diapositas oder andere chronische Erkrankungen in den Griff zu bekommen, müssen Sie diese sieben Schlüsselkreisläufe wieder ins Gleichgewicht bringen. In Teil II sehen wir uns näher an, was bei einem Ungleichgewicht abläuft und was man dagegen tun kann:

- Schritt 1: Besser essen
- Schritt 2: Hormone ausbalancieren
- Schritt 3: Entzündungen eindämmen
- Schritt 4: Verdauung anregen
- Schritt 5: Gifte ausscheiden
- Schritt 6: Stoffwechsel ankurbeln
- Schritt 7: Zur Ruhe kommen

In Teil III und IV stelle ich ein umfassendes Programm vor, mit dessen Hilfe sich Ihre Systeme wieder selbst regulieren können. Zusammen mit meinen Vorschlägen in Teil V, *Nehmen Sie das Ruder in die Hand,* können Sie den aktuellen Stand der Wissenschaft nutzen, um Ihrer Diapositas die kalte Schulter zu zeigen und wieder gesund zu werden.

Teil II

In sieben Schritten zum Sieg über Diapositas

Zwischen der Gesundheitsversorgung, die wir gegenwärtig haben, und der, die wir haben könnten, liegt keine Kluft – dazwischen liegen Welten.
 – Komitee zur Qualität der Gesundheitsversorgung in
   Amerika, Institute of Medicine, 2001

Wir können Probleme nicht mit derselben Denkweise lösen, mit der wir sie geschaffen haben.
 – Albert Einstein

1.
Warum *ein* Schritt zu zaghaft ist

Wenn man mich nach meinem Fachgebiet fragt, bezeichne ich mich gerne mal als Rundum-Spezialist, denn meine Patienten haben meist rundum Beschwerden. Klassischerweise widmet sich der Hausarzt bei so einem Patienten pro Termin gern nur einem Thema, oder er verweist an ein halbes Dutzend Fachärzte. Hautausschläge behandelt der Hautarzt, Gelenkschmerzen der Orthopäde, Sodbrennen der Internist und Migräne ein Schmerzspezialist oder Neurologe. Im Optimalfall behält der klassische Hausarzt die Fäden in der Hand und fragt sich: »Wie hängt das alles zusammen?« Mit etwas Pech hingegen hat der Patient am Ende sechs Ärzte, die ihm fünf verschiedene Medikamente verordnen.

Es kommt darauf an, die Zusammenhänge zu erkennen. Gesundheitsprobleme – ob Gewichtszunahme, Diabetes, Herzerkrankung, Krebs oder andere – entstehen durch Balanceverschiebungen innerhalb dieser sieben Systeme. Deshalb ist es sinnvoller, die eigentlichen Ursachen zu suchen und zu behandeln, als sich auf einzelne Krankheiten zu beschränken.

Und es sind nur sehr wenige Dinge, die bei Prädiabetes, Diabetes und anderen Erkrankungen das jeweilige Gleichgewicht verschieben, Symptome hervorrufen und den Menschen krank machen.

Die wahren Krankheitsursachen

Neben angeborenen Defekten durch genetische Veränderungen gibt es letztendlich nur *fünf Ursachen für alle Krankheiten:* falsche Ernährung, chronischer Stress, Krankheitserreger, Giftstoffe und Allergene. Diese fünf Faktoren können unsere DNA überwältigen und dazu veranlassen, bestimmte Gene an- oder abzuschalten und dem Stoffwechsel veränderte Signale zu übermitteln. Alle fünf Ursachen wirken auf die sieben Schlüsselsysteme des Körpers ein, und wenn diese Systeme aus dem Gleichgewicht geraten, kommt es zu Symptomen und schließlich zu medizinisch diagnostizierbaren Krankheiten.

Dabei braucht ein gesunder Mensch eigentlich gar nicht viel – unverfälschte, vollwertige, frische Nahrung, Nährstoffe (Vitamine und Mineralstoffe), Licht, Wasser, Luft, Schlaf, Bewegung, Rhythmus, Liebe, Kontakte, einen Lebenssinn und Ziele.

Sobald man unzuträgliche Dinge entfernt und durch gesunde Dinge ersetzt, weiß der Körper, was er zu tun hat, und sorgt selbst für Gesundheit. Das Verschwinden der Krankheit ist eine Nebenwirkung der Erzeugung von Gesundheit.

Das Krankheitsverständnis der funktionellen Medizin ist weder eine neue Therapieform noch eine Abwandlung noch eine Spezialisierung noch eine Technik. Es handelt sich auch nicht um eine Form der Alternativmedizin, sondern vielmehr um die Zukunft der Medizin: die Anwendung neuer Entdeckungen aus der Biologie über die eigentlichen Mechanismen, die Krankheiten verursachen, und die Frage, wie wir Gesundheit erschaffen können. Es geht um die Behandlung des Körpers, nicht der Symptome. Hierfür werden aktuellste wissenschaftliche Erkenntnisse unmittelbar in den Dienst der Gesundheit gestellt. Dieser Denkansatz konzentriert sich auf die Frage nach dem »Warum« (der Ursache) im Gegensatz zur Frage nach dem »Was« (der Krankheit).

Wenn wir die Ursachen verstehen, ist der Name der Krankheit irrelevant. Zumal ein einzelner Faktor Dutzende von »Krankheiten« hervorrufen kann. Ein Beispiel hierfür ist Zöliakie (Sprue), die auf einer allergischen Autoimmunreaktion auf Gluten beruht. Äußern kann sich eine Zöliakie in Form von rheumatischen Gelenkentzündungen, Diabetes, Herzerkrankung, Krebs, Darmentzündungen, Depressionen, Autismus, Osteoporose und vielem mehr. Andererseits kann eine Demenz viele Gründe haben, von Vitamin-B_{12}-Mangel, Viren und Insulinresistenz bis hin zu Schwermetallvergiftung.

Stellen Sie sich vor, Sie kämen zum Arzt und klagten dort über Symptome wie Schlappheit, Traurigkeit, Antriebslosigkeit, Schlafstörungen, Appetitlosigkeit und mangelndes Interesse an Sex.

Vermutlich sagt Ihr Arzt: »Oh, ich weiß, was mit Ihnen los ist. Sie haben Depressionen. Sie brauchen ein Antidepressivum.« Aber »Depressionen« ist nur ein Oberbegriff für diese Kombination an Symptomen und verrät nichts über die wahre Ursache.

Mögliche Ursachen für eine Depression sind: traumatische Erfahrungen, eine Autoimmunreaktion auf Gluten, welche die Schilddrüsenfunktion beeinträchtigt, Vitamin-B_{12}-Mangel, weil Sie einen Säurehemmer einnehmen, der die Vitamin-B_{12}-Aufnahme behindert, Vitamin-D-Mangel, weil Sie im Norden leben und zu wenig Sonne bekommen, oder eine Darmentzündung, weil Sie zu viele Antibiotika erhalten haben und Ihre Darmflora nun aus den falschen Bakterien besteht. Sie könnten auch unter Quecksilbervergiftung leiden, weil Sie zu viel Fisch essen, oder unter Omega-3-

Mangel, weil Sie keinen Fisch mögen, oder unter Insulinresistenz, weil Sie zu viel Zucker verzehren. Der jeweilige Behandlungsansatz ist völlig unterschiedlich. Und diese Aussage gilt auch für Fettleibigkeit und Diabetes und die zahllosen Symptome, die in unseren medizinischen Lehrbüchern als »Krankheiten« aufgeführt werden.

Gegenwärtig klassifizieren wir Krankheiten nach ihrer geografischen Verankerung im Körper (Herz, Gelenke, Magen) und nach den Symptomen. Es gibt über 12 000 Diagnosen und nach der neuesten Klassifizierung 15 000 verschiedene Krankheiten. Das ist absurd. Die funktionelle Medizin geht davon aus, dass praktisch alle Erkrankungen auf Balanceverschiebungen innerhalb der wenigen wichtigen Systeme im Körper beruhen, die ich in den sieben Schritten erläutere. Wir werden krank, wenn wir von bestimmten Faktoren (Giftstoffe, Krankheitserreger, Allergene, falsche Ernährung oder Stress) zu viel oder von anderen (unverfälschte Nahrung, Nährstoffe wie Vitamine und Mineralstoffe, Licht, Wasser, Luft, Schlaf, Bewegung, Rhythmus, Liebe, Verbundenheit, Lebenssinn und Ziele) zu wenig bekommen.

Meiner Patientin Evelyn konnte ich erst helfen, als ich die Verbindungen erkannte und die wahren Gründe für ihre Beschwerden fand.

Gefahr erkannt, Gefahr gebannt: Patientengeschichte

Evelyn war 48 Jahre alt, als sie aus dem fernen Nordkanada anreiste, um mich um Hilfe zu bitten. In den zehn Jahren zuvor war sie bei zwölf Ärzten gewesen, die 29 verschiedene »Krankheiten« diagnostizierten, ohne ihr wirklich weiterzuhelfen. Sie wog über 107 Kilo und hatte damit einen BMI von 37 (ab 35 gilt man als krankhaft fettleibig).

Bei näherem Hinsehen war Evelyn wirklich »rundum« mit Problemen behaftet. Wir sortierten ihre Beschwerden jedoch nicht nach dem medizinischen Fachgebiet, dem Ort ihres Auftretens oder den Symptomen, sondern so, dass das Gesamtbild ihres Körpers besser erkennbar wurde.

Alle Symptome von Evelyn hingen miteinander zusammen, aber niemand hatte die Verbindungen hergestellt. Evelyn hatte:

- Reizdarmsyndrom
- Reflux
- Bluthochdruck
- Unterzuckerung (Hypoglykämie)
- Metabolisches Syndrom
- Fettleibigkeit (Adipositas)
- Schilddrüsenunterfunktion
- Polyzystische Ovarien
- Umweltbedingte Allergien mit verschleimten Atemwegen (Postnasal Drip Syndrom)
- Latexallergie
- Wiederkehrende Pilzinfektionen
- Arthrose
- Migräne
- Fibromyalgie
- Chronische Schmerzen
- Chronische Müdigkeit
- Kopfschmerzen
- Häufige Gewichtsschwankungen
- Bulimie und Anorexie
- Fressattacken (Binge Eating)

- Nierensteine
- Gicht
- Aufmerksamkeitsstörungen (ADD)
- Asthma
- Chronische Nebenhöhlenentzündung
- Schlafapnoe
- Schuppenflechte
- Depressionen/Ängste
- Unfruchtbarkeit

Tatsächlich jedoch hatte ihre Ernährung ihren Körper aus dem Gleichgewicht gebracht. Sie aß zu viel Gluten (ein Allergen), ihr Darm war von Hefepilzen und giftigen Bakterien überwuchert (Krankheitserreger), und sie wies erhebliche Nährstoffmängel auf. Diese Kombination erhöhte ihre Entzündungsneigung und löste Gewichtszunahme und Prädiabetes sowie eine (bisher nicht diagnostizierte) Autoimmunerkrankung der Schilddrüse aus.

Ich ordnete ihre Symptomatik den sieben Hauptsystemen zu und ermittelte dann, was deren Gleichgewicht störte.

Ihr *Hormon-/Stoffwechsel-/Neurotransmittersystem* war gestört:
- Insulinresistenz (Prädiabetes) und Fettleibigkeit
- Unterzuckerung
- Bluthochdruck
- Häufige Gewichtsschwankungen
- Bulimie und Anorexie
- Fressattacken
- Polyzystische Ovarien
- Schilddrüsenunterfunktion
- Östrogenvergiftung

- Unregelmäßige Menstruation
- Prämenstruelles Syndrom
- Fibrome
- Depressionen und Ängste
- Migräne
- Gicht
- Aufmerksamkeitsstörung
- Schlafapnoe
- Unfruchtbarkeit

Immunsystem und Entzündungsbereitschaft waren gestört:
- Lebensmittelallergien
- Chronische Nebenhöhlenentzündung und Verschleimung der Atemwege
- Umweltbedingte Allergien
- Asthma
- Rosazea
- Schuppenflechte
- Vaginale Infektionen, Hefepilzbesiedelung
- Kontakt mit Schimmel
- Ödeme und geschwollene Beine
- Arthrose

Ihr *Verdauungssystem* war gestört:
- Reizdarmsyndrom
- Aufstoßen nach dem Essen
- Übermäßige Bakterienbesiedelung des Dünndarms
- Übermäßige Hefepilzbesiedelung
- Reflux

Ihr *Entgiftungssystem* war gestört:
- Fibromyalgie
- Chronische Müdigkeit
- Überempfindlichkeit gegenüber diversen chemischen Stoffen
- Ödeme
- Starke Belastung mit Giftstoffen, insbesondere Quecksilber
- Quecksilberhaltige Amalgamfüllungen
- Nierensteine

Ihr *Energiehaushalt* war gestört:
- Chronische Schmerzen

Und sie wies *Nährstoffmängel* auf:
- Vitamin-D-Mangel
- Magnesiummangel
- Zinkmangel

Also behandelte ich zunächst einmal die fünf Systeme, die bei ihr aus dem Gleichgewicht geraten waren, nicht ihre 29 verschiedenen Erkrankungen.

Zuallererst krempelten wir ihre Ernährung um – ich riet zu einer vollwertigen Ernährung mit geringer glykämischer Last ohne Gluten und Milchprodukte. Sie erhielt Antibiotika gegen die schädlichen Darmbakterien und Pilzmittel gegen die Hefepilzbesiedelung. Anschließend normalisierten wir ihre Darmflora mit Verdauungsenzymen und Probiotika.

Das nächste große Feld war ihr Hormonhaushalt. Ich ging von einer Schilddrüsenunterfunktion aus, obwohl bisherige Tests laut Aussage ihrer Ärzte normale Werte ergeben haben (aber ich behandle Patienten, keine Testwerte). Deshalb verordnete ich eine niedrige Dosis Schilddrüsenhormon, und zwar ein Präparat mit Levothyroxin (T$_4$) und Liothyronin (T$_3$). Prämenstruelles Syndrom, starke Blutungen und Fibrome wiesen auf einen Überschuss an Östrogen und einen Mangel an Gestagen hin. Hierfür erhielt Evelyn Magnesium, Vitamin B$_6$ und hormonregulierende Kräuter. Ihre Blutzucker- und Insulineinstellung unterstützte ich durch die Superfaser PGX, ein Multivitaminpräparat, das besonders viel Chrom, Biotin und Alphaliponsäure lieferte, und eine extrahohe Dosis Vitamin D$_3$ (5000 Einheiten pro Tag, weil Evelyn in Nordkanada lebte).

Sechs Wochen später waren alle Labortests ausgewertet, und meine Vermutungen waren bestätigt: Evelyn hatte sehr viele Antikörper gegen Gluten, die in ihrem Körper Entzündungen und Autoimmunreaktionen auslösten, unter anderem auch in der Schilddrüse. Hohe Harnsäurewerte bewirkten Gichtanfälle und stammten von zu viel Zucker und fruktoselastigem Maissirup.[1] Das ist ein klassisches Zeichen für Insulinresistenz und Prädiabetes. Außerdem waren ihre Insulin- und Blutzuckerwerte zwei Stunden nach dem Trinken einer Zuckerlösung (oraler Glukosetoleranztest, OTT) noch stark erhöht, und die Sexualhormone unausgewogen. Mit 16 ng/dl hatte Evelyn obendrein viel zu wenig Vitamin D im Körper.

Als ich Evelyn die Ergebnisse telefonisch mitteilte, berichtete sie, dass es ihr großartig ginge. Ich ging die diversen Symptome mit ihr durch, denn ich erwartete, dass einige noch bestünden, doch trotz einer zehnjährigen Leidensgeschichte war Evelyn symptomfrei. *Vollständig.* Schmerzen, Erschöpfung, das benebelte Gefühl und die Depressionen waren ebenso verschwunden wie die Verschleimung der Atemwege, Reizdarm, Reflux, Migräne, die Zyklusstörungen, die Müdigkeit und das unablässige Frösteln. Selbst die Schuppenflechte und die Rosazea waren weg. Und ganz nebenbei hatte sie mühelos zehn Kilo abgenommen! Was den Menschen krank macht, macht ihn auch dick. Und wenn wir die wahren Krankheitsursachen angehen, folgt der Gewichtsverlust automatisch.

Nicht alle meine Patienten haben so viele Beschwerden wie Evelyn, doch der Ansatz ist immer derselbe: Es geht darum, die eigentlichen Gründe für die Krankheit zu finden und die körpereigene Selbstregulierung zu unterstützen. Dann verschwindet die Krankheit von selbst (und das Gewicht geht zurück).

Kurs auf Gesundheit

In Teil II finden Sie in jedem Kapitel Fragebögen, anhand derer Sie selbst ermitteln können, wie es um Ihre körpereigene Selbstregulierung bestellt ist. Sind es eher die Hormone, der Darm oder das Immunsystem? Belasten Toxine den Körper? Welches System ruft die meisten Probleme hervor?

Die Testfragen stützen sich auf drei Säulen:

1. Jahrzehntelange klinische Erfahrung und Tests an über 10 000 Patienten.
2. Die Auswertung von Tausenden wissenschaftlicher Studien.
3. Die Zusammenarbeit mit vielen führenden Ärzten und Wissenschaftlern auf dem Gebiet der funktionellen Medizin.

Damit können Sie herausfinden, welches System bei Ihnen nicht im Gleichgewicht ist, und erhalten Empfehlungen zur weiteren Vorgehensweise.

In sieben Schritten zum Sieg über Diapositas

Ich rate jedem, der von Diapositas betroffen ist, sich an die Ernährungsprinzipien und die Lebensweise zu halten, die in Teil IV erläutert werden. Je nachdem, was die Auswertung der Fragen aus Teil II ergibt, sind jedoch ein paar zusätzliche Maßnahmen erforderlich, um das Programm individuell zuzuschneiden. Diese Schritte erfolgen aber erst in der sechsten Woche des Programms und werden an dieser Stelle vorgestellt. Für die breite Mehrheit dürfte dieses Vorgehen ausreichen – Sie lernen, besser auf sich zu achten und Ihre körperlichen Probleme zu lösen. Das Programm lässt sich auf eigene Faust durchführen, oder Sie suchen sich Mitstreiter, ob online oder in Ihrem Umfeld. Wie das klappt, erfahren Sie ebenfalls in Teil IV.

Falls Sie bei der Auswertung Ihrer Tests medizinisch kritische Punktzahlen erreichen, sollten Sie mit dem Programm gleich in Woche 6 einsetzen und dann weitere sechs Wochen durchhalten. Falls Ihre Testergebnisse nach diesem Zeitraum immer noch auffällig sind oder die gewünschte Besserung ausbleibt, erfordert Ihre persönliche Problematik möglicherweise genauere Tests und medizinische Behandlung. Sprechen Sie mit Ihrem Hausarzt, oder suchen Sie einen erfahrenen, ganzheitlich orientierten Arzt auf, der mit den nötigen Untersuchungen herausfinden kann, welche Unterstützung Ihr Körper benötigt.

Wenden wir uns nun aber den sieben maßgeblichen biologischen Systemen im Körper zu, die Diapositas zugrunde liegen. Dabei beginnen wir mit der richtigen Ernährung.

2.
Schritt 1: Besser essen

Industriell vorgefertigte Nahrung ist in doppelter Hinsicht problematisch, denn sie enthält meist *zu viel* Zucker, gehärtete Fette, Salz, Zusatzstoffe, Hormone, Pestizide und genetisch veränderte, entzündungsfördernde Proteine und zugleich *zu wenig* Omega-3-Fette, Ballaststoffe, Magnesium, Zink, B-Vitamine, Vitamin D, Antioxidantien und sekundäre Pflanzenstoffe. Abgesehen von den meisten Omega-3-Fetten stammen die Substanzen, an denen es uns mangelt, aus pflanzlicher Nahrung. Pflanzen liefern nahezu alle Vitamine, Mineralien, Antioxidantien, Phytonährstoffe und Fasern, die der Mensch braucht, und diese Stoffe sind entscheidend für die Erhaltung des biologischen Gleichgewichts und die Regulierung von Stoffwechsel und Gewicht.

Paradoxerweise weisen fettleibige Kinder und Erwachsene heute die stärksten Nährstoffdefizite auf.[1] Es gibt durchaus dicke Kinder, die an Rachitis und Skorbut leiden. Die meisten Menschen wissen nicht, dass wir umso mehr Nährstoffe benötigen, je mehr Kalorien wir aufnehmen. Aber Vitamine und Mineralstoffe sind das Schmieröl für den Stoffwechsel und unterstützen den reibungslosen Ablauf aller chemischen Reaktionen im Körper, einschließlich Zuckerhaushalt und Fettverbrennung. Unsere Nahrung liefert gegenwärtig vielfach zu viel Energie (in Form von Kalorien), aber zu wenig Nährstoffe (Vitamine und Mineralstoffe). Angesichts der vielen »leeren Kalorien«, die wir aufnehmen, kapituliert irgendwann der Stoffwechsel, und wir werden krank und dick.

Unverfälschte, frische, selbst gekochte Nahrung ist die beste Medizin gegen Diapositas – zur Vorbeugung, zur Behandlung und zur nachhaltigen Genesung.

Übergewichtig und unterernährt: Patientengeschichte

Als die 19-jährige Sarah mich aufsuchte, ging es ihr rundum schlecht. Sie klagte über Fettleibigkeit, Müdigkeit und Muskelschmerzen. Seit ihrem achten Lebensjahr war sie ein dickes, krankes Kind. Ihr Gesundheitszustand hatte verschiedene Gründe, doch die Fehlernährung (reichlich Zucker, Junkfood und Fastfood voller Transfette und fruktosereichem Maissirup) erzeugte Nährstoffmängel, die zu ihren Gesundheits- und Gewichtsproblemen beitrugen. Das einzig Farbige, was sie zu sich nahm, waren bunte Frühstücksflocken. Zucker- und koffeinhaltige Limonaden entzogen ihr Magnesium, und weil sie Fisch schon immer gehasst hatte, hatte sie einen schweren Omega-3-Mangel. Sie war so schlapp und müde, dass sie gar nicht mehr vor die Tür ging und ständig vor dem Fernseher hockte, so dass sie obendrein einen ausgeprägten Vitamin-D-Mangel aufwies.

Wir schraubten ihren Junkfood-, Zucker- und Koffeinkonsum schrittweise zurück. Mit einer besseren Ernährung und Ergänzung von Magnesium, Fischöl und Vitamin D korrigierten wir ihre Nährstoffmängel. Innerhalb von sechs Monaten verschwanden die Muskelschmerzen, und Sarah hatte wieder Energie, und sie war 25 Kilo leichter.

Eine nährstoffarme, kalorienreiche Ernährung ist die Hauptursache für Diapositas, denn sie führt zu mangelernährten Übergewichtigen. In diesem Kapitel nehmen wir einige wichtige Veränderungen der Nahrungszusammensetzung unter die Lupe, die zu Diapositas beitragen. Danach erkläre ich, was die spannende, junge Disziplin der *Nutrigenomik* vermag, die uns dazu verhilft, Nahrung nicht in erster Linie als Energiequelle zu betrachten, deren Kalorien wir verbrennen müssen, sondern als *Information,* die unsere Gene anweist, Gewicht zuzulegen oder abzubauen, krank zu werden oder aber gesund.

Doch bevor wir dazu kommen, sollten Sie die folgenden Testfragen beantworten und prüfen, an welcher Stelle Ihre Ernährung aus dem Gleichgewicht geraten ist. Bitte beantworten Sie vor Beginn des Programms alle Fragen. Nach sechs Wochen gehen Sie dieselben Fragen noch einmal durch und können so die »Vorher-Nachher«-Veränderungen besser nachvollziehen. Je nach Ergebnis benötigen Sie vielleicht zusätzliche Unterstützung. Näheres erläutere ich in Kapitel IV, wo es um die sechste Woche des Programms geht.

Fragebögen zum Thema »Besser essen«

Diapositas kann unter anderem auf Nährstoffmängeln beruhen. Die folgenden Fragen helfen bei der Ermittlung, welche Nährstoffe Ihnen möglicherweise fehlen.

Magnesium-Checkliste

Der Mineralstoff Magnesium baut Spannungen ab und trägt zur Blutzuckerregulierung bei. Mit der folgenden Checkliste können Sie prüfen, ob Sie unter Magnesiummangel leiden. Setzen Sie für

In sieben Schritten zum Sieg über Diapositas

jedes Symptom, das Sie in den letzten vier Wochen an sich beobachtet haben, einen Haken in der Spalte »Vorher«. Danach prüfen Sie in der Auswertung, wie stark Sie betroffen sind. Sobald Sie das Sechs-Wochen-Programm durchgeführt haben, gehen Sie die Fragen noch einmal durch und stellen fest, wie sehr Sie sich verbessert haben.

	Vorher	Nachher
Ich esse wenig dunkelgrünes Blattgemüse, Algen, Weizenkleie, Weizenkeime, Mandeln, Cashewkerne und Buchweizen.		
Ich bin oft müde.		
Ich kann schlecht einschlafen oder liege nachts wach.		
Ich bin lärmempfindlich.		
Ich habe höchstens einmal am Tag Stuhlgang.		
Ich habe Asthma.		
Ich habe Muskelzucken.		
Ich habe Krämpfe in der Hand oder im Bein.		
Ich habe häufig Kopfschmerzen oder Migräne.		
Ich habe fast jeden Monat prämenstruelle Beschwerden (PMS).		
Manchmal fällt mir das Schlucken schwer.		
Ich habe unruhige Beine (Restless-Leg-Syndrom).		
Ich habe Sodbrennen.		
Ich reagiere häufig gereizt.		
Ich bin niedergeschlagen.		
Ich habe Angst.		

Schritt 1: Besser essen

	Vorher	Nachher
Ich habe eine Aufmerksamkeitsstörung.		
Ich habe viel Stress.		
Ich habe Nierensteine.		
Ich habe Herzrhythmusstörungen (Flattern, Aussetzer, Herzrasen).		
Ich bin herzkrank oder habe ein schwaches Herz.		
Ich habe einen Mitralklappenvorfall.		
Ich habe Diabetes.		
Gesamtpunktzahl		

Punktzahl	Diagnose	Schweregrad	Erforderliche Maßnahme
0 bis 3	Ihr Magnesiumspiegel könnte etwas zu niedrig sein.	*Sechs-Wochen-Plan*	Keine Personalisierung erforderlich. Halten Sie sich einfach an den Plan.
4 bis 12	Ihr Magnesiumspiegel könnte spürbar zu niedrig sein.	Selbstbehandlung	Halten Sie sich an den Sechs-Wochen-Plan und optimieren Sie Ihre Magnesiumversorgung anhand der Schritte im Kapitel »Individuelle Maßnahmen«.
13 oder mehr	Ihr Magnesiumspiegel könnte erheblich zu niedrig sein.	Sprechen Sie mit Ihrem Arzt.	Halten Sie sich an den Sechs-Wochen-Plan, optimieren Sie Ihre Magnesiumversorgung und bitten Sie einen Arzt um Hilfe, wenn es Ihnen nach den sechs Wochen nicht besser geht.

Vitamin-D-Checkliste

Neueren Zahlen zufolge leiden etwa 60 Prozent der Deutschen an Vitamin-D-Mangel. Mit der folgenden Checkliste können Sie prüfen, ob Sie ausreichend Vitamin D bekommen. Setzen Sie für jedes Symptom, das Sie in den letzten vier Wochen an sich beobachtet haben, einen Haken in der Spalte »Vorher«. Danach prüfen Sie in der Auswertung, wie stark Sie betroffen sind. Sobald Sie das Sechs-Wochen-Programm durchgeführt haben, gehen Sie die Fragen noch einmal durch und stellen fest, wie sehr Sie sich verbessert haben.

	Vorher	Nachher
Ich arbeite nicht im Freien.		
Ich komme selten an die Sonne.		
Ich verwende fast immer Sonnenschutzcreme.		
Ich leide unter jahreszeitlich bedingten Depressionen (Winterblues).		
Ich lebe in Mittel- oder Nordeuropa.		
Ich habe eine dunkle Haut.		
Ich bin 60 Jahre oder älter.		
Ich esse keine fettreichen Fische wie Makrelen, Hering oder Sardinen (die wichtigsten Vitamin-D-Lieferanten).		
Meine Muskeln schmerzen oder sind schwach.		
Meine Knochen sind schmerzempfindlich (drücken Sie auf Ihr Schienbein – wenn es wehtut, haben Sie Vitamin-D-Mangel).		
Ich habe Arthrose (Vitamin-D-Mangel schwächt die Knochen und begünstigt den Knochenabbau).		
Ich habe Osteoporose.		

Schritt 1: Besser essen

	Vorher	Nachher
Ich hatte mehr als zwei Knochenbrüche oder einen Oberschenkelhalsbruch.		
Mein Verstand und/oder mein Gedächtnis sind nicht mehr so scharf wie einst.		
Ich habe eine Autoimmunkrankheit (zum Beispiel multiple Sklerose).		
Ich bin infektanfälliger als andere Menschen.		
Ich habe Prostatakrebs.		
Gesamtpunktzahl		

Punktzahl	Diagnose	Schweregrad	Erforderliche Maßnahme
0 bis 3	Ihr Vitamin-D-Spiegel könnte etwas zu niedrig sein.	*Sechs-Wochen-Plan*	Keine Personalisierung erforderlich. Halten Sie sich einfach an den Plan.
4 oder mehr	Ihr Vitamin-D-Spiegel könnte erheblich zu niedrig sein.	Sprechen Sie mit Ihrem Arzt.	Halten Sie sich an den Sechs-Wochen-Plan und bitten Sie einen Arzt um Hilfe, wenn es Ihnen nach den sechs Wochen nicht besser geht.

Checkliste zu essenziellen Omega-3-Fettsäuren

Essenzielle Omega-3-Fette sind von großer Bedeutung, um Entzündungen einzudämmen, aber auch zur Regulierung von Blutzucker und Stoffwechsel. Mit der folgenden Checkliste können Sie prüfen, ob Sie genug von den richtigen Fetten zu sich nehmen. Setzen Sie für jedes Symptom, das Sie in den letzten vier Wochen an sich beobachtet haben, einen Haken in der Spalte »Vorher«. Danach prüfen Sie in der Auswertung, wie stark Sie betroffen sind. Sobald Sie das Sechs-Wochen-Programm durchgeführt haben, gehen Sie die Fragen noch einmal durch und stellen fest, wie sehr Sie sich verbessert haben.

	Vorher	Nachher
Meine Haut juckt leicht, sie ist trocken und schuppig.		
Meine Nägel sind weich, rissig und brüchig.		
Ich habe Schuppen.		
Mein Ohrenschmalz ist hart.		
Ich habe erhabene Pickelchen auf der Rückseite meiner Arme oder im Rumpfbereich.		
Ich habe fast immer Durst.		
Meine Gelenke sind steif und schmerzen.		
Ich habe maximal einmal am Tag Stuhlgang.		
Mein Stuhl ist hell, hart oder übelriechend.		
Ich habe Depressionen, eine Aufmerksamkeitsstörung (mit oder ohne Hyperaktivität) und/oder Erinnerungslücken.		
Ich habe Vorfahren aus den norddeutschen Küstengebieten, Skandinavien, Irland, Schottland oder Wales.		
Ich habe Bindegewebszysten in den Brüsten.		
Mein Blutdruck ist höher, als er sein sollte.		
Mein LDL-Cholesterin ist zu hoch, mein HDL-Cholesterin zu niedrig, und meine Triglyzeride sind hoch.		
Gesamtpunktzahl		

Punkt-zahl	Diagnose	Schwere-grad	Erforderliche Maßnahme
0 bis 4	Es könnte Ihnen an Omega-3-Fettsäuren mangeln.	Sechs-Wochen-Plan	Keine Personalisierung erforderlich. Halten Sie sich einfach an den Plan.
5 bis 7	Bei Ihnen könnte ein mittelgradiger Omega-3-Mangel vorliegen.	Selbstbehandlung	Halten Sie sich an den Sechs-Wochen-Plan und optimieren Sie Ihre Omega-3-Versorgung anhand der Schritte im Kapitel »Individuelle Maßnahmen«.
8 und mehr	Bei Ihnen könnte ein erheblicher Omega-3-Mangel vorliegen.	Sprechen Sie mit Ihrem Arzt.	Halten Sie sich an den Sechs-Wochen-Plan, optimieren Sie Ihre Omega-3-Zufuhr und bitten Sie einen Arzt um Hilfe, wenn es Ihnen nach den sechs Wochen nicht besser geht.

Nachdem Sie geprüft haben, ob Sie selbst von den drei häufigsten Mangelerscheinungen unserer Zivilisation betroffen sind, die zugleich für die Stoffwechsel- und Blutzuckerregulierung eine wichtige Rolle spielen, sollten wir prüfen, wie es sein kann, dass jemand übergewichtig, aber dennoch unterernährt ist.

Umstellung Nummer 1: Zucker in jeder Form

In den letzten 100 Jahren hat sich unsere Ernährung grundlegend verändert – in den letzten 30 bis 50 Jahren sogar noch rasanter. Die massivste Veränderung ist der gestiegene Zuckerkonsum. Unsere steinzeitlichen Vorfahren bekamen rund 22 Teelöffel Zucker pro Jahr.[2] Zu Beginn des 19. Jahrhunderts lag der Pro-Kopf-Verbrauch bereits bei 4,5 Kilo pro Jahr. In den letzten 30 Jahren haben wir pro Kopf etwa 34 Kilo pro Jahr verzehrt, also knapp 100 Gramm pro Tag.[3] Ein Glas (200 ml) Limonade oder Fruchtsaft enthält rund 21 Gramm Zucker – Jugendliche erreichen ihre Tagesmenge also bereits mit dem Literbecher Cola im Kino. Wir befinden uns mitten in einem riesigen, unkontrollierten »Drogenexperiment« an der menschlichen Spezies.

Hinzu kommt, dass die in Form von fruktoselastigem Maissirup konsumierten Zuckerkalorien in den letzten 30 Jahren von 0 auf 66 Prozent in die Höhe geschnellt sind. Die Hauptmenge stammt dabei aus flüssigen Kalorien, welche sich – wie wir bereits gesehen haben – viel schneller auf den Hüften niederschlagen als feste Kalorien. Aus vier Gründen sollten wir HFCS (High Fructose Corn Syrup, gern deklariert als Maissirup oder Fruktose-Glukose-Sirup) vollständig aus unserer Ernährung streichen:

1. HFCS (Maissirup) und Haushaltszucker werden im Körper nicht auf dieselbe Weise biochemisch verstoffwechselt.

Maissirup ist ein industrieller Rohstoff und alles andere als natürlich. Er wird auf chemische Weise aus Mais extrahiert und ist biochemisch ein neuer Süßstoff, der süßer und billiger ist als herkömmlicher Zucker (Saccharose) aus Zuckerrüben oder Zuckerrohr.

In HFCS besteht keine chemische Bindung zwischen der Glukose und der Fruktose. Deshalb ist keine Verdauung erforderlich, und der Zucker geht schneller ins Blut über. Die Fruktose gelangt direkt in die Leber, wo sie die *Lipogenese* anstößt, die Produktion von Triglyzeriden und Cholesterin. Damit trägt sie entscheidend zur Entstehung der nichtalkoholischen Fettleber bei, einer Erkrankung, die auf dem Vormarsch ist. Die Glukose hingegen wandert ohne lange Umwege ins Blut, wo sie das Insulin in die Höhe jagt. Diese beiden Eigenschaften von HFCS bringen den Stoffwechsel zunehmend durcheinander und bewirken einen gesteigerten Appetit, Gewichtszunahme, Diabetes, Herzerkrankungen, Krebs, Demenz und vieles mehr.

Untersuchungen am Forschungsinstitut der Kinderklinik Oakland ergaben, dass jedes freie Fruktose-Molekül aus HFCS* im Darm nur unter erhöhtem Energieaufwand resorbiert werden kann und dabei dem körpereigenen Energiemolekül ATP zwei Phosphormoleküle entzieht. Auf diese Weise werden die ATP-Vorräte geplündert, die für eine intakte Darmschleimhaut benötigt werden.

Normalerweise bestehen zwischen den Darmzotten kleine, stabile Verbindungen, welche verhindern, dass Nahrungsbestandteile oder Bakterien die schützende Schleimhaut durchdringen und eine Immunreaktion erzeugen, die im ganzen Körper Entzündungen hervorruft. Inzwischen weiß man, dass große Mengen Fruktose buchstäblich Löcher in den Darm schneiden, durch die unerwünschte Nebenprodukte giftiger Darmbakterien und unvollständig verdaute Proteine aus der Nahrung ins Blut gelangen und dort Entzündungen auslösen. Natürliche Fruktose aus Früch-

---

* In normalem Haushalts- oder Tafelzucker besteht eine chemische Verbindung zwischen Glukose und Fruktose. Die Moleküle sind nicht »frei«. In HFCS hingegen ist die komplette Fruktose ungebunden, verhält sich im Körper völlig anders und richtet damit mehr Schaden an.

ten erreicht den Darm zusammen mit zahlreichen anderen Nährstoffen und Fasern und entfaltet deshalb biologisch nicht dieselbe Wirkung wie die konzentrierte Fruktose aus Maissirup.

Rohr- oder Rübenzucker verhält sich im Körper anders als Maissirup, auch wenn die großen Lebensmittelkonzerne diese Erkenntnis gern ignorieren.

2. HFCS enthält Schadstoffe (zum Beispiel Quecksilber), die von den Lebensmittelbehörden weder reguliert noch gemessen werden.

Eine Wissenschaftlerin der amerikanischen Lebensmittelbehörde FDA bat Maisproduzenten, ihr ein Fass HFCS zu schicken, um dies auf Schadstoffe zu untersuchen. Ihre Anfragen wurden so lange ignoriert, bis sie behauptete, ein neu gegründetes Getränkeunternehmen zu vertreten. Daraufhin bekam sie prompt eine Ladung HFCS, deren Prüfung ergab, dass HFCS aufgrund der Chlor-Alkali-Produkte, die für die Sirupherstellung erforderlich sind, vielfach erhöhte Mengen Quecksilber enthält.[4] Vergifteten Zucker kann man nicht gerade als Naturprodukt bezeichnen.

Bei der chemischen oder chromatografischen Analyse von HFCS zeigen sich ungewöhnliche chemische Ausschläge, die weder Glukose noch Fruktose zuzuordnen sind. Was ist das? Wer weiß das? Doch es wirft Fragen zur Reinheit dieses industriell gefertigten Superzuckers auf. Die genaue Zusammensetzung dieser Substanzen, ihre Wirkungen und ihre Verträglichkeit sind bisher nicht vollständig geklärt. Sollten wir nicht vor ungeprüften chemischen Verbindungen in unserer Nahrung geschützt werden, besonders wenn diese mittlerweile bis zu 20 Prozent unserer Kalorienzufuhr ausmachen?

3. Unabhängige Mediziner und Ernährungsfachleute raten trotz der Versprechungen der Maisindustrie vom Verzehr von HFCS ab.

Die amerikanische Maisindustrie untermalt ihre Behauptung, dass Maissirup letztlich auch nur Zucker ist, gern mit Expertenzitaten, die allerdings nicht immer vollständig wiedergegeben werden.

Professor Barry M. Popkin lehrt an der Fakultät für Ernährung der Universität North Carolina in Chapel Hill. Zu den Gefahren gezuckerter Getränke und deren Beitrag zur Fettleibigkeit hat er etliche Studien veröffentlicht. Unter anderem erklärte er im *American Journal of Clinical Nutrition* in einer Metaanalyse zu HFCS, auf welche Weise freie Fruktose zu Fettleibigkeit beitragen kann. Dort heißt es:

»Die Verdauung, Resorption und Verstoffwechselung von Fruktose unterscheidet sich von den Prozessen bei Glukose. Die Verstoffwechselung von Fruktose in der Leber begünstigt die De-novo-Lipogenese. Im Gegensatz zu Glukose bewirkt Fruktose keine Insulinausschüttung und verstärkt auch nicht die Leptinproduktion. Da Insulin und Leptin bei der Regulierung von Nahrungszufuhr und Körpergewicht [als Appetitzügler] eine Schlüsselrolle zukommt, legt dies nahe, dass die Aufnahme von Fruktose über die Ernährung zu einer erhöhten Energiezufuhr und Gewichtszunahme beitragen kann. Außerdem können kalorisch gesüßte Getränke eine übermäßige Kalorienzufuhr begünstigen.«[5]

Abschließend erklärt er, dass »der zunehmende Konsum von HFCS zeitlich mit der Adipositas-Epidemie zusammenfällt und die übermäßige Konsumierung von HFCS in kalorisch gesüßten Getränken bei der Adipositas-Epidemie eine Rolle spielen könnte«.

Die Industrie reißt seine Kommentare aus dem Zusammenhang, um ihre Position zu untermauern, Zucker sei Zucker.

Natürlich sind große Zuckermengen in jeglicher Form schädlich, und in derartigen Mengen kann uns jeder Zucker umbringen. Doch sowohl die biochemischen Abläufe als auch die Wirkungen auf Resorption, Appetit und Stoffwechsel sind unterschiedlich, und das weiß Dr. Popkin.

4. HFCS ist fast immer ein Hinweis auf nährstoffarme, ungesunde, qualitativ minderwertige Industrieerzeugnisse oder »nahrungsähnliche Substanzen«.

Der letzte und wichtigste Grund, Produkte mit Maissirup gar nicht erst zu kaufen, ist, dass sie in der Regel ein Hinweis auf ungesunde Lebensmittel mit vielen leeren Kalorien und künstlichen Zusatzstoffen sind. Wenn auf dem Etikett also »Maissirup«, »Fruktose-Glukose-Sirup« oder auch die neuartige Bezeichnung »Maiszucker« vermerkt sind, handelt es sich gewiss nicht um vollwertige, frische, unverfälschte Nahrung mit reichlich Fasern, Vitaminen, Mineralstoffen, Phytonährstoffen und Antioxidantien. Wer gesund bleiben will, lässt die Finger davon. Wir müssen auch insgesamt weniger Zucker essen, aber schon diese eine Umstellung (Verzicht auf alles mit Maissirup), kann die persönlichen Gesundheitsrisiken erheblich senken und den Gesundheitszustand bessern.

Umstellung Nummer 2: Ballaststoffe

Parallel zum steigenden Zuckerkonsum ist die Fasermenge in unserer Nahrung drastisch zurückgegangen. Während unsere Ahnen noch 50 bis 100 Gramm Fasern pro Tag zu sich nahmen, verzehren wir häufig nicht einmal 15 Gramm.[6]

Fasern sind so wichtig, weil sie die Zuckeraufnahme über den Darm verlangsamen. Außerdem machen sie satt und senken den Cholesterinspiegel. Der Mensch nimmt Fasern vornehmlich über pflanzliche Nahrung auf, also aus Obst und Gemüse, aber auch aus Nüssen, Samen, Vollkornprodukten und Bohnen. Wer sich vornehmlich von Fertignahrung und Dosen ernährt, bekommt in der Regel weniger Fasern als Menschen, die unverfälschte Produkte bevorzugen.

Unsere ballaststoffarme Ernährung beeinträchtigt unsere Gesundheit massiv und trägt zu Herzerkrankungen, Diabetes, Fettleibigkeit, Krebs und vielen anderen chronischen Erkrankungen bei.[7] Studien ergaben, dass eine starke Erhöhung des Faseranteils den Blutzucker ebenso wirksam senken kann wie Diabetesmedikation – ganz ohne deren Nebenwirkungen.[8]

Umstellung Nummer 3: Nährstoffversorgung

Wir essen mehr denn je und bekommen dennoch zu wenig Nährstoffe. Das ist einer der Gründe für die explosionsartige Zunahme von Diapositas und anderen chronischen Erkrankungen.

Bestimmte Nährstoffe tragen in besonderem Maße zur Vorbeugung gegen und Behandlung von Diapositas bei. Hierzu gehören Vitamin D,[9] Chrom,[10, 11] Magnesium,[12] Zink,[13] Biotin,[14] Omega-3-

Fette[15] und Antioxidantien wie Alphaliponsäure.[16] All diese Substanzen werden für die richtige Regulierung von Insulin und Blutzucker benötigt. Wenn wir sie nicht in ausreichender Menge zu uns nehmen, läuft unsere biochemische Maschinerie langsamer und kommt irgendwann kreischend zum Erliegen. Den Preis für billige Industrienahrung zahlen wir in Form von zunehmender Insulinresistenz, heftigen Blutzuckerausschlägen und Gewichtszunahme.

Die Lösung: Nutrigenomik

Die meisten Menschen betrachten Nahrung in erster Linie als Energiespender: Nahrung ist der Treibstoff, der den Körper am Laufen hält. Neue wissenschaftliche Erkenntnisse zeigen jedoch, dass unsere Nahrung buchstäblich mit unseren Genen spricht. Die Informationen, die der Körper der Nahrung entnimmt, schalten Gene an und ab. Auf diese Weise erhält der Körper seine Anweisungen zur Stoffwechselsteuerung – jeden Augenblick, Tag für Tag, wann immer wir etwas zu uns nehmen. Der neue Wissenschaftszweig der *Nutrigenomik* untersucht, wie diese Kommunikation zwischen Nahrung und Genen abläuft, und auf diesen Ergebnissen beruht mein hier geschildertes Ernährungskonzept. Dr. Dean Ornish konnte belegen, dass eine radikale Umstellung der Lebensweise einschließlich einer vollwertigen, weitgehend pflanzlichen Ernährung bereits nach drei Monaten über 500 Gene, die an der Krebsregulierung beteiligt sind, positiv beeinflusst hatte. Dabei wurden sowohl krebsfördernde Gene abgeschaltet als auch Gene, die vor Krebs schützen, aktiviert.[17] Kein Medikament kann eine derartige Wirkung erzielen! Vor kurzem wurden in Menschenblut Partikel von Pflanzengenen nachgewiesen. Überlegen Sie einmal:

Pflanzliche Gene, die unseren Genen mitteilen, was gerade zu tun ist. Das ist eine revolutionäre Erkenntnis!

Um Ihnen zu verdeutlichen, was dieser Ansatz alles vermag, möchte ich auf eine bemerkenswerte Studie eingehen, die eindrucksvoll zeigt, wie schnell und umfassend die Qualität unserer Nahrung auf die Gene einwirkt – unabhängig von ihrem Gehalt an Kalorien, Kohlenhydraten, Proteinen, Fetten oder Fasern. Die Teilnehmer der Studie hatten Prädiabetes und wurden in zwei Gruppen aufgeteilt. Beide Gruppen erhielten zwölf Wochen lang exakt die gleiche Kalorienmenge mit vergleichbaren Mengen Eiweiß, Fett, Kohlenhydraten und Fasern.[18]

Der einzige Unterschied zwischen den beiden Gruppen bestand darin, dass die eine Hälfte der Teilnehmer ihre Kohlenhydrate in Form von Vollkornroggenbrot und Roggennudeln zu sich nahm, die andere hingegen in Form von Haferflocken, Weizen und Kartoffeln. Nach zwölf Wochen entnahmen die Forscher eine Probe aus dem Unterhautfett, prüften die Genexpression und ließen die Teilnehmer eine Glukoselösung trinken. Daran konnten sie ablesen, wie ihr Blutzucker und ihr Insulin auf die verabreichte Ernährung reagiert hatten.

Die Ergebnisse waren verblüffend. Die Gruppe, die Roggen gegessen hatte, hatte »intelligentere«, kleinere Fettzellen, die besser auf Insulin reagierten. Bestimmte Informationen aus dem Roggen (ein Phytonährstoff, die sogenannten Lignane) hatten Gene aktiviert, die Diabetes rückgängig machten – und zwar unabhängig von der verzehrten Kalorien- oder Kohlenhydratmenge in dieser Gruppe. Ausschlaggebend war allein die *Art* der Kohlenhydrate. Unsere Nahrungsqualität spielt also eine ebenso große Rolle wie die Menge.

Noch erstaunlicher war das Ausmaß der genetischen Umprogrammierung in einem derart kurzen Zeitraum. Dutzende von Genen, welche die Teilnehmer bisher in dicke Diabetiker verwandelt hatten, waren abgeschaltet, und Dutzende anderer, die ihnen helfen würden, gesund und schlank zu werden, waren wieder aktiv. Insgesamt waren bei der Roggengruppe 71 Gene, die zu Insulinresistenz und Zelltod beitragen, abgeschaltet. Ihre Ernährung hatte einen positiven Einfluss auf ihre Gene und deaktivierte genau die Gene, die sie auf Diapositas programmierten.

In der Gruppe hingegen, die Hafer, Weizen und Kartoffeln verzehrte, waren 62 Gene, die Diapositas Vorschub leisten, aktiviert worden, was Stressmoleküle, Entzündungsbereitschaft und oxidativen Stress durch freie Radikale erhöhte. All das wiederum trägt zu Diapositas bei.

Um es noch einmal zu wiederholen: Beide Gruppen erhielten *exakt* die gleiche Menge Kalorien und die gleiche prozentuale Zusammensetzung von Fett, Eiweiß, Kohlenhydraten und Fasern. Der einzige Unterschied lag in der *Art* der konsumierten Kohlenhydrate. Diese Studie (und viele andere zielen in dieselbe Richtung) untermalt eindrucksvoll, dass Nahrung keineswegs nur Kalorien liefert. *Nahrung ist Information.*

Wenn Sie also diejenigen Gene abstellen möchten, die Diapositas begünstigen, und stattdessen diejenigen anschalten, die Gesundheit erzeugen, kommt es auf die *Qualität und Art* der Ernährung an und nicht unbedingt auf die Kalorienzahl oder auf das Verhältnis von Eiweiß, Fett und Kohlenhydraten.

Setzen Sie also Ihre Gene auf Diät. David Ludwig, einer der führenden Übergewichtsforscher der medizinischen Hochschule Harvard drückte es folgendermaßen aus: »Die Pharmaindustrie investiert Milliarden in die Erforschung der molekularen Pfade, die an der Hormonaktivität beteiligt sind [zum Beispiel die Insulinresistenz]. Viele dieser Pfade werden jedoch vermutlich normalerweise durch die Ernährung reguliert. Die Ergebnisse der aktuellen Studie [zu Nutrigenomik] unterstreichen die uralte Weisheit der Aussage, ›deine Nahrung sei deine Medizin‹ – in diesem Fall für die gewünschte Prävention und Behandlung bei Adipositas, Diabetes und Herzerkrankung.«[19]

Der Umstieg von einer nährstoffarmen auf nährstoffreiche Ernährung mit einer Vielzahl pflanzlicher Produkte wie Obst, Gemüse, Nüsse, Samen, Bohnen und Vollkorn verbessert die Expression von Hunderten an Genen, die auf Insulinfunktion und Fettleibigkeit einwirken. Eine optimale Ernährung gegen Diapositas umfasst dabei auch gesunde Fette wie Olivenöl, Nüsse, Avocados und Omega-3-Fette sowie bescheidene Mengen mageres tierisches Protein, lauter Bestandteile der traditionellen Mittelmeerküche.[20] Eine solche Ernährungsweise beugt nachweislich Diapositas vor und kann entsprechende Tendenzen sogar rückgängig machen. Sie hat zahlreiche positive Auswirkungen auf unsere Gesundheit, denn sie wirkt entzündungshemmend, fördert die Entgiftung, bringt die Hormone ins Gleichgewicht und schützt durch stark wirksame Antioxidantien – lauter Dinge, welche die Ursachen der Erkrankungen wieder zurechtrücken.

Neben der entsprechenden Ernährungsumstellung brauchen Sie eine Rundumversorgung mit Vitaminen und Mineralstoffen und müssen unter Umständen individuelle Mangelzustände beheben, insbesondere einen eventuellen Mangel an Chrom, Biotin, Vitamin D,[21] Magnesium,[22] Zink, Alphaliponsäure[23] und Omega-3-Fetten.[24, 25] Diese zusätzlichen Nährstoffe brauchen wir, weil Bodenbeschaffenheit, Anbaumethoden, Verarbeitung und Lieferwege zu Nährstoffverlusten führen.

Sir Albert Howard, der Wegbereiter des Bioanbaus für den englischsprachigen Raum und Verfasser von *Mein landwirtschaftliches Testament,* sagte in seinem Buch *The Soil and Health,* wir müssten »das ganze Problem der Gesundheit von Boden, Pflanze, Tier und Mensch als zusammenhängendes Thema behandeln«.

Selbst bei einer perfekten Ernährung führt das Zusammenspiel aus ausgelaugten Böden, langer Lagerung und weiten Lieferwegen unserer Nahrung, genetischen Veränderungen traditioneller Arten, zunehmendem Stress und wachsendem Nährstoffbedarf aufgrund der Umweltbelastung dazu, dass wir unmöglich alle nötigen Vitamine und Mineralstoffe über die Nahrung zu uns nehmen können.[26]

In Teil IV erfahren Sie im Einzelnen, was Sie essen müssen und welche Ergänzungsmittel Sie brauchen, um Diapositas zu heilen.

3.
Schritt 2: Hormone ausbalancieren

In diesem Buch geht es in erster Linie um das Hormon Insulin. Wenn Sie jedoch ganz gesund werden wollen, müssen *alle* Hormone im Gleichgewicht sein, auch Sexualhormone, Nebennieren- oder Stresshormone und Schilddrüsenhormone. Denn alle Hormone sind miteinander verbunden und wirken wechselseitig aufeinander ein wie in einer überwältigenden Sinfonie. Wenn sich in dieser Sinfonie Missklänge einschleichen, leidet Ihre Gesundheit.

Um Diapositas zu überwinden, müssen Sie Schilddrüsenprobleme entdecken und behandeln, die auf den Stoffwechsel einwirken. Sie müssen überaktive Stresshormone in den Griff bekommen, die Insulinresistenz und Blutzucker verschlimmern. Und natürlich müssen Sie den Amoklauf des Insulins unterbinden, das den Sexualhormonen schadet. Sehen wir uns einmal an, auf welche Weise diese wichtigen Hormone zu Diapositas beitragen können, wenn sie aus dem Gleichgewicht geraten.

Schilddrüsenhormone steuern den Stoffwechsel

Ihre Schilddrüse steuert die Stoffwechselaktivität. Arbeitet sie träge, so verlangsamt sich der Stoffwechsel, und das Diapositasrisiko steigt an. 20 Prozent der Frauen und zehn Prozent aller Männer haben Probleme mit der Schilddrüse, aber nur bei der Hälfte der Betroffenen werden diese auch diagnostiziert. Nicht diagnostizierte Schilddrüsenerkrankungen verschlimmern Insulinresistenz,[1] und Insulinresistenz verschlechtert wiederum die Schilddrüsenfunktion.[2] Zudem werden auch diagnostizierte Fälle nicht immer ausreichend behandelt.

Unerkannte Schilddrüsenerkrankung und Diapositas: Patientengeschichte

Die Studentin Rene war eine ernsthafte, willensstarke 25-Jährige, die gut auf sich achtgab. Sie bevorzugte eine frische, vollwertige Ernährung mit viel Obst und Gemüse, Nüssen, Samen, Bohnen und Vollkorn und trainierte täglich eine Stunde unter Anleitung. Sie schlief ausreichend und gönnte sich bei aller Arbeit auch Zeit für Freizeit und Erholung. Dennoch hatte sie ein Problem: Sie hatte zehn Kilo Übergewicht, die sie einfach nicht loswurde. Durch genaueres Nachfragen kam ich dieser schwer erklärlichen Gewichtszunahme und ihrem Insulinproblem auf die Spur. Ihre Periode war stets unregelmäßig, sie hatte trockene Haut und Verstopfung, die Haare waren spröde, und ihr war ständig kalt. Obwohl sie die besten Ärzte von Los Angeles konsultiert hatte, hatte keiner die offensichtliche Ursache für all diese Symptome bemerkt: eine Schilddrüsenunterfunktion. Natürlich hatten sie das Schilddrüsenhormon mit dem üblichen TSH-Test bestimmt, aber da das Ergebnis mit 3,5 im Normalbereich lag, hatte niemand genauer hingesehen.

Ich veranlasse stets eine Überprüfung der gesamten Schilddrüsenfunktion, auch des TSH-Werts (mittlerweile gilt 3,5 bereits als überhöht, doch die meisten Labore haben ihre Referenzbereiche den neuen Leitlinien noch nicht angepasst). Außerdem prüfe ich die Schilddrüsenhormone T$_4$ und T$_3$ und lasse nach Schilddrüsenantikörpern suchen, die auf eine Autoimmunreaktion gegen die Schilddrüse hindeuten könnten. Wenn man sich allein auf das TSH verlässt, bleiben viele Schilddrüsenprobleme unerkannt. Rene hatte sehr wenig T$_3$, dazu viele Schilddrüsenantikörper. Darum verordnete ich trotz des »normalen« TSH-Werts ein natürliches Schilddrüsenpräparat mit T$_4$ und T$_3$. Alle Symptome verschwanden, ihre Menstruation normalisierte sich, und sie nahm zehn Kilo ab.

Arbeitet Ihre Schilddrüse zu träge? Mit dem folgenden Test können Sie es herausfinden. Beantworten Sie die Fragen einmal vor Beginn des Programms und dann erneut nach den sechs Wochen, um die »Vorher-Nachher«-Veränderungen zu erkennen. Je nach Ergebnis brauchen Sie möglicherweise individuelle Unterstützung oder ein natürliches Schilddrüsenhormonpräparat. Genaueres erkläre ich im Kapitel »Individuelle Maßnahmen« (Woche 6).

Die Schilddrüsen-Checkliste

Die Schilddrüse reagiert sehr empfindlich auf Umweltgifte, Infektionen, Nährstoffmangel (Jod, Selen und Zink) sowie Stress. 20 Prozent der Frauen und zehn Prozent der Männer haben eine Schilddrüsenunterfunktion, aber über die Hälfte von ihnen weiß nichts davon. Der folgende Test wird Ihnen helfen, unerkannten Schilddrüsenproblemen auf die Spur zu kommen. Setzen Sie für jedes Symptom, das Sie im letzten Monat an sich beobachtet haben, einen Haken in die Spalte »Vorher«. Danach prüfen Sie die Gesamtpunktzahl in der Auswertung. Nach dem Sechs-Wochen-Programm wiederholen Sie den Test bitte und setzen Ihr Häkchen in die »Nachher«-Spalte. So können Sie erkennen, was sich verbessert hat.

	Vorher	Nachher
Meine Augenbrauen werden am äußeren Drittel dünner.		
Ich bin kälteempfindlich.		
Meine Hände und Füße sind immer kalt.		
Meine Haare werden dünner, fallen aus oder sind spröde.		
Ich habe eine dicke Haut und dicke Fingernägel.		
Meine Haut ist trocken.		
Meine Muskeln ermüden rasch, schmerzen oder sind schwach.		
Ich habe starke Menstruationsblutungen, erhebliche PMS-Beschwerden, andere Menstruationsbeschwerden oder bin unfruchtbar.		
Mein Sexualtrieb ist zurückgegangen.		
Ich bin ständig müde, besonders morgens.		
Ich habe Gedächtnislücken und Konzentrationsstörungen.		
Ich lagere Flüssigkeit ein (Schwellungen an Händen und Füßen).		
Es fällt mir schwer abzunehmen, oder ich nehme in letzter Zeit zu.		
Ich neige zu Verstopfung.		
Ich bin depressiv und apathisch.		
Ich habe eine Autoimmunkrankheit (zum Beispiel Rheuma, multiple Sklerose, Lupus, Allergien oder wiederkehrende Hefepilzinfektionen).		
Ich habe einen niedrigen Blutdruck und einen langsamen Puls.		

Schritt 2: Hormone ausbalancieren

	Vorher	Nachher
Ich reagiere empfindlich auf Gluten oder habe Zöliakie (Sprue).		
Ich bin Umweltgiften ausgesetzt.		
Ich esse viel Thunfisch und Sushi oder habe viele quecksilberhaltige Zahnfüllungen (Amalgam).		
Ich habe eine Strahlenbehandlung hinter mir.		
Ich trinke gechlortes oder mit Fluorid angereichertes Wasser.		
Schilddrüsenprobleme liegen bei mir in der Familie.		
Gesamtpunktzahl		

Punkte	Auswertung	Maßnahme	Weitere Schritte
0 bis 3	Es könnte eine leichte Schilddrüsenunterfunktion vorliegen.	Sechs-Wochen-Programm	Keine Personalisierung erforderlich.
4 bis 7	Es könnte eine mäßige Schilddrüsenunterfunktion vorliegen.	Selbstbehandlung	Führen Sie das Sechs-Wochen-Programm durch und optimieren Sie Ihre Schilddrüsenfunktion anhand der Schritte im Kapitel »Individuelle Maßnahmen« (Woche 6).
ab 8	Es könnte eine ausgeprägte Schilddrüsenunterfunktion vorliegen.	Gehen Sie zum Arzt.	Führen Sie beide oben genannten Schritte durch. Wenn es Ihnen nicht spätestens nach dem Sechs-Wochen-Programm besser geht, sprechen Sie mit Ihrem Arzt.

Ab vier Punkten sollten Sie beim Sechs-Wochen-Programm in der letzten Woche die Schritte für die Schilddrüse beherzigen und am besten auch Ihren Arzt hinzuziehen.

Stresshormone:
Gefährlich ist der chronische Stress

Auch Stresshormone leisten einen entscheidenden Beitrag zu Diapositas. Chronischer Stress erhöht die Ausschüttung des wichtigsten Stresshormons, Kortisol. Chronisch erhöhte Kortisolwerte erhöhen ihrerseits Blutzucker und Cholesterin, begünstigen Depressionen und sogar Demenz[3] und fördern die Einlagerung von Bauchfett, das bei Patienten mit Insulinresistenz und Diabetes so verbreitet ist. Zu viel Kortisol kann auch die Muskelmasse zurückgehen lassen, Schilddrüsen- und Wachstumshormone beeinträchtigen und Schlafstörungen hervorrufen. Auch dies sind Faktoren, die eine Gewichtszunahme begünstigen. Schlafmangel erhöht den Appetit und besonders die Lust auf Zucker. In einer Studie an gesunden jungen Männern, denen man nur zwei Stunden Schlaf raubte, stieg das Hungerhormon Ghrelin im Blut an, während die Appetitbremse PYY zurückging.[4] Das führte zu einem verstärkten Appetit auf schnell verwertbare Kohlenhydrate und Zucker. Ausreichender und guter Schlaf ist ein wichtiger Bestandteil der Diapositasbehandlung und kann Gewichtszunahme, Diabetes und Herzerkrankungen vorbeugen.

Wichtiger jedoch ist Stressabbau.

Stress kommt auf, wenn sich der Körper oder das Ego bedroht fühlen – aus welchem Grund auch immer. Kurzfristige Stressfaktoren sind normal und gehören zum Leben. Dieser akute Stress stellt keine Gefahr für die Gesundheit dar. Weit kritischer ist der ständige Stress, der Diapositas und vielen anderen chronischen Erkrankungen Vorschub leistet. Dieser Stress beruht zumindest teilweise auf der persönlichen Wahrnehmung: Glauben Sie, dass letztendlich doch alles wieder ins Lot kommt? Ist das Glas halb voll oder halb leer? Halten Sie die Welt für einen gefährlichen Ort oder für einen sicheren?

Gedanken, Einstellungen und Überzeugungen können beeinflussen, wie Stress sich auswirkt. Was wir denken und glauben, ist jedoch unsere Sache, und damit können wir dem Stress und seinen negativen Folgen die rote Karte zeigen. Lassen Sie sich also nicht auf jedes Katastrophenszenario ein, das Ihnen in den Sinn kommt!

Auf die Verbindungen zwischen Stress und Diapositas gehen wir im Kapitel »Schritt 7: Zur Ruhe kommen« näher ein. Nutzen Sie auch die Schritte, die ich beim Thema Personalisierung des Programms beschreibe, erlernen Sie Entspannungstechniken oder kommen Sie mithilfe der passenden Musik zur Ruhe. So lässt sich chronischer Stress ganz einfach lindern.

Sexualhormone: Warum Männer verweiblichen und Frauen vermännlichen

Zu viel Insulin beeinträchtigt die Regulierung der Sexualhormone. Männer werden dadurch äußerlich weiblicher, Frauen hingegen eher männlicher. Insulinresistenz fördert bei Frauen das Wachstum der Körper- und Gesichtsbehaarung (Damenbart) und lässt das Kopfhaar schwinden. Viele Frauen bekommen auch Akne und Menstruationsstörungen.

Auch dem Syndrom der polyzystischen Ovarien und in der Folge Unfruchtbarkeit kann eine unerkannte Insulinresistenz zugrunde liegen.[5]

Unfruchtbarkeit: Patientengeschichte

Lisa wünschte sich unbedingt Kinder und suchte mich auf, nachdem die besten Experten für Unfruchtbarkeit aus ihrer Region nicht weiterkamen. Laut Aussage ihrer Ärzte litt sie an polyzystischen Ovarien (PCOS), einem Problem, das auf Nährstoffmangel und Stoffwechselverschiebungen zurückgeht, die das Hormonsystem beeinträchtigen. Die Hauptursache dafür ist Prädiabetes, und zu den Symptomen zählen unregelmäßige oder besonders starke Blutungen, Akne, Gesichtsbehaarung, zurückgehendes Kopfhaar und Stammfettsucht (Bauchfett).

Lisa hatte Tabletten, Spritzen und Hormoncocktails erhalten, die ihre Eierstöcke aktivieren sollten, doch trotz mehrerer kostspieliger Versuche einer künstlichen Befruchtung (IVF) konnte sie immer noch kein Kind empfangen. Das eigentliche Problem waren jedoch nicht ihre Eierstöcke, sondern ihre Ernährung.

Drei Monate, nachdem Lisa ihre Ernährung von Fertignahrung auf frische, unverfälschte Vollwertkost umgestellt hatte, sich täglich Bewegung verschaffte und Nährstoffe zur Normalisierung des Blutzuckerstoffwechsels einnahm, wurde sie auf natürliche Weise schwanger. Ein Jahr später erhielt ich ein niedliches Babyfoto mit dem Zusatz: »Vielen Dank, Dr. Hyman, für meine Schwangerschaft.« Wie sollte ich das meiner Frau erklären? Doch allein die Anwendung der Ratschläge in diesem Buch hat vielen Frauen zu einer Schwangerschaft verholfen, und in meinem Büro hängen zahlreiche Babybilder.

Dr. Walter Willett von der Universität Harvard beschrieb seine Forschungen zu Unfruchtbarkeit durch Prädiabetes in *The Fertility Diet*. In der berühmten Harvard Nurses' Health Study nahmen die Forscher die Fruchtbarkeit von 19 000 Frauen näher unter die Lupe.[6] Dabei stellte sich heraus, dass Unfruchtbarkeit – von der jedes siebte Paar betroffen ist – sich mehrheitlich effektiv durch Ernährungsumstellungen, eine veränderte Lebensweise und Ergänzungsmittel beheben lässt. Die Einnahme eines Multivitaminpräparats[7] gegen Nährstoffmängel sowie die Umstellung auf eine naturnahe, weitgehend pflanzliche Kost mit vielen Nährstoffen und einer geringen glykämischen Last kann die Fruchtbarkeit erheblich verbessern.

Dr. David Ludwig entdeckte zudem, dass eine blutzuckerfreundliche Ernährung übergewichtige Frauen vor vorzeitigen Wehen bewahren kann.[8] Wenn Sie sich also als Frau an die Ernährungsvorgaben in diesem Buch halten, werden Sie nicht nur leichter schwanger, sondern Sie bleiben es auch.

Zucker macht Männer zu Weicheiern: Patientengeschichte

Steve war ein Autor Mitte fünfzig, der partout nicht abnahm. Obwohl er drei- bis fünfmal pro Woche Krafttraining und Aerobic betrieb, bekam er weder seinen Appetit in den Griff, noch konnte er Muskeln auf- oder die beträchtliche Fettschürze abbauen, die seinen 130-Kilo-Leib umschloss. Er hatte wenig Lust auf Sex und schwache Erektionen. Es stellte sich heraus, dass seine Insulinwerte gefährlich hoch waren, die Testosteronmengen hingegen niedrig.

Durch eine Ernährungsumstellung und das Auftragen eines bioidentischen Testosterongels konnte er Muskeln aufbauen, abnehmen, seinen Appetit zügeln und hatte auch wieder Lust auf Sex.

Bei Männern senkt Insulinresistenz den Testosteronspiegel.[9] Ein niedriger Testosteronspiegel erzeugt weitere Probleme wie zurückgehende Muskelmasse und stärkere Fetteinlagerung am Bauch, wie wir es von den typischen Bierbäuchen der über 40-Jährigen kennen. Mit der Zeit verweiblicht das Erscheinungsbild diabetischer Männer, denn Insulin und Körperfett erhöhen den Östrogenspiegel im Körper und bewirken eine weiche Haut, wachsende Brustgröße, Haarausfall an Armen, Beinen und Brust, weniger Muskelmasse, geringeren Sexualtrieb und Erektionsprobleme.

Sind Ihre Sexualhormone im Gleichgewicht? Mit dem nachfolgenden Test können Sie es herausfinden. Denken Sie daran, ihn vorher und nachher auszufüllen, damit Sie nach dem Sechs-Wochen-Programm sehen können, was sich verändert hat. Je nach Ergebnis brauchen Sie eventuell zusätzliche Unterstützung. Mehr dazu erfahren Sie im Kapitel »Individuelle Maßnahmen« (Woche 6).

Testen Sie Ihre Sexualhormone

Viele körperliche Symptome beruhen auf einem Ungleichgewicht der Sexualhormone, das jedoch bei Männern und Frauen unterschiedliche Folgen nach sich zieht. Der folgende Test kann Ihnen helfen, unerkannten Hormonstörungen auf die Spur zu kommen. Setzen Sie für jedes Symptom, das Sie im letzten Monat an sich beobachtet haben, einen Haken in die Spalte »Vorher«. Danach prüfen Sie die Gesamtpunktzahl in der Auswertung. Nach dem Sechs-Wochen-Programm wiederholen Sie den Test bitte und setzen Ihr Häkchen in die »Nachher«-Spalte. So können Sie erkennen, was sich verbessert hat.

Schritt 2: Hormone ausbalancieren

Für Frauen	Vorher	Nachher
Ich habe unregelmäßige Blutungen, starke oder sehr leichte Blutungen.		
Vor der Periode bekomme ich oft Kopfschmerzen oder Migräne.		
Meine Brüste sind empfindlich und geschwollen.		
Ich neige zu PMS.		
Ich habe Wechseljahresbeschwerden.		
Ich habe Hitzewallungen.		
Ich habe keine Lust mehr auf Sex.		
Ich habe trockene Haut, trockene Haare und/oder eine trockene Scheide.		
Mein Gewicht schwankt im Monatsrhythmus.		
Ich habe um die Taille herum zugenommen.		
Ich fühle mich meistens aufgedunsen.		
Ich lagere Wasser ein.		
Vor der Periode bin ich ganz wild auf Süßes oder Salziges.		
Ich leide unter häufigen Stimmungsschwankungen.		
Ich habe Ängste.		
Ich bin niedergeschlagen.		
Ich kann kaum meinen Alltag bewältigen.		
Ich habe Rücken-, Gelenk- oder Muskelschmerzen.		
Ich bin unfruchtbar.		
Ich nehme die Pille oder andere Hormone.		
Ich habe Brustzysten oder Verhärtungen in der Brust.		

In sieben Schritten zum Sieg über Diapositas

Für Frauen	Vorher	Nachher
In meiner Familie sind Brustkrebs, Eierstockkrebs oder Gebärmutterkrebs aufgetreten.		
Ich habe Fibrome.		
Ich neige zu nächtlichen Schweißausbrüchen.		
Ich habe Schlafstörungen.		
Manchmal rast mein Herz.		
Mein Gedächtnis und meine Konzentration haben nachgelassen.		
Ich habe eine Gesichtsbehaarung.		
Ich bin von Schadstoffen belastet (über die Nahrung, das Wasser oder die Luft).		
Gesamtpunktzahl		

Punkte	Auswertung	Maßnahme	Weitere Schritte
0 bis 9	Ihre Sexualhormone könnten etwas unausgewogen sein.	Sechs-Wochen-Programm	Keine Personalisierung erforderlich.
10 bis 14	Ihre Sexualhormone könnten unausgewogen sein.	Selbstbehandlung	Führen Sie das Sechs-Wochen-Programm durch und optimieren Sie Ihren Hormonstatus anhand der Schritte im Kapitel »Individuelle Maßnahmen« (Woche 6).
ab 15	Es könnte eine starke Unausgewogenheit der Sexualhormone vorliegen.	Gehen Sie zum Arzt.	Führen Sie beide oben genannten Schritte durch. Wenn es Ihnen nicht spätestens nach dem Sechs-Wochen-Programm besser geht, sprechen Sie mit Ihrem Arzt.

Schritt 2: Hormone ausbalancieren

Für Männer	Vorher	Nachher
Ich bekomme einen Busen; meine Arm-, Bein- und Brustbehaarung geht zurück.		
Ich bin oft müde und antriebslos.		
Mein Leben und meine Zukunft sind mir ziemlich egal.		
Ich bin wenig vital und habe wenig Lust auf Sex.		
Ich habe Schwierigkeiten, eine Erektion zu bekommen oder zu halten.		
Ich bin unfruchtbar oder habe wenig Spermien.		
Meine Muskelmasse geht zurück.		
Ich lagere Bauchfett ein.		
Ich fühle mich schlapp.		
Meine Knochenmasse geht zurück, oder meine Knochen brechen.		
Mein Cholesterinspiegel ist gestiegen.		
Meine Insulin- und Blutzuckerwerte sind gestiegen.		
Ich leide an Depressionen.		
Ich bin oder war Pestiziden oder Schwermetallen ausgesetzt (aus der Nahrung, aus dem Wasser oder aus der Luft).		
Gesamtpunktzahl		

Punkte	Auswertung	Maßnahme	Weitere Schritte
0 bis 4	Ihre Sexualhormone könnten etwas unausgewogen sein.	Sechs-Wochen-Programm	Keine Personalisierung erforderlich.

In sieben Schritten zum Sieg über Diapositas

Punkte	Auswertung	Maßnahme	Weitere Schritte
5 bis 6	Ihre Sexualhormone könnten unausgewogen sein.	Selbstbehandlung	Führen Sie das Sechs-Wochen-Programm durch und optimieren Sie Ihren Hormonstatus anhand der Schritte im Kapitel »Individuelle Maßnahmen« (Woche 6).
ab 7	Es könnte eine starke Unausgewogenheit der Sexualhormone vorliegen.	Gehen Sie zum Arzt.	Führen Sie beide oben genannten Schritte durch. Wenn es Ihnen nicht spätestens nach dem Sechs-Wochen-Programm besser geht, sprechen Sie mit Ihrem Arzt.

Ein gestörter Sexualhormonhaushalt hat häufig mit erhöhter Insulinresistenz zu tun. Dieses Ungleichgewicht lässt sich durch das Sechs-Wochen-Programm vollständig beseitigen.

4.

Schritt 3: Entzündungen eindämmen

Alles, was Entzündungen auslöst, erzeugt auch Insulinresistenz. Und alles, was Insulinresistenz hervorruft, fördert die Entzündungsneigung. Diese gefährliche Spirale liegt vielen chronischen Erkrankungen des 21. Jahrhunderts zugrunde.

Entzündungen sind etwas, das jeder kennt, von Halsschmerzen und allergisch bedingtem Nesselausschlag bis hin zur infizierten Schnittverletzung, die anschwillt und rot, heiß und empfindlich wird. Die Entzündung, die Adipositas und chronische Erkrankungen begünstigt, verläuft jedoch unsichtbar und schmerzfrei. Es handelt sich um ein unterschwelliges Glimmen, welches das Immunsystem erzeugt, weil es sich gegen unverträgliche Nahrung (Zucker, Industrienahrung, entzündungsfördernde Fette), Stress, Umweltgifte, Allergene, eine ungünstige Darmflora oder schwelende Infektionen zu wehren versucht.

All diese Auslöser lassen die Anzahl der Entzündungsmoleküle, der *Zytokine*, ansteigen. Diese Moleküle braucht der Körper, um Infektionen und Krebs zu bekämpfen und zwischen Freund und Feind zu unterscheiden. Wenn die Zytokine jedoch außer Kontrolle geraten, kommt es zu den verschiedensten chronischen Erkrankungen.

Entzündungen, Insulinresistenz und chronische Krankheiten: Das entscheidende Bindeglied

Zu den bedeutendsten medizinischen Erkenntnissen des 21. Jahrhunderts zählt die Entdeckung, dass Entzündungsprozesse nicht nur Autoimmunerkrankungen und Allergien zugrunde liegen, sondern den meisten chronischen Erkrankungen, einschließlich Herzerkrankung, Fettleibigkeit, Diabetes, Krebs, Demenz und Depressionen. Denn fehlgesteuerte Entzündungen verursachen Insulinresistenz, und die wiederum liegt allen vorgenannten Erkrankungen bis auf Autoimmunkrankheiten und Allergien zugrunde. Anschließend hält die Insulinresistenz selbst das Entzündungsgeschehen am Laufen, und das ganze biologische Haus brennt nieder.

Alles, was Zytokine aktiviert, trägt zu einer erhöhten Insulinresistenz bei, und die wiederum fordert die Bauchspeicheldrüse auf, mehr Insulin zu erzeugen, damit der Zucker in die Zellen gelangt und dort zur Energiegewinnung verbrannt werden kann. Wenn die Zellen aber bereits insulinresistent sind, brauchen sie *mehr* Insulin. Insulinresistenz bedeutet somit Hungern inmitten der Fülle.

Wie bereits erklärt ist Insulin ein Fettspeicherhormon, das uns veranlasst, mehr zu essen und zuzunehmen. Inzwischen hat sich jedoch auch herausgestellt, dass Fettzellen (Adipozyten) ihre eigenen hoch entzündlichen Zytokine produzieren, die als *Adipozytokine* (oder *Adipokine*) bezeichnet werden.[1] Diese Substanzen (IL-1, IL-6 und der Tumor-Nekrose-Faktor-alpha) verschlimmern Insulinresistenz, Fettleibigkeit und Diabetes und führen bei vielen anderen chronischen Erkrankungen zu Entzündungsreaktionen.

Was aber löst diese Entzündungskaskade aus? Eine ganze Reihe neuerer Studien deuten auf einige wenige Ursachen hin, die wir unmittelbar identifizieren und behandeln können.

Entzündungsfördernd sind Zucker, schnell verwertbare Kohlenhydrate, Transfette, zu viele Omega-6-Fette aus industriell verarbeiteten Pflanzenölen (wie zum Beispiel Sojaöl oder Maiskeimöl), künstliche Süßungsmittel, unerkannte Lebensmittelallergien und -unverträglichkeiten, chronische Infektionen, eine unausgewogene Darmflora, Umweltgifte, Stress und wenig Bewegung. Welcher dieser Faktoren individuell im Vordergrund steht, muss jeder selbst herausfinden. Um Diapositas zu überwinden, müssen Sie mit allen Entzündungsquellen in Ihrem Leben gründlich aufräumen. Dabei hilft das Sechs-Wochen-Programm.

Diapositas, Depressionen und Entzündungen: Patientengeschichte

Depressionen und Fettleibigkeit gehen oft Hand in Hand.

Das galt auch für J. P., 18 Jahre, der mich wegen Müdigkeit, Depressionen, Angstzuständen und 13 Kilo Gewichtszunahme aufsuchte. Bei unserer ersten Begegnung wog er 90 Kilo. Von seinem ausgeprägten Prädiabetes hatte er keine Ahnung.

Vieles in seiner Vorgeschichte und in den Tests deutete darauf hin, dass sowohl das Übergewicht als auch die Depressionen auf Entzündungen beruhten. Er hatte Aphthen (ein Glutenproblem[2]), rissige Mundwinkel (Vitamin-B-Mangel), Akne auf Gesicht, Brust, Schultern und Rücken (Milchprodukte oder Zuckerzufuhr und Darmentzündung) sowie Heuschnupfen. Außerdem fröstelte er leicht und war besonders morgens sehr müde (Schilddrüsenprobleme). Er konnte schlecht einschlafen und nahm gegen seine

Depressionen und Ängste seit vier Jahren ein Antidepressivum (Paroxetin). Hinzu kamen weitere deutliche Hinweise auf Entzündungen und ein fehlgesteuertes Immunsystem, darunter Juckreiz an den Ohren (allergisch oder pilzbedingt) und weiße Flecken auf den Nägeln (Zinkmangel).

J. P.s Ernährung war ein Trauerspiel: Kein Frühstück, mittags und abends Fastfood, zwischendurch Limonaden und Diätgetränke. Er verabscheute Fisch (Omega-3-Mangel), stieg aber immerhin täglich eine knappe halbe Stunde aufs Laufband und trieb ein- bis zweimal pro Woche Sport. Und er schlief zehn Stunden pro Nacht.

Im Labor ergab sich ein Mangel an Omega-3-Fetten,[3] Vitamin D,[4, 5, 6] Vitamin B_6[7] und Vitamin B_{12},[8] die alle mit Prädiabetes und Depressionen zusammenhängen. Trotz einer ansonsten »normalen« Schilddrüsenfunktion hatte er Autoimmunantikörper gegen seine Schilddrüse vorzuweisen.[9] Er hatte hohe Cholesterinwerte, wenig HDL-Cholesterin und viele Triglyzeride – lauter klassische Zeichen für Prädiabetes. Sein Blutzucker war im Glukose-Toleranz-Test normal, der Insulinwert hingegen astronomisch (was gern mit Akne,[10] Depressionen,[11] Gewichtszunahme und Heißhunger auf Kohlenhydrate einhergeht).

Außerdem fanden wir Antikörper gegen Gluten (Bezug zu Müdigkeit, Depression,[12] Schilddrüsenunterfunktion,[13] und Akne) und viele andere Nahrungsmittel.[14] Das war ein Hinweis auf einen übermäßig durchlässigen Darm (siehe Kapitel »Schritt 4: Verdauung regulieren«), der ebenfalls Diapositas Vorschub leistet.

Wir erklärten ihm, welche Dinge er nicht mehr essen dürfte, empfahlen eine vollwertige, zuckerarme Diät, verabreichten ihm ein Pilzmittel, um seinen Darm zu sanieren, und anschließend Probiotika für eine gesunde Darmflora. Darüber hinaus unterstützten wir seine Schilddrüse und behoben seine Mangelerscheinungen. Daraufhin verschwand die komplette Symptomatik und damit auch die behandlungsbedürftigen »Krankheiten«. Der Körper hatte sein Gleichgewicht wiedergefunden, und durch diese Gesundung verschwanden praktisch nebenbei alle Symptome. Nach zwei Monaten war J. P. neun Kilo leichter, und sein Heißhunger war verschwunden. Er hatte diverse Entzündungsursachen gehabt, und wir hatten jede einzelne davon berücksichtigt.

Immer mehr Forschungsarbeiten belegen die entscheidende Bedeutung von Entzündungen für das Entstehen und Fortschreiten von Diapositas. Menschen mit einem erhöhten CRP-Wert (C-reaktives Protein, ein Entzündungsmarker) im Blut haben ein 17-fach erhöhtes Diabetesrisiko.[15] In der Medizin gilt eine 20- bis 30-prozentige Steigerung als signifikant. Eine um 1700 Prozent erhöhte Erkrankungswahrscheinlichkeit ist schlagzeilenverdächtig.

Die verstärkte Neigung unserer Gesellschaft zu chronischen Erkrankungen steht in direktem Zusammenhang mit der allgemein erhöhten Entzündungsneigung. In dieser Hinsicht sind Mediziner sich einig. Die wichtige Frage lautet daher: »Was verursacht die Entzündungen, und wie behandeln wir sie am effektivsten?«

Ich kann Ihnen versichern, dass es *nicht* darum geht, noch mehr Azetylsalizylsäure oder Ibuprofen zu schlucken. Schmerzmittel haben keinen Sinn, solange das Pferd noch auf Ihrem Fuß steht. Wir müssen das Pferd erst dazu bewegen, vom Fuß zu steigen, und das heißt, dass wir die wahren Ursachen der Entzündungsbereitschaft finden und ausschalten müssen. Darauf werde ich gleich näher eingehen. Gehen Sie zuvor bitte die Testfragen zum Thema Entzündung durch, um herauszufinden, wie es um

Ihren Entzündungsstatus bestellt ist. Denken Sie bitte daran, den Test einmal vor Beginn des Programms zu bearbeiten und dann wieder sechs Wochen später, damit Sie die »Vorher-Nachher«-Veränderungen nachvollziehen können. Je nach Ergebnis benötigen Sie in der sechsten Woche des Programms möglicherweise etwas Unterstützung, aber das erkläre ich im Kapitel »Individuelle Maßnahmen« (Woche 6).

Die Entzündungs-Checkliste

Unterschwellige Entzündungen machen fett und zuckerkrank und lösen zahlreiche andere Erkrankungen aus, auch Herzprobleme, Krebs und Demenz. Setzen Sie für jedes Symptom, das Sie im letzten Monat an sich beobachtet haben, einen Haken in die Spalte »Vorher«. Danach prüfen Sie die Gesamtpunktzahl in der Auswertung. Nach dem Sechs-Wochen-Programm wiederholen Sie den Test bitte und setzen Ihr Häkchen in die »Nachher«-Spalte. So können Sie erkennen, was sich verbessert hat.

	Vorher	Nachher
Ich erkälte mich leicht und bin infektanfällig.		
Ich bekomme häufig einen Schnupfen.		
Ich habe chronische Infekte wie Hepatitis (Gelbsucht), Hautinfektionen, Herpes und Aphthen durchgemacht.		
Ich habe Lebensmittelallergien oder -unverträglichkeiten, oder es geht mir nach dem Essen nicht gut (Trägheit, Kopfschmerzen, ich fühle mich wie benebelt und ähnliche Symptome).		

Schritt 3: Entzündungen eindämmen

	Vorher	Nachher
Mein Arbeitsplatz ist schlecht beleuchtet, schlecht belüftet oder von Chemikalien belastet.		
Ich hatte schon einen Herzinfarkt oder bin herzkrank.		
Ich habe Diabetes und/oder Übergewicht (BMI über 25).		
Ich habe Bronchitis oder Asthma.		
Ich habe Neurodermitis, Akne oder Ausschläge.		
Ich habe Gelenkverschleiß (Arthrose, degenerative Gelenkerkrankung).		
Ich habe eine Autoimmunerkrankung (Rheuma, Lupus, Hashimoto-Thyreoiditis oder andere).		
Mein Dickdarm ist entzündet.		
Ich habe ein Reizdarmsyndrom.		
Ich habe eine nervliche Störung (ADHS, Autismus, Stimmungsschwankungen und Verhaltensprobleme).		
In meiner Familie kommen Parkinson und Alzheimer vor.		
Mein Leben ist sehr stressig.		
Ich trinke mehr als drei Gläser Alkohol pro Woche.		
Ich treibe maximal dreimal pro Woche Sport.		
Bei der Arbeit bin ich Pestiziden, giftigen Chemikalien, Lärm, Schwermetallen oder unangenehmen Vorgesetzten und Kollegen ausgesetzt.		
Gesamtpunktzahl		

In sieben Schritten zum Sieg über Diapositas

Punkte	Auswertung	Maßnahme	Weitere Schritte
0 bis 6	Bei Ihnen könnten latente Entzündungsprozesse vorliegen.	Sechs-Wochen-Programm	Keine Personalisierung erforderlich.
7 bis 9	Bei Ihnen könnten latente Entzündungsprozesse mäßigen Ausmaßes vorliegen.	Selbstbehandlung	Führen Sie das Sechs-Wochen-Programm durch und verbessern Sie Ihren Entzündungsstatus anhand der Schritte im Kapitel »Individuelle Maßnahmen« (Woche 6).
ab 10	Bei Ihnen könnten erhebliche latente Entzündungsprozesse vorliegen.	Gehen Sie zum Arzt.	Führen Sie beide oben genannten Schritte durch. Wenn es Ihnen nicht spätestens nach dem Sechs-Wochen-Programm besser geht, sprechen Sie mit Ihrem Arzt.

Vermutlich werden die meisten Leser feststellen, dass bei ihnen Entzündungen wahrscheinlich sind. Gehen wir deshalb an dieser Stelle die sieben wichtigsten Ursachen von Entzündungsprozessen in unserer Gesellschaft durch. In Teil IV erkläre ich, was Sie dagegen tun können.

Entzündungsursache Nummer 1: Zucker, Weißmehl und künstliche Süßungsmittel

Zucker und Weißmehl sind die wichtigsten Entzündungsursachen. Sie lassen den Insulinspiegel in die Höhe schnellen und lösen eine ganze Kaskade biochemischer Reaktionen aus, die Gene aktivieren und hartnäckige, chronische Entzündungen hervorrufen. Damit beginnt eine Abwärtsspirale zu mehr Entzündungen, mehr Insulinresistenz, schlechterer Blutzuckereinstellung und mehr Krankheit.

Aber wie wir bereits erfahren haben, leisten nicht nur der Zucker, sondern auch künstliche Süßungsmittel Entzündungen Vorschub. Insbesondere Diätgetränke und künstliche Süßstoffe aller Art scheinen zu Insulinresistenz beizutragen.

Zu wenig Faserstoffe, zu viele entzündungsfördernde Omega-6-Fette (Sojaöl, Maiskeimöl) und zu wenig entzündungshemmende Omega-3-Fette (Fischöl, Leinsamen, Leinöl) tragen ebenfalls zum Entstehen latenter Entzündungen bei und verschlimmern damit die Insulinresistenz.

Entzündungsursache Nummer 2: Nahrungsmittelunverträglichkeiten und Allergien

Mitunter sind Nahrungsmittelunverträglichkeiten und Allergene an der Entstehung von Insulinresistenz und Diapositas beteiligt. Dabei geht es mir nicht um die bekannten Überempfindlichkeitsreaktionen oder akuten allergischen Symptome auf Bienengift oder Erdnüsse, die jeder kennt. Solche Sofortreaktionen werden über die IgE-Antikörper ausgelöst. Sie können zwar lebensgefährliche Formen annehmen, erzeugen aber keine Insulinresistenz.

Diapositas hängt eher mit den verzögert einsetzenden oder verborgen ablaufenden Allergien zusammen, die durch IgG-Antikörper entstehen. Manche Menschen reagieren auf bestimmte Lebensmittel allergisch und entwickeln eine Vielzahl an Symptomen. Ihnen schwillt zwar nicht der Hals zu, wie bei IgE-vermittelten Allergien, aber es kommt zu einer erhöhten Entzündungsbereitschaft im gesamten Körper, die auf vielerlei Weise zum Ausdruck kommen kann. Aktuelle Untersuchungen deuten darauf hin, dass derartige Reaktionen Insulinresistenz begünstigen.

So wurden in einer Studie fettleibige und normalgewichtige Kinder verglichen. Das C-reaktive Protein war bei den fettleibigen Kindern dreimal so hoch wie bei den normalgewichtigen, und die IgG-Antikörper auf die 277 verschiedenen getesteten Lebensmittel zweieinhalbmal so hoch.[16] Außerdem fand man bei den fettleibigen Kindern verengte Halsschlagadern, was ein Hinweis auf cholesterinhaltige Plaqueablagerungen ist – ein entscheidender Vorbote für Herzkrankheit und Schlaganfall. Plaques entstehen durch Entzündungen, die im Darm beginnen und sich anschließend im gesamten Körper ausbreiten. Die Ursache sind Nahrungspartikel, die eine geschädigte Darmwand durchdringen und die Erzeugung von Zytokinen wie IL-1, IL-6 und TNF-alpha (Tumor-Nekrose-Faktor) auslösen.

Diese hoch signifikante Studie deutet auf einen bislang unerkannten Zusammenhang zwischen Nahrungsallergien, Gewichtszunahme und Insulinresistenz hin. Eine gezielte Diät ohne die Lebensmittel, auf die viele Menschen empfindlich reagieren, kann deshalb die Diapositasbehandlung unterstützen. Gerade wenn jemand große Schwierigkeiten mit dem Abnehmen hat, empfehle ich gerne, im Rahmen des Sechs-Wochen-Programms einmal sechs Wochen lang auf Milchprodukte und Gluten zu verzichten, da diese zwei Gruppen zu den Hauptverdächtigen zählen. Bei vielen Patienten führt genau diese Maßnahme zum stärksten Gewichtsverlust und kann Diapositas zurückdrängen.

In der Praxis hat sich die Berücksichtigung von Nahrungsmittelunverträglichkeiten, für die IgG-Antikörper vorliegen, als eines der wichtigsten Mittel zur erfolgreichen Behandlung zahlreicher chronischer Erkrankungen erwiesen. Um solchen Reaktionen auf die Spur zu kommen, habe ich eine umfassende Suchdiät entwickelt, mit der ich in Bezug auf Gewichtsabbau, entzündlich bedingte Autoimmunerkrankungen und sogar Gemüts- und Verhaltensstörungen ganz außergewöhnliche Erfolge erzielen konnte. Viele Ärzte – besonders Allergologen – sind in dieser Hinsicht ausgesprochen skeptisch, obwohl es handfeste Belege für die Vorzüge einer »Auslassdiät« gibt, darunter eine bemerkenswerte Studie, die in einer der angesehensten medizinischen Fachzeitschriften der Welt, der *Lancet,* erschienen ist. Sie belegt, dass sich eine Aufmerksamkeitsstörung mit Hyperaktivität (ADHS) bei einer Eliminationsdiät, die auf IgG-Tests beruht, dramatisch verbessern kann.[17] Interessanterweise gehen ADHS und kindliches Übergewicht häufig Hand in Hand und könnten durchaus auf ähnlichen Faktoren beruhen.[18]

Dick durch Gluten: Patientengeschichte

Im Studium lernt ein Arzt, dass Zöliakie (Sprue) nur dünne Kinder mit aufgetriebenem Bauch, Durchfall und Bauchschmerzen betrifft. Inzwischen wissen wir mehr. Auch ein dicker, alter Mensch mit Verstopfung (oder geregelter Verdauung) kann unter einer Glutenunverträglichkeit leiden.

So erging es Ron, der 160 Kilo auf die Waage brachte, als er mich aufsuchte. Er war ein echter Diätexperte: Von kalorienarmen Diäten über Heilfasten und Flüssignahrung hatte er alles versucht, doch er konnte das neue Gewicht nie halten.

Ron hatte zahlreiche körperliche Probleme wie Gelenkschmerzen, chronischen Husten, einen verschleimten Rachen und Asthma, also lauter Hinweise auf latente Entzündungsprozesse. In der Schule wog er noch 80 Kilo, doch im Studium kletterte sein Gewicht auf über 130 Kilo. Sein größtes Problem war der ständige Appetit. Laut eigener Aussage war er süchtig nach Kohlenhydraten. Seiner ständigen Erschöpfung versuchte er mit Diätcola und Fastfood Herr zu werden. Weil er so schwer war, konnte er nicht mehr im Liegen schlafen, sondern verbrachte die Nächte in einem Stuhl. Er schnarchte heftig und litt vermutlich an Schlafapnoe. Sein Arzt hatte Statine und Aspirin verordnet, doch davon ging es ihm nicht besser, und es änderte auch nichts an den Ursachen seiner Symptomatik.

Unsere Tests ergaben hohe Entzündungswerte beim C-reaktiven Protein (8,5 statt des Normalwerts unter 1,0). Nach dem Trinken einer Zuckerlösung stieg sein Insulin auf 183 (normal: unter 25), hinzu kamen hohe Harnsäurewerte und Unmengen gefährlich kleiner LDL-Partikel (Statine senken die Gesamtmenge des LDL, haben aber keinen Einfluss auf die Partikelgröße und Qualität). All diese Ergebnisse sprachen für fortgeschrittenen Prädiabetes. Besonders aufschlussreich erschienen uns jedoch sehr hohe Mengen Antikörper, speziell Antigliadin (AGA) und Gewebetransglutaminase (TTG), die auf eine Autoimmunreaktion gegen Gluten hindeuteten. Ron hatte Zöliakie! Das erklärte alle seine Gesundheitsprobleme, einschließlich Fettleibigkeit, Prädiabetes, Asthma, Gelenkproblemen und Müdigkeit.

Schon nach sechswöchigem Glutenverzicht konnte er den Gürtel drei Löcher enger schnallen. Knieschmerzen und Asthma waren verschwunden. Er war nicht mehr hungrig, hatte neue Energie und brauchte auch keinen Mittagsschlaf mehr. Endlich konnte er wieder in seinem Bett schlafen. Bei Patienten, die mich wegen schwerer Gesundheitsprobleme aufsuchen, prüfe ich stets, ob eine Überempfindlichkeit gegen Gluten vorliegt.

Gewichtszunahme, Prädiabetes und Diabetes durch Gluten?

»Glutenfrei« ist derzeit in aller Munde. Es gibt Bücher und Webseiten zu diesem Thema, Restaurants bieten glutenfreies Essen an, und im Supermarkt finden wir zahllose glutenfreie Produkte. Ist das nur eine Modeerscheinung, oder spiegelt es ein echtes Problem wider?

Traurigerweise lassen sich chronische Krankheiten zunehmend auf unser Grundnahrungsmittel Brot und all die weizenhaltigen Produkte von der Suppe bis zum Wodka, vom Lippenstift bis zum Briefumschlagklebstoff zurückführen. Ich möchte Ihnen erklären, warum Glutenunverträglichkeit und Zöliakie derart um sich greifen, dass mittlerweile mindestens 20 Millionen Amerikaner (also fast zehn Prozent der Bevölkerung) davon betroffen sind – auch wenn aktuell nur einer von hundert die entsprechende Diagnose kennt.

Glutenempfindlichkeit, Zöliakie und Diapositas

Gluten ist ein Protein, das in Weizen, Gerste, Roggen, Dinkel und Haferflocken vorliegt. Bei entsprechender Veranlagung – von Glutenempfindlichkeit bis hin zum Vollbild der Zöliakie, einer Autoimmunerkrankung, die Entzündungen im ganzen Körper hervorruft – kann diese Substanz Fettleibigkeit und Diabetes nach sich ziehen.

98 Prozent aller Zöliakie-Patienten haben eine entsprechende genetische Vorbelastung (die insgesamt bei rund 30 Prozent der Bevölkerung vorliegt). In den letzten 50 Jahren haben die Zöliakiefälle stark zugenommen, doch das liegt nicht daran, dass unsere Gene sich entsprechend verändert hätten. Ursächlich ist vielmehr der Anbau von Hybridweizen, bei dem Qualität und Art der Proteine und Stärkemoleküle im Weizen zu einem deutlich höheren Glutengehalt geführt haben. Unser Brot ist nicht mehr dasselbe Nahrungsmittel wie einst, sondern ein Kunstprodukt der industriell geprägten Landwirtschaft, die »Superstärke und Supergluten« liefert. Die Schwächung des menschlichen Darms durch unsere Ernährungs- und Lebensgewohnheiten, aber auch durch Schadstoffe, zu viele Antibiotika, Säureblocker und entzündungshemmende Mittel, stellt einen hervorragenden Nährboden für die Entwicklung einer Glutenunverträglichkeit dar.

Eine Studie, in der 50 Jahre alte Blutproben von 10 000 Air-Force-Rekruten mit entsprechend vielen aktuellen Proben verglichen wurden, ergab, dass die Anzahl der Zöliakiefälle in diesen 50 Jahren um 400 Prozent gestiegen ist.[19] Und hierbei geht es nur um das Vollbild der Krankheit, das circa ein Prozent der Bevölkerung betrifft.

Darmentzündungen durch Gluten
Die Entzündungen, die Gluten hervorruft, beruhen auf einer schleichenden Autoimmunreaktion. Das bedeutet, dass das Immunsystem zwar Antikörper gegen Gluten entwickelt, die Krankheit aber

nicht voll zum Ausbruch kommt. Solche Gliadin-Antikörper sind derzeit bei sieben Prozent der Amerikaner nachweisbar. Sie wurden auch bei 18 Prozent der untersuchten Autisten und bei 20 Prozent der untersuchten Patienten mit Schizophrenie entdeckt.

In einer umfangreichen Studie, die im *Journal of the American Medical Association (JAMA)* veröffentlicht wurde, erhöhte eine unerkannte Glutenunverträglichkeit das Sterberisiko um 35 bis 75 Prozent, wobei die Todesursachen zumeist Herzerkrankungen oder Krebs waren.[20] Das bedeutet im Umkehrschluss, dass die erwähnten sieben Prozent der Bevölkerung mit entsprechenden Antikörpern ein höheres Herzinfarkt-, Übergewichts-, Krebs- und Sterberisiko haben.

Das eigentlich Kritische ist die Schädigung der Darmschleimhaut durch Glutenkontakt. Auf diese Weise können Bakterien und unvollständig verdaute Nahrungspartikel in die Darmwand gelangen und kommen dort mit dem Immunsystem in Kontakt, das zu 60 Prozent unmittelbar unter der Oberfläche der Darmschleimhaut angesiedelt ist. Die Fremdproteine werden vom Immunsystem sofort attackiert, was eine Entzündungsreaktion im ganzen Körper auslöst.

Verblüffende neue Forschungsergebnisse belegen zudem, dass an den unerwünschten Reaktionen auf Gluten auch Teile des Immunsystems mitwirken können, die mit Zöliakie oder Sprue nichts zu tun haben. Viele Ärzte halten eine Glutenunverträglichkeit für ausgeschlossen, wenn sich Zöliakie nicht nachweisen lässt, doch die neueren Daten widerlegen diese Ansicht. Eine Zöliakie entsteht, wenn der Körper Antikörper gegen Gluten bildet (adaptive Immunreaktion), doch es existiert auch eine zweite Form der Glutenunverträglichkeit, die von einem insgesamt überaktiven Immunsystem herrührt (angeborene Immunreaktion). Das bedeutet, dass jemand auch empfindlich auf Gluten reagieren kann, ohne an Zöliakie erkrankt zu sein oder Glutenantikörper zu bilden. Dennoch kommt es bei dem Betroffenen zu Entzündungen und vielen anderen Symptomen.[21]

Kein Freibrief für »glutenfrei«
Viele Menschen versuchen zwar, sich gesünder zu ernähren, greifen dann aber im Übermaß zu glutenfreien Ersatzprodukten wie Keksen, Kuchen und anderen industriell gefertigten Lebensmitteln. Glutenfrei ist jedoch nicht gleichbedeutend mit »gesund«. Glutenfreie Kekse bleiben Kekse! Gemüse, Obst, Bohnen, Nüsse, Samen und mageres tierisches Protein sind von Natur aus glutenfrei – mehr brauchen Sie nicht.

Wie lässt sich eine Glutenunverträglichkeit nachweisen?
Früher galt eine Zöliakie erst als nachgewiesen, wenn eine positive Dünndarmbiopsie vorlag. Dr. Alessio Fasano von der Universität Maryland schlägt einen umfassenderen Ansatz für die Diagnose von Zöliakie, Glutenunverträglichkeit oder Glutenempfindlichkeit vor. Seiner Ansicht nach sollten vier der fünf nachfolgend genannten Faktoren zutreffen.[22] Beim Vollbild einer Zöliakie würde ich zustimmen, doch sofern nicht nur der positive Gentest vorliegt, halte ich es bei jedem einzelnen Faktor für sinnvoll, sich einmal versuchsweise sechs Wochen lang streng glutenfrei zu ernähren.

Und wenn bei Ihnen nur drei der fünf Kriterien vorliegen, sollten Sie in meinen Augen vollständig und dauerhaft auf Gluten verzichten.

1. Sie weisen Zöliakie-Symptome auf (Verdauungs- oder Autoimmunerkrankungen, Allergien oder entzündliche Erkrankungen einschließlich Diapositas).
2. Bei glutenfreier Ernährung geht es Ihnen besser.
3. Sie haben erhöhte Antikörper gegen Gluten (Antigliadin[AGA]- oder Transglutaminase[TTG]-Antikörper).
4. Sie haben eine positive Dünndarmbiopsie.
5. Ihre Gene deuten auf eine Veranlagung zu Glutenempfindlichkeit hin (HLA DQ2/8).

Entzündungsursache Nummer 3: Chronische, unterschwellige Infektionen

Auch chronische Infektionen können Insulinresistenz auslösen. Neuere Studien ergaben, dass zum Beispiel eine Adenovirusinfektion (die Erkrankungen der oberen Atemwege oder eine ansteckende Bindehautentzündung verursacht) mit Fettleibigkeit und Insulinresistenz zusammenhängen kann.[23] Solche Probleme kann ein in der funktionellen Medizin erfahrener Arzt finden und behandeln. Um derartige latente Infektionen in den Griff zu bekommen, können Sie auch Ihr Immunsystem ankurbeln.

Entzündungsursache Nummer 4: Toxine

Toxine spielen bei Entzündungsprozessen eine wichtige Rolle und können Diapositas hervorrufen. So wurde die wachsende Belastung mit langlebigen organischen Schadstoffen (zum Beispiel PCB und Pestizide) und Schwermetallen (zum Beispiel Arsen, Quecksilber und Blei) mit Diabetes und Insulinresistenz in Verbindung gebracht.[24] Was Schadstoffe, Entzündungen und Diapositas[25] miteinander zu tun haben, wird im Kapitel »Schritt 5: Gifte ausscheiden« genauer erläutert.

Entzündungsursache Nummer 5: Dauerstress

Auch chronischer Stress kann Entzündungen hervorrufen[26] – ein Grund mehr, regelmäßig bewusst zu entspannen. Ich habe dieses Thema bereits angesprochen und werde im Kapitel »Schritt 7: Zur Ruhe kommen« näher darauf eingehen. Dort erfahren Sie auch, wie chronischer Stress und die entsprechend hohe Kortisolausschüttung die Insulinmenge und das Bauchfett steigern.

Entzündungsursache Nummer 6: Bewegungsmangel

Es erscheint schwer vorstellbar, dass passives Herumsitzen Entzündungen Vorschub leistet, aber dennoch ist es so. Bewegungsmangel ruft im Körper unterschwellige Entzündungen hervor, während regelmäßiges Körpertraining die Entzündungsbereitschaft deutlich eindämmt.[27] Deshalb spielt Bewegung bei der Behandlung von Diapositas eine so wichtige Rolle.

Entzündungsursache Nummer 7: Nährstoffdefizite

Studien ergaben, dass Entzündungen besonders leicht entstehen, wenn einem Menschen wichtige Nährstoffe wie Vitamin D, Omega-3-Fettsäuren und Antioxidantien fehlen. Schon die Einnahme eines Multivitamin- und Multimineralpräparats kann die Entzündungsbereitschaft ebenso wirksam dämpfen wie Statine, ist jedoch deutlich kostengünstiger und mit weniger unerwünschten Wirkungen behaftet.[28] In Teil IV wird erläutert, worauf Sie bei der Wahl der Nährstoffe gegen Entzündungen und Diapositas achten sollten.

Um Diapositas und praktisch alle sonstigen Gesundheitsprobleme anzugehen, sollten Sie unbedingt alle diese Entzündungsquellen überprüfen und im Zweifelsfall ausräumen. Zweifellos sind Entzündungen einer der wichtigsten Wegbereiter für Krankheit. Wer gesund werden möchte, muss die Brandherde löschen.

5.

Schritt 4: Verdauung regulieren

Aktuelle Erkenntnisse lassen eine unerwartete Ursache für Stoffwechselprobleme und Diapositas ins Blickfeld rücken, nämlich eine ungünstige Darmflora. Im Laufe der letzten 10 000 Jahre hat sich unsere Ernährung drastisch verändert, und in den letzten 100 Jahren kamen durch die Industrialisierung erneut erhebliche Veränderungen hinzu. Unsere derzeitige stark verarbeitete Nahrung, die gleichzeitig zucker-, fettreich und faserarm ist, hat Auswirkungen auf die Bakterien, die den menschlichen Darm besiedeln. Die veränderte Darmflora wird mittlerweile mit Gewichtszunahme und Diabetes in Verbindung gebracht.[1] Denn auch viele andere Bestandteile des Fortschritts – ob Antibiotika, Säureblocker, entzündungshemmende Medikamente, Azetylsalizylsäure, Steroide, antibiotikahaltige tierische Produkte, chronischer Stress oder Kaiserschnittgeburten – schaden dem Darm, verändern die Darmflora und führen zu einer erhöhten Entzündungsneigung.

Die Darmflora und der dicke Bauch: Patientengeschichte

Jennifer war Flugbegleiterin, 41 Jahre alt und hatte seit Jahren mit Gewichtsproblemen, Blähungen, Diarrhö, Sodbrennen, Depressionen, Müdigkeit, PMS-Beschwerden und unregelmäßigen Menstruationen zu kämpfen. In der Schule war sie mit 54 Kilo noch schlank gewesen, doch mit der Zeit war ihr Umfang auf 97 Kilo angewachsen. Das meiste davon saß um die Körpermitte. Jennifer hatte zahlreiche Diäten hinter sich, die sie jedoch nie dauerhaft durchgehalten hatte. Inzwischen hatte sie kapituliert und ernährte sich von Pizza, Eis und massenweise Süßstoff.

Unsere Tests ergaben nicht nur hohe Werte des entzündlichen CRP (7,2 statt unter 1), sondern auch Hinweise auf eine gestörte Verdauung. Ihr Dünndarm war stark mit Bakterien besiedelt (normalerweise leben nur wenige Bakterien im Dünndarm), so dass der Zucker und die Kohlenhydrate, die sie zu sich nahm, sofort vergoren wurden. Ihre Blähungen stammten somit von den Gasen, die diese unerwünschten Bakterien beim Verzehr von Stärke erzeugten. In Jennifers Stuhl ließen sich praktisch keine gesunden Bakterien nachweisen. Außerdem reagierte Jennifers Körper empfindlich auf Milchprodukte, Gluten und Ei. Dieser Befund liegt häufig vor, wenn der Dünndarm von Bakterien besiedelt ist, welche die Darmwand schädigen. Dann können unvollständig verdaute Nahrungspartikel die Darmwand durchdringen und eine Antikörperreaktion erzeugen. Das Zusammenspiel von Jennifers Darmbakterien und Nahrungsmittelallergenen führte auf diese Weise zu Entzündungen und Gewichtszunahme.

Wir behandelten ihre Adipositas und ihren Prädiabetes mit nicht resorbierbaren Antibiotika, die erst einmal die schädlichen Darmbakterien abtöteten. Danach durfte die durchlässige Darmschleimhaut heilen, indem Jennifer ihre Säureblocker und die Nahrungsmittel wegließ, auf die sie empfindlich reagierte. Stattdessen erhielt sie Enzyme, Probiotika, Fischöl und Zink. Auf diese Weise verschwanden nicht nur Reflux, Blähungen, Heißhunger und PMS-Beschwerden, sondern auch ihr C-reaktives Protein normalisierte sich. Ihr Darm heilte, die Entzündungen flauten ab, und nebenbei nahm Jennifer 30 Kilo ab.

Ist Ihr Darm an Ihrer Diapositas beteiligt? Die nachfolgende Checkliste hilft Ihnen, diese Frage zu klären. Denken Sie daran, den Test einmal vor Beginn des Programms durchzuführen und dann nach sechs Wochen noch einmal. So können Sie die »Vorher-Nachher«-Veränderungen besser nachvollziehen. Je nach Ergebnis benötigen Sie vielleicht zusätzliche Unterstützung; die Einzelheiten erfahren Sie im Kapitel »Individuelle Maßnahmen« (Woche 6).

Die Verdauungs-Checkliste
Unsere Verdauung spiegelt unseren allgemeinen Gesundheitszustand, und Darmprobleme werden zunehmend mit Gewichtszunahme und Fettleibigkeit in Verbindung gebracht. Der folgende Test wird Ihnen helfen, unerkannten Darmproblemen auf die Spur zu kommen. Setzen Sie für jedes Symptom, das Sie im letzten Monat an sich beobachtet haben, einen Haken in die Spalte »Vorher«. Danach prüfen Sie die Gesamtpunktzahl in der Auswertung. Nach dem Sechs-Wochen-Programm wiederholen Sie den Test bitte und setzen Ihr Häkchen in die »Nachher«-Spalte. So können Sie erkennen, was sich verbessert hat.

	Vorher	Nachher
Ich bekomme leicht Sodbrennen.		
Ich verwende regelmäßig Antazida (Säureblocker).		
Unmittelbar nach dem Essen habe ich ein Völlegefühl, muss aufstoßen, habe Blähungen oder bekomme Sodbrennen.		

Schritt 4: Verdauung regulieren

	Vorher	Nachher
Von Brot, Stärke oder Zucker bekomme ich Blähungen.		
Ich habe chronische Hefepilz- oder andere Pilzinfektionen (Pilzbesiedelung im Leistenbereich, in der Hodengegend oder in der Vagina, Fußpilz, Nagelpilz).		
Ich habe häufig Bauchschmerzen.		
Nach dem Essen werde ich müde.		
Ich habe häufig Durchfall.		
Ich habe seltener als ein- bis zweimal täglich Stuhlgang.		
Mein Stuhl ist fettig, voluminös, formlos oder übelriechend.		
Manchmal bemerke ich unverdaute Nahrungsreste in meinem Stuhl.		
Auf bestimmte Lebensmittel reagiere ich allergisch oder vertrage sie schlecht.		
Ich habe eine weiß belegte Zunge (Kandidose, Soor).		
Ich habe Zahnfleischbluten oder eine Zahnfleischentzündung (Gingivitis).		
Ich habe einen landkartenähnlichen Ausschlag auf der Zunge, der auf eine Lebensmittelallergie oder Hefepilzbesiedelung hindeutet.		
Ich habe Aphthen auf der Zunge.		
Ich bekomme häufig Herpesausschlag.		
Ich trinke mehr als drei Gläser Alkohol pro Woche.		
Ich habe Heißhunger auf Süßigkeiten und Brot.		
Mein Leben verläuft sehr stressreich.		

	Vorher	Nachher
Ich nahm oder nehme nicht steroidale Entzündungshemmer (zum Beispiel Ibuprofen) oder andere entzündungshemmende Mittel.		
Ich nehme häufig Antibiotika oder habe diese in der Vergangenheit häufig verwendet (öfter als ein- bis zweimal in drei Jahren).		
Ich nehme Prednison oder andere Steroide oder habe sie genommen.		
Ich nehme die Pille oder Hormonersatzpräparate oder habe sie genommen.		
Wenn ich Ergänzungsmittel verwende, wird mir übel.		
Mein Anus juckt häufig.		
Ich habe oder hatte die folgenden Erkrankungen oder Beschwerden (jeweils 1 Punkt): • Akne im Erwachsenenalter • Chronischer Nesselausschlag • Ekzem • Rosazea • Psoriasis (Schuppenflechte) • Chronische Müdigkeit • Chronische Autoimmunerkrankung(en) • Autismus • ADHS (Aufmerksamkeitsdefizit mit Hyperaktivität) • Fibromyalgie • Entzündliche Darmerkrankung • Reizdarm • Zöliakie/Sprue (Glutenallergie)		
Gesamtpunktzahl		

Schritt 4: Verdauung regulieren

Punkte	Auswertung	Maßnahme	Weitere Schritte
0 bis 8	Sie könnten leichte Darmprobleme haben.	Sechs-Wochen-Programm	Keine Personalisierung erforderlich.
4 bis 7	Sie könnten gewisse Darmprobleme haben.	Selbstbehandlung	Führen Sie das Sechs-Wochen-Programm durch und optimieren Sie Ihre Darmfunktion anhand der Schritte im Kapitel »Individuelle Maßnahmen« (Woche 6).
ab 8	Sie könnten ausgeprägte Darmprobleme haben.	Gehen Sie zum Arzt.	Führen Sie beide oben genannten Schritte durch. Wenn es Ihnen nicht spätestens nach dem Sechs-Wochen-Programm besser geht, sprechen Sie mit Ihrem Arzt.

Falls Sie festgestellt haben, dass Ihr Darm nicht richtig funktioniert, sind Sie damit keineswegs allein. Darmprobleme zählen zu den häufigsten Anlässen für einen Arztbesuch. Nicht umsonst zählen Säureblocker und Mittel gegen Reflux zu den Verkaufsschlagern in der Apotheke. Das Reizdarmsyndrom betrifft 15 Prozent der Bevölkerung, doch wirksame Medikamente dagegen gibt es nicht. Entzündliche Darmerkrankungen wie Colitis ulcerosa oder Morbus Crohn sind auf dem Vormarsch. All das zeigt an, wie schlecht es um unser Verdauungssystem bestellt ist. Wenn Sie Ihren Körper wieder ins Gleichgewicht bringen, verschwinden nicht nur die Verdauungsprobleme, sondern auch Ihre Diapositasneigung geht zurück. In Teil IV erfahren Sie, wie Sie Ihren Bauch unterstützen können.

Das »Mikrobiom«:
Wie Darmbakterien dick machen

Stellen Sie sich Ihren Darm als ein großes Ökosystem mit 500 verschiedenen Bakterienarten vor, die insgesamt mehr als ein Kilo Ihres Körpergewichts ausmachen. In dieser Masse leben über 100 Billionen Bakterien, deren gemeinsame DNA die menschliche Erbinformation im Körper um das Hundertfache übersteigt. Der Mensch ist den Bakterien zahlenmäßig demnach weit unterlegen! Die Bakterien steuern unsere Verdauung, unseren Stoffwechsel, die Entzündungsbereitschaft und das Risiko für Darmkrebs und andere Krebsarten. Sie erzeugen nicht nur Vitamine und hilfreiche Nährstoffe, sondern auch Moleküle, die den Körper und dessen Ökosystem durch Symbiose erhalten.

Das menschliche »Mikrobiom«, also das Zusammenspiel von Mikroben und deren Genen innerhalb des menschlichen Darms und dessen Auswirkungen auf Gewicht und Gesundheit, eröffnet Forschern ein völlig neues Betätigungsfeld.[2] Offenbar hängt unser Gewicht weit mehr davon ab, was unsere Bakterien verzehren, als von dem, was *wir* essen. Eine bemerkenswerte Untersuchung ergab, dass Mäuse mit einem sterilisierten – also *bakterienfreien* – Verdauungstrakt 42 Prozent weniger Körperfett hatten, obwohl sie 29 Prozent mehr Kalorien zu sich nahmen als ihre Artgenossen in der Kontrollgruppe.[3] Als man den Mäusen wieder normale Bakterien in den Darm einimpfte, stiegen Körperfett und Insulinresistenz *ohne* vermehrte Nahrungsaufnahme oder weniger Bewegung um 57 Prozent an. Damit fällt die These, dass Gewichtsabbau nur eine Frage von Kalorienzufuhr und Kalorienverbrauch ist, in sich zusammen.

Schritt 4: Verdauung regulieren

Darmbakterien leben von der Nahrung, die wir ihnen zur Verfügung stellen. Vollwertige, frische Lebensmittel lassen die erwünschten Bakterien gedeihen. Nährstoffarmes Junkfood hingegen lässt schädliche Darmbewohner wuchern, und die wiederum erzeugen unverträgliche Abfallprodukte. Die natürliche Symbiose – ein Miteinander, von dem sowohl der Mensch als auch seine Darmbakterien profitieren – wird durch eine *Dysbiose* ersetzt: eine schädliche Wechselwirkung zwischen Darmflora und Wirt, welche die Darmschleimhaut schädigt und die Darmwand durchlässig macht. Dann können unvollständig verdaute Nahrungspartikel und Bakteriengifte durch das »Leck« im Darm in Bereiche gelangen, wo sie eine Autoimmunreaktion gegen solche Fremdproteine auslösen.

Solche Entzündungsreaktionen schaden wiederum dem Stoffwechsel, beeinflussen die Appetitregulierung über das Gehirn und begünstigen Insulinresistenz und Gewichtszunahme. Probiotika-Präparate (mit »guten« Bakterien) können zur Qualität des Ökosystems Darm beitragen und damit auch den Gewichtsabbau unterstützen.

Auf welche Weise unerwünschte Bakterien im Darm Giftstoffe erzeugen, wurde in einer Studie beschrieben, die 2007 im *Diabetes Journal* erschien.[4] Darin wird geschildert, wie die Toxinproduktion durch schädliche Darmbakterien, die sogenannte *metabolische Endotoxämie,* Übergewicht und Insulinresistenz in Gang bringt und nährt. Die Ergebnisse waren erschütternd.

Bei Ratten, die eine fettreiche, faserarme Ernährung erhielten, nahmen die schädlichen Bakterien bald überhand und gaben bakterielle Gifte, die *Lipopolysaccharide (LPS),* ab, welche über die Blutgefäße im Darm mit Immunzellen in Kontakt kamen, den weißen

Blutkörperchen (Lymphozyten). Auf die Reizung durch Bakteriengifte reagieren die weißen Blutkörperchen mit der Erzeugung eines Entzündungsmoleküls mit dem Namen *Tumor-Nekrose-Faktor-alpha (TNF-α)*. Dieses Molekül setzt dann seinerseits eine gut bekannte Entzündungskette in Gang, die Insulinresistenz auslöst. Wie es weitergeht, wissen Sie bereits. Das bedeutet: Eine ungünstige Darmflora fördert Entzündungen und macht dick.

Bereits der Verzehr hochwertiger Nahrung – frisch, unverfälscht, faserreich – kann Entzündungen und den daraus folgenden Gewichtszuwachs entscheidend bremsen, weil wir so eine gesunde Darmflora unterstützen. Die Zufuhr erwünschter Bakterien wie *Lactobacillus, Bifido*-Keime und die gesunde Variante der *E.-coli*-Bakterien lässt Entzündungen abklingen und kann helfen, unerwünschte Pfunde loszuwerden. Wenn das nicht reicht, ist vielleicht eine Stuhluntersuchung erforderlich. Bei den meisten Menschen jedoch genügt das vierschrittige Darmprogramm der funktionellen Medizin: Unerwünschte Bakterien abtöten und Medikamente und Lebensmittelallergene weglassen; die nötigen Enzyme, Fasern und Präbiotika zuführen; erwünschte Bakterien oder Probiotika einnehmen und schließlich die Darmwand mit Omega-3-Fetten, Zink, Glutamin, Quercetin und anderen heilenden Nährstoffen reparieren. Wie das im Einzelnen abläuft, erkläre ich in Teil IV genauer.

6.
Schritt 5: Gifte ausscheiden

Erst in den letzten Jahren gelang der unerwartete wissenschaftliche Nachweis, dass Umweltgifte dick machen und Diabetes erzeugen. Eigentlich wäre diese Erkenntnis schlagzeilenverdächtig, aber leider gibt es bisher keine Medikamente dagegen. Deshalb konzentriert sich die Berichterstattung lieber auf Lebensweise, Energiezufuhr und Energieverbrauch sowie auf die geeignete Medikation. Dennoch trägt noch ein weiterer Faktor zu Diabetes bei. Schadstoffe aus der Umwelt beeinträchtigen den Blutzucker- und Fettstoffwechsel und verursachen Insulinresistenz.[1]

Dick durch Gift: Patientengeschichte

Vicky lebte überaus gesund, schleppte aber dennoch hartnäckige 18 Kilo Übergewicht mit sich herum. Sie ernährte sich von faserreichen, vollwertigen, zuckerarmen Bioprodukten und hatte eine große Vorliebe für Thunfisch (Vorsicht: Quecksilber). Vicky war Fitnesstrainerin und trieb jeden Tag 90 Minuten Sport. Neben ihrem Gewichtsproblem hatte sie auch starke Beschwerden vor der Menstruation (PMS) und Blähungen im Oberbauch, war müde und leicht depressiv. An ihrer Lebensweise konnte das nicht liegen.

Wenn ich einem Patienten nicht auf Anhieb weiterhelfen kann oder alle anderen Ansätze ausgeschöpft sind, beziehe ich ein, dass Stoffwechselprobleme, Fettleibigkeit und Insulinresistenz auch auf

Umweltfaktoren zurückgehen können. Auch Giftstoffe können die Hormonregulierung stören und stehen insbesondere mit Frauenbeschwerden in Verbindung.

Deshalb überprüften wir Vickys Schwermetallstatus und fanden dabei eine Quecksilberbelastung, die den aktuellen Grenzwert um das 25-Fache überstieg.* Der Stoffwechsel wird dabei bereits bei sehr geringen Mengen beeinträchtigt. Nachdem wir das Problem erkannt hatten, begannen wir mit einer ganz allmählichen Entgiftung, die das körpereigene Entgiftungssystem nutzte. Vicky erhielt Schwefelmoleküle wie N-Acetylcystein (für die Erzeugung von Glutathion, der wichtigsten Entgiftungssubstanz im Körper), methylbindende B-Vitamine (B_6, Folat, B_{12}), Brokkoli und anderen Kohl sowie entgiftende Mineralien wie Zink und Selen. Außerdem ging sie in die Sauna, was nicht nur die Ausscheidung von Schwermetallen und anderen Giften unterstützt, sondern auch den Gewichtsabbau. Wir verordneten Vicky auch die Einnahme von DMSA, einer Chelatsubstanz. Während ihre Quecksilberbelastung sich allmählich dem Normbereich annäherte, nahm sie 16 Kilo ab, und auch alle übrigen Symptome (PMS, Müdigkeit, Niedergeschlagenheit, Blähungen) verschwanden.

---

* Welche Tests zur Metallermittlung sinnvoll sind, wird kontrovers diskutiert. Viele Ärzte berücksichtigen lediglich die Blutwerte, können damit aber nur eine relativ aktuelle Belastung nachweisen, die meist auf den Verzehr quecksilberhaltigen Fischs zurückgeht. Eine Haaranalyse gibt nur Auskunft über die Quecksilberaufnahme aus Fischmahlzeiten in den letzten Monaten. Ein einmaliger Urintest zeigt an, ob jemand aktuell am Arbeitsplatz oder zu Hause Umweltgiften ausgesetzt ist. Deshalb führen wir einen Provokationstest durch, bei dem ein Chelat Quecksilber aus Blut und Gewebe entzieht und in den Urin ausleitet. So erhält man einen besseren Eindruck von der Gesamtbelastung des Körpers mit Metallen.

Schritt 5: Gifte ausscheiden

Wenn Sie mit Ihrem Gewicht und mit Diabetes kämpfen, obwohl Sie sich ausgezeichnet ernähren und viel Sport treiben, könnte dies an Umweltgiften liegen, die Ihren Stoffwechsel irritieren.

Mit dem nachfolgenden Test können Sie herausfinden, ob bei Ihnen eventuell eine Belastung durch Umweltgifte vorliegt. Denken Sie daran, den Test einmal vor Beginn des Programms und dann noch einmal nach den sechs Wochen durchzuführen, damit Sie die »Vorher-Nachher«-Veränderungen nachvollziehen können. Je nach Ergebnis brauchen Sie möglicherweise zusätzliche Unterstützung. Einzelheiten dazu erfahren Sie im Kapitel »Individuelle Maßnahmen« (Woche 6).

Die Umwelt-Checkliste

Bei gesundheitlichen Problemen denkt man meist nicht auf Anhieb an Umweltgifte. Der folgende Test wird Ihnen helfen, einer unerkannten Toxinbelastung auf die Spur zu kommen. Setzen Sie für jedes Symptom, das Sie im letzten Monat an sich beobachtet haben, einen Haken in die Spalte »Vorher«. Danach prüfen Sie die Gesamtpunktzahl in der Auswertung. Nach dem Sechs-Wochen-Programm wiederholen Sie den Test bitte und setzen Ihr Häkchen in die »Nachher«-Spalte. So können Sie erkennen, was sich verbessert hat.

	Vorher	Nachher
Ich scheide nur wenige Male am Tag wenig dunklen, übel riechenden Harn aus.		
Ich habe nur jeden zweiten Tag oder noch seltener Stuhlgang.		
Ich habe täglich oder jeden zweiten Tag harten Stuhl, der schwer auszuscheiden ist.		

In sieben Schritten zum Sieg über Diapositas

	Vorher	Nachher
Ich gerate praktisch nie richtig ins Schwitzen.		
Ich habe eines oder mehrere der folgenden Symptome (1 Punkt pro Symptom): ▪ Konzentrations- und Gedächtnisprobleme ▪ Kopfschmerzen ▪ Müdigkeit ▪ Muskelschmerzen		
Meine Kleider gebe ich meistens in die Reinigung.		
Ich trinke Wasser aus Kunststoffflaschen, ungefiltertes Leitungswasser oder Brunnenwasser.		
Ich lasse Ungeziefer im Haus oder in der Wohnung vom Kammerjäger beseitigen und/oder verwende entsprechende Chemikalien in Haus und Garten.		
Ich lebe oder arbeite in einem abgeschlossenen Gebäude mit schlechter Belüftung oder Fenstern, die sich nicht öffnen lassen.		
Ich wohne in einer Großstadt oder in einem Industriegebiet.		
Ich esse öfter als einmal pro Woche Schwertfisch, Thunfisch, Hai oder andere große Fische.		
Ich habe mehr als zwei Amalgamfüllungen in den Zähnen.		
Ich reagiere empfindlich auf eines oder mehrere der folgenden Dinge (insgesamt nur 1 Punkt vergeben, auch wenn mehrere zutreffen): ▪ Parfüms ▪ Seifen ▪ Benzin- oder Dieseldämpfe ▪ Gerüche in neuen Autos		

	Vorher	Nachher
- Tabakrauch - Gechlortes Wasser - Putzmittel - Mittel aus der chemischen Reinigung - Stoffballen im Laden - Haarspray - Sonstige starke Gerüche		
Wenn ich Koffein trinke, reagiere ich mit Angst, Herzklopfen, Schwitzen oder Benommenheit. Ich fühle mich aufgeputscht und habe mehr Muskel- und Gelenkschmerzen.		
Ich reagiere empfindlich auf Lebensmittel mit Natriumglutamat, Sulfiten (zum Beispiel in Wein oder Trockenfrüchten), Natriumbenzoat (Konservierungsstoff), Rotwein, Käse, Bananen, Schokolade, bereits kleine Mengen Alkohol, Knoblauch oder Zwiebeln.		
Ich nehme regelmäßig die folgenden Substanzen oder Medikamente ein (insgesamt nur 1 Punkt vergeben, auch wenn mehrere zutreffen): - Paracetamol - Ibuprofen oder Naproxen - Säureblocker - Medikamente gegen Darmentzündungen, Morbus Crohn, wiederkehrende Kopfschmerzen, allergische Symptome, Übelkeit, Durchfall oder Verdauungsstörungen - Hormonpräparate in Form von Pillen, Pflastern oder Cremes (Antibabypille, Östrogen, Progesteron, Prostatamedikamente)		

	Vorher	Nachher
Ich hatte eine Gelbsucht oder habe das Gilbert-Syndrom (Morbus Meulengracht, erhöhte Mengen Bilirubin).		
Ich hatte eine der folgenden Erkrankungen (insgesamt nur 1 Punkt vergeben, auch wenn mehrere zutreffen): • Brustkrebs • Lungenkrebs infolge von Rauchen • Eine andere Krebserkrankung • Nahrungsmittelallergien oder -unverträglichkeiten • Prostataprobleme		
In meiner Familie gibt es Fälle von Parkinson, Alzheimer, ALS (amyotrophe Lateralsklerose), multipler Sklerose oder anderen degenerativen Nervenerkrankungen.		
Ich lasse mich regelmäßig gegen Grippe impfen (der Impfstoff kann Quecksilber oder Thiomersal enthalten).		
Ich habe Fibromyalgie oder ein chronisches Müdigkeitssyndrom.		
Gesamtpunktzahl		

Punkte	Auswertung	Maßnahme	Weitere Schritte
0 bis 6	Bei Ihnen könnte eine gewisse Toxinbelastung vorliegen.	Sechs-Wochen-Programm	Keine Personalisierung erforderlich.
7 bis 9	Bei Ihnen könnte eine mittelgradige Toxinbelastung vorliegen.	Selbstbehandlung	Führen Sie das Sechs-Wochen-Programm durch und optimieren Sie Ihr Ergebnis anhand der Schritte im Kapitel »Individuelle Maßnahmen« (Woche 6).
ab 10	Bei Ihnen könnte eine ausgeprägte Toxinbelastung vorliegen.	Gehen Sie zum Arzt.	Führen Sie beide oben genannten Schritte durch. Wenn es Ihnen nicht spätestens nach dem Sechs-Wochen-Programm besser geht, sprechen Sie mit Ihrem Arzt.

Die Verbindung zwischen Umweltgiften und Diapositas: Was dicke Babys mit dicken Ratten gemeinsam haben

Das jüngste Beispiel von Fettleibigkeit durch Toxinbelastung bietet der zunehmende Anteil dicker Säuglinge. 2006 stellten Wissenschaftler des Harvardinstituts für Öffentliche Gesundheit fest, dass inzwischen 73 Prozent mehr auffällig dicke Säuglinge zu verzeichnen sind als noch 1980. Das hat nichts mit Bewegungsmangel oder Ernährung zu tun – schließlich bekommen Kinder in diesem Alter in der Regel nur Muttermilch oder Säuglingsnahrung. Sie betteln weder um Schokolade noch um Kekse, und auch Fernsehen oder Computerspiele scheiden als Verursacher aus. Woher also kommen die kleinen Dickerchen? Eine mögliche Ursache könnte die Umweltbelastung ihrer kleinen Körper sein. Das Gift macht unsere Kinder dick.

Bei einem Neugeborenen lassen sich im Durchschnitt 287 Chemikalien im Nabelschnurblut nachweisen, von denen 217 als Nervengifte eingestuft werden, weil sie die Nerven oder aber Nervenzellen schädigen. Schon vor ihrer Geburt sind diese Kinder unter anderem Pestiziden, Weichmachern, Bisphenol A, Flammschutzmitteln und Schwermetallen wie Quecksilber, Blei und Arsen ausgesetzt.[2] Diese Stoffe haben zahlreiche negative Auswirkungen auf die biologischen Vorgänge im menschlichen Körper. Beispielsweise schädigen sie das Nervensystem und erhöhen das Krebsrisiko. Mittlerweile hat sich gezeigt, dass sie auch zu Fettleibigkeit beitragen.

Eine amerikanische Studie, die im Ärztejournal *JAMA* veröffentlicht wurde, ergab, dass der Kunststoff Bisphenol A, mit dem zum Beispiel Wasserflaschen und Suppendosen beschichtet werden, das individuelle Risiko für Diabetes, Herzerkrankungen und eine gestörte Leberfunktion oder Fettleber infolge von Insulinresistenz erhöht.[3]

Eine staatliche Erhebung zu Gesundheit und Ernährung aus den Jahren 1999 bis 2002 ermittelte auffällige Zusammenhänge zwischen Diabetes und der Menge sechs häufiger, langlebiger organischer Schadstoffe im Blut. Dabei handelte es sich um polychlorierte Dibenzo-p-Dioxine (PCDD), polychlorierte Dibenzofurane (PCDF, ebenfalls aus der Gruppe der Dioxine), polychlorierte Biphenyle (PCB, Weichmacher, seit 2001 weltweit verboten),

Schritt 5: Gifte ausscheiden

Hexachlorbenzol (HCB; in Deutschland seit 1981 als Pflanzenschutzmittel nicht mehr zugelassen) und zwei organische Chlorverbindungen, die zur Schädlingsbekämpfung verwendet werden.[4] Diejenigen Teilnehmer mit der höchsten Schadstoffbelastung im Blut hatten auch ein drastisch höheres Diabetesrisiko. Das ist kein bloßer Zufall. Experimentelle Studien belegen, dass eine unmittelbare Toxinbelastung Fettleibigkeit bewirken kann – unabhängig von Kalorienzufuhr und Bewegung.

Einer aktuellen Studie im *JAMA* zufolge erhöht auch Arsenbelastung das Diabetesrisiko.[5]

Untersuchungen der Vietnamveteranen aus der Air Force ermittelten bei den Soldaten, die dem Dioxin Agent Orange ausgesetzt waren, ein deutlich höheres Diabetesrisiko.[6]

Dieses neu entdeckte Phänomen der *Obesogene,* also Toxine, die Adipositas hervorrufen, wurde mittlerweile auf einer eigens dazu veranstalteten Konferenz der maßgeblichen amerikanischen Umwelt- und Gesundheitsbehörden und Wissenschaftler gründlich beleuchtet.

Die alte Vorstellung, dass Gewichtszunahme einfach nur eine Frage von Kalorienzufuhr und Kalorienverbrauch ist, löst sich allmählich auf, seit neue Ergebnisse belegen, dass man auch bei maßvollem Essen dick werden kann. In einem Versuch zeigte sich beispielsweise, dass Ratten, die giftige Chemikalien erhielten, Gewicht und Fett zulegten, *ohne* dass sie mehr Kalorien aufnahmen oder sich weniger bewegten. Nach sechs Monaten waren diese Ratten 20 Prozent schwerer und hatten 36 Prozent mehr Körperfett als die Vergleichsgruppe, die keinen Chemikalien ausgesetzt wurde.[7]

Merken Sie sich daher: Bei entsprechender Giftbelastung kann man zunehmen, ohne mehr zu essen oder sich weniger zu bewegen.

Toxine stören und drosseln den Stoffwechsel und tragen damit zu Gewichtzunahme und Diabetes bei. 2007 habe ich eine Untersuchung zu den biologischen Zusammenhängen zwischen Toxinen und Adipositas und den Möglichkeiten der funktionellen Medizin veröffentlicht.[8] Zu den Schlüsselmechanismen für die Entstehung von Insulinresistenz und Diapositas zählt der Umstand, dass Toxine die Funktion wichtiger Rezeptoren auf dem Zellkern blockieren. Diese Rezeptoren tragen den Namen *Peroxisom-Proliferator-aktivierte Rezeptoren (PPARs)* und werden für die reibungslose Insulinfunktion und Blutzuckerregulierung gebraucht.[9] Mittels neuer Verfahren zur Gen- und Stoffwechselanalyse lässt sich heute nachweisen, dass Toxine in der Tat Blutzucker und Cholesterin erhöhen, zur Entstehung einer Fettleber beitragen und die Schilddrüsenfunktion einschränken.[10] Sie können auch den Appetit erhöhen und die Hungerregulierung im Gehirn irritieren. Diese Erkenntnisse sind nicht mehr von der Hand zu weisen. Umweltgifte machen dick und müssen daher bei der Diapositasbehandlung berücksichtigt werden.

Wie Sie Ihr körpereigenes Entgiftungssystem anregen und Ihre Umgebung wie auch Ihren Körper von Giften befreien, erfahren Sie in Teil IV.

7.
Schritt 6: Stoffwechsel ankurbeln

Zu den spannendsten Erkenntnissen der jüngsten Zeit zählt die Entdeckung, wie Stoffwechselveränderungen das persönliche Diapositasrisiko beeinflussen. Unser Stoffwechsel verwandelt Kalorien und Sauerstoff in die Energie, die jede einzelne Zelle im Körper antreibt. Die Kraftwerke, die diese Aufgabe in der Zelle übernehmen, sind die *Mitochondrien*.

Was aber sind diese Mitochondrien, und was haben sie damit zu tun, dass wir mehr Energie haben, abnehmen, Diapositas abbauen und gesunde 120 Jahre alt werden können?

Alles!

In jeder Zelle sitzen Hunderte oder gar Tausende dieser kleinen Energieerzeuger. In aktivem Gewebe und Organen wie Herz, Gehirn und Muskeln gibt es mehr davon. Der Stoffwechsel wandelt den Sauerstoff, den wir atmen, und die Nahrung, die wir essen, in Energie um, den Treibstoff unseres Lebens.

Wenn die Mitochondrien nicht richtig arbeiten, leiden wir unter Energiemangel jeglicher Art: Müdigkeit, trägem Stoffwechsel, Gewichtszunahme, Gedächtnisproblemen, Schmerzen, beschleunigter Alterung und vielem mehr. Dabei existieren viele Faktoren, die den Stoffwechsel beeinträchtigen oder sogar zum Erliegen bringen können.

Wir haben über 100 000 Billionen dieser winzigen Kraftwerke im Körper, und jedes von ihnen besitzt 17 000 »Förderbänder« zur Herstellung von ATP, dem Energieträger des Körpers. Dabei verbrauchen diese Winzlinge über 90 Prozent des Sauerstoffs, den wir einatmen. In den Herzzellen nehmen sie bis zu 40 Prozent des vorhandenen Raums ein. Und leider reagieren sie sehr empfindlich auf zu viel Zucker und industriell gefertigte Nahrung, Umweltgifte und alles, was Entzündungen fördert.

Bei Menschen mit Diapositas funktioniert die Energieverwertung in den Mitochondrien weniger gut als bei gesunden Menschen.[1] Überraschenderweise sind selbst die Mitochondrien von schlanken und ansonsten gesunden Verwandten ersten Grades von Diabetikern zu 50 Prozent weniger aktiv als die von Menschen, in deren Familie Diabetes nicht auftritt. Damit haben selbst diese schlanken Menschen ein deutlich erhöhtes Risiko, irgendwann einmal an Diabetes zu erkranken.[2] Eine Schädigung der Mitochondrien beruht häufig auf *oxidativem Stress*. Das ist der Vorgang, der das Auto rosten und den aufgeschnittenen Apfel an der Luft braun werden lässt. Dasselbe Prinzip lässt auch unser Inneres schrumpeln.

Zum Glück können wir die Mitochondrienfunktion auch zum Guten beeinflussen, die Energieerzeugung ankurbeln und oxidativen Stress mindern. Das Beste daran ist, dass genau diese Maßnahmen zugleich Diapositas und Insulinresistenz entgegenwirken.

Träge Mitochondrien: Patientengeschichte
Meine Patientin Jane war 55 Jahre alt, litt an Prädiabetes und hatte Schwierigkeiten mit ihrem Gewicht und ihrem Blutzucker. Obwohl sie sich gut ernährte und regelmäßig Sport trieb, kam sie irgendwie nicht weiter. Deshalb testeten wir ihren Urin auf orga-

nische Säuren, eine Alternative zum Standardtest des Sauerstoffverbrauchs (VO$_2$ max).

Als wir die einzelnen Schritte in Janes Kohlenhydrat- und Fettstoffwechsel unter die Lupe nahmen, entdeckten wir verschiedene Blockaden. Sie benötigte mehr Carnitin, Alphaliponsäure und Coenzym Q10. Nach einer mehrmonatigen Kur mit Aminosäuren und Nährstoffen für die Mitochondrienfunktion wiederholten wir die Tests und stellten fest, dass ihr Stoffwechsel inzwischen bedeutend besser funktionierte. Ganz nebenbei nahm sie zehn Kilo ab, hatte mehr Energie und einen normalen Blutzucker.

In meiner Praxis überprüfe ich gerne jeden einzelnen Schritt im Stoffwechsel, um zu prüfen, ob einer davon blockiert oder verlangsamt ist. Denn je nachdem sind unterschiedliche Unterstützungsmaßnahmen wie Vitamine, Mineralstoffe oder Aminosäuren erforderlich, welche die Mitochondrien für den Transport und die Verbrennung von Kalorien benötigen. Besonders wichtige Nährstoffe sind Carnitin, Alphaliponsäure, Coenzym Q10, die B-Vitamine (besonders Vitamin B$_2$ [Riboflavin] und Vitamin B$_3$ [Niacin]) sowie bestimmte essenzielle Aminosäuren (BCAAs).

Wenn Sie wissen möchten, wie gut Ihr Stoffwechsel funktioniert und ob Sie vielleicht bereits »Rost ansetzen«, sollten Sie die nachfolgenden Tests durchführen. Sie geben Hinweise zur Leistungsfähigkeit Ihrer Mitochondrien und zu Ihrer Belastung durch oxidativen Stress. Führen Sie den Test einmal vor Beginn des Programms und dann noch einmal nach sechs Wochen durch, damit Sie die »Vorher-Nachher«-Veränderungen nachvollziehen können. Je nach Ergebnis benötigen Sie vielleicht zusätzliche Unterstützung. Mehr dazu erfahren Sie im Kapitel »Individuelle Maßnahmen« (Woche 6).

Die Energiestoffwechsel-Checkliste

Es gibt tatsächlich so etwas wie einen trägen Stoffwechsel, der Nahrungskalorien ungern verbrennt. Anhand der folgenden Checklisten können Sie prüfen, wie stark Ihr Stoffwechsel geschädigt oder ausgebremst ist. Setzen Sie für jedes Symptom, das Sie im letzten Monat an sich beobachtet haben, einen Haken in die Spalte »Vorher«. Danach prüfen Sie die Gesamtpunktzahl in der Auswertung. Nach dem Sechs-Wochen-Programm wiederholen Sie den Test bitte und setzen Ihr Häkchen in die »Nachher«-Spalte. So können Sie erkennen, was sich verbessert hat.

	Vorher	Nachher
Ich leide unter chronischer oder hartnäckiger Erschöpfung.		
Für vieles, was ich gern tun würde, bin ich einfach zu müde.		
Meine Müdigkeit beeinträchtigt meine Arbeit, mein Familienleben oder mein Sozialleben.		
Ich wache morgens nicht frisch und munter auf.		
Ich habe Schwierigkeiten mit dem Einschlafen, dem Durchschlafen oder wache vorzeitig auf.		
Ich habe Muskelschmerzen oder -beschwerden.		
Ich habe Muskelschwäche.		
Ich habe wenig Ausdauer und bin nach einer Anstrengung unglaublich müde.		
Meine Konzentration und mein Gedächtnis haben nachgelassen.		
Ich bin reizbar und launisch.		

Schritt 6: Stoffwechsel ankurbeln

	Vorher	Nachher
Ich habe nach einem akuten Stressereignis, einer Infektion oder einem Trauma zugenommen und Diabetes bekommen.		
Ich esse häufig zu viel.		
Ich bin mit Pestiziden, ungefiltertem Wasser, chemisch belasteten Lebensmitteln oder anderen Umweltgiften in Berührung gekommen.		
Ich habe ein chronisches Müdigkeitssyndrom oder Fibromyalgie.		
Ich neige zu chronischen Infektionen.		
Ich stehe seit längerer Zeit unter Stress.		
Ich habe eine neurologische Erkrankung (Alzheimer, Parkinson, ALS usw.)		
Ich bin Autist oder habe ein Aufmerksamkeitsdefizit mit Hyperaktivität (ADHS).		
Ich leide unter Depressionen, einer bipolaren Störung oder Schizophrenie.		
Gesamtpunktzahl		

Punkte	Auswertung	Maßnahme	Weitere Schritte
0 bis 6	Es könnte ein leichter Energiemangel vorliegen.	Sechs-Wochen-Programm	Keine Personalisierung erforderlich.
7 bis 9	Es könnte ein mittelgradiger Energiemangel vorliegen.	Selbstbehandlung	Führen Sie das Sechs-Wochen-Programm durch und optimieren Sie Ihre Energie anhand der Schritte im Kapitel »Individuelle Maßnahmen« (Woche 6).

In sieben Schritten zum Sieg über Diapositas

Punkte	Auswertung	Maßnahme	Weitere Schritte
ab 10	Bei Ihnen könnte ein ausgeprägter Energiemangel vorliegen.	Gehen Sie zum Arzt.	Führen Sie beide oben genannten Schritte durch. Wenn es Ihnen nicht spätestens nach dem Sechs-Wochen-Programm besser geht, sprechen Sie mit Ihrem Arzt.

Die Checkliste zu oxidativem Stress
Freie Radikale oder oxidativer Stress können den Stoffwechsel ausbremsen und Gewichtszunahme, Diabetes und Alterung Vorschub leisten.

Mit dem folgenden Test können Sie herausfinden, ob Ihr Risiko für oxidativen Stress ungewöhnlich hoch ist. Setzen Sie für jedes Symptom, das Sie im letzten Monat an sich beobachtet haben, einen Haken in die Spalte »Vorher«. Danach prüfen Sie die Gesamtpunktzahl in der Auswertung. Nach dem Sechs-Wochen-Programm wiederholen Sie den Test bitte und setzen Ihr Häkchen in die »Nachher«-Spalte. So können Sie erkennen, was sich verbessert hat.

	Vorher	Nachher
Ich treibe nicht regelmäßig oder aber sehr viel Sport (mehr als 15 Stunden pro Woche).		
Ich habe Übergewicht (BMI über 25).		
Ich bin regelmäßig erschöpft.		
Ich schlafe nachts weniger als acht Stunden.		
Ich habe regelmäßig Schmerzen in tiefen Muskelschichten oder in den Gelenken.		

Schritt 6: Stoffwechsel ankurbeln

	Vorher	Nachher
Ich reagiere empfindlich auf Parfüm, Rauch oder andere Chemikalien oder Dämpfe.		
Ich bin zu Hause oder bei der Arbeit einer relativ hohen Umweltbelastung ausgesetzt (Umweltverschmutzung, Chemikalien und so weiter).		
Ich trinke mehr als drei Gläser Alkohol pro Woche.		
Ich rauche Zigaretten, Zigarren oder anderes.		
Bei der Arbeit oder zu Hause bin ich relativ oft zum Passivrauchen gezwungen.		
Ich verwende keine Sonnenschutzmittel, sonne mich gern oder gehe ins Solarium.		
Ich würde mein Leben als sehr stressig einstufen.		
Ich esse weniger als fünf Portionen kräftig gefärbtes Obst und Gemüse pro Tag.		
Ich esse häufig Frittiertes, Margarine oder viel tierisches Fett (Fleisch, Käse und so weiter).		
Ich esse öfter als zweimal pro Woche Weißmehlprodukte und Zucker.		
Ich bin chronisch erkältet und neige zu Aphthen, Herpes und anderen Infektionen.		
Ich nehme keine Antioxidantien oder Vitamine ein.		
Ich verwende frei verkäufliche Arzneimittel und/oder Genussmittel.		
Ich habe Gelenkentzündungen oder Allergien.		
Ich habe Diabetes oder bin herzkrank.		
Gesamtpunktzahl		

Punkte	Auswertung	Maßnahme	Weitere Schritte
0 bis 9	Es könnte eine leichte Belastung durch oxidativen Stress vorliegen.	Sechs-Wochen-Programm	Keine Personalisierung erforderlich.
ab 10	Es könnte eine ausgeprägte Belastung durch oxidativen Stress vorliegen.	Gehen Sie zum Arzt.	Führen Sie den oben genannten Schritt durch. Wenn es Ihnen nicht spätestens nach dem Sechs-Wochen-Programm besser geht, sprechen Sie mit Ihrem Arzt.

Das schadet den Mitochondrien

Unsere Mitochondrien reagieren ausgesprochen empfindlich insbesondere auf eine kalorien- und zuckerreiche Kost mit wenig Nährstoffen und Antioxidantien. Umweltgifte, Infektionen und alles, was Entzündungen hervorruft, können ihnen weiter zusetzen. All diese Faktoren erzeugen oxidativen Stress oder freie Radikale, die unsere Mitochondrien, die Zellen und das Gewebe schädigen. Wenn man oxidativem Stress nichts entgegensetzt, schaltet er Gene an, welche die Insulinresistenz und die Entzündungsbereitschaft erhöhen und die Mitochondrienfunktion und die Energieerzeugung im Körper drosseln.[3]

Freien Radikalen und oxidativem Stress begegnen Sie am besten mit einer vollwertigen Ernährung mit reichlich Nährstoffen und Antioxidantien, die Sie mit Ergänzungsmitteln wie Alphaliponsäure und anderen Substanzen für die Mitochondrienfunktion sowie einem gezielten Bewegungsprogramm kombinieren. Dabei handelt es sich um unverzichtbare Bestandteile zur Blutzuckerstabilisierung (siehe Teil IV).

Für Diabetiker und deren Verwandte ist Bewegung von besonderer Bedeutung, denn mit körperlicher Betätigung können wir eine angeborene Neigung zur eingeschränkten Mitochondrienfunktion ausgleichen. Ich empfehle ein regelmäßiges Krafttraining in Kombination mit aerobem Intervalltraining (HIT). Diese Kombination kann die Mitochondrienfunktion nachweislich stark verbessern und damit Gewichtsabbau und einen verbesserten Zellstoffwechsel einleiten.[4] In Teil IV erkläre ich, auf welche Weise Sie beide Trainingsformen in Ihren Alltag einbauen können.

Gesunde Mitochondrien als Schlüssel für gesundes Altwerden

Die nachlassende Energieproduktion in den Mitochondrien, die langfristig eine Insulinresistenz begünstigt, ist für die Alterung das wichtigste biologische Phänomen. In der Tat beruhen »Alterskrankheiten« letztlich auf einer verstärkten Insulinresistenz. Wenn wir also gegen Insulinresistenz vorgehen, schieben wir auch die Alterung hinaus. Schon jetzt wird nach Mitteln gesucht, mit denen man die Mitochondrien wieder aktivieren kann. Eines davon ist *Resveratrol,* die antioxidative Substanz aus blauen Trauben. Resveratrol wirkt auf die Gengruppe der *Sirtuine,* die an der Regulierung von Insulinfunktion und der Energieerzeugung durch die Mitochondrien beteiligt sind. Wenn diese Gene angeschaltet werden, können sie die Alterung der Mitochondrien und die Insulinresistenz rückgängig machen.

Vielleicht haben Sie von dem Versuch gehört, bei dem Ratten hohe Dosen Resveratrol vorgesetzt wurden. Die Versuchstiere lebten damit 30 Prozent länger und wurden fitter, obwohl sie ansonsten eine Nahrung bekamen, die der nährstoffarmen Standardzusammensetzung entsprach. Die eingesetzte Menge entsprach allerdings etwa 1500 Flaschen Rotwein, so dass von häuslichen Experimenten eher abzuraten ist.

Auch eine Kalorienreduzierung verbessert die Mitochondrienfunktion, ist jedoch schwer durchzuhalten. Hochwertige Tierstudien ergaben, dass eine 30-prozentige Kürzung der Kalorienzufuhr pro Tag das Leben um 30 Prozent verlängert.[5] Eine tapfere Vorhut einer »Kalorienspargesellschaft« ernährt sich schon heute sehr nährstoffreich und kalorienarm, um ebenfalls älter zu werden. Ich durfte einen Mann aus dieser Gruppierung kennen lernen, der schon zum Frühstück zwei Kilo Sellerie verzehrte und zum Mittag mehrere Pfund Tomaten und Gurken!

Andererseits gibt es interessante Forschungsansätze, denen zufolge wir den Tücken des Altwerdens auch ohne bergeweise Sellerie entgehen können. In seinem medizinisch sehr fundierten Buch *Avoiding the First Cause of Death* erläutert Wulf Dröge, wie wir unsere Lebensspanne auf 120 Jahre verlängern können, indem wir sorgfältig auf die Erhaltung, Reparatur und Neubildung unserer Mitochondrien achten. Hilfreich ist dabei die Senkung der Insulinproduktion, die Optimierung der Aminosäuren- und Proteinzufuhr und – Bewegung. *Das heißt: Essen Sie im Tagesverlauf nur kleine Mengen langkettiger Kohlenhydrate, ergänzt durch leicht verwertbare Aminosäuren und Proteine.* Das entspricht genau meinem

Schritt 6: Stoffwechsel ankurbeln

Blutzuckerkonzept. Studien zufolge kann die ergänzende Einnahme der Grundbausteine für Aminosäuren, die an Reparatur- und Heilungsprozessen beteiligt sind, tatsächlich die Alterung hinauszögern und Insulinresistenz und Diabetes positiv beeinflussen.[6] In Teil IV erkläre ich im Einzelnen, was Sie einnehmen sollten und mit welchen Nährstoffen und Aminosäuren Diapositas zurückgedrängt und das gesunde Altwerden gefördert wird.

Grundsätzlich jedoch können Sie Ihrer Mitochondrienfunktion durch eine veränderte Lebensweise mit Intervalltraining und Sport, einer nährstoffreichen Ernährung und bestimmten Ergänzungsmitteln wie Carnitin, Alphaliponsäure, Coenzym Q10, den B-Vitaminen und verzweigt-kettigen Aminosäuren (BCAAs) auf die Sprünge helfen.[7]

8.
Schritt 7: Zur Ruhe kommen

Stress macht dick und begünstigt das Entstehen von Diapositas. Während meiner Arbeit in der Notaufnahme erlebte ich häufig Patienten mit hohem Blutzucker, die jedoch keine Diabetiker waren. Bei ihnen hatte akuter Stress den Zucker in die Höhe schnellen lassen. Für Ärzte ist der Zusammenhang zwischen Stress und Blutzucker nichts Neues. Inzwischen aber wissen wir, dass bei chronischem Stress Insulinspiegel, Kortisolspiegel und entzündliche, körpereigene Substanzen, die Zytokine, ansteigen. Daraus resultiert die Stoffwechselentgleisung, die zu Gewichtszunahme, Insulinresistenz und irgendwann Diabetes führt.

Gewichtszunahme durch Beziehungsstress: Patientengeschichte
Rebecca war 52, unverheiratet und lebte bei ihrer 84-jährigen Mutter, die von ihr versorgt wurde. Obwohl Rebecca als Sozialarbeiterin erfolgreich Karriere gemacht hatte, litt sie unter der ewigen Kritik ihrer Mutter. Dieser chronische Stress beeinträchtigte ihre Fähigkeit, durch gesunde Ernährung, ausreichend Bewegung und erfreuliche Kontakte auf sich selbst zu achten. Ihr Körper produzierte hohe Mengen des Stresshormons Kortisol, das uns zwar bei akutem Stress vor Gefahren bewahrt, auf die Dauer jedoch zu Gewichtszunahme und Dauerhunger, Prädiabetes und Diabetes

und damit zu praktisch jeder chronischen Erkrankung beiträgt. Rebecca entwickelte ausgeprägten Prädiabetes, doch sie brauchte nicht in erster Linie besser zu essen oder mehr Bewegung. Was sie brauchte, war die Trennung von ihrer Mutter. Mit der entsprechenden Unterstützung und Ermunterung eroberte sie sich ihr Leben und ihre Gesundheit zurück.

Trägt Stress zu Ihrer Diapositas bei? Die folgenden Fragen helfen Ihnen, das herauszufinden. Denken Sie daran, den Test einmal vor dem Sechs-Wochen-Programm und ein zweites Mal danach durchzuführen, damit Sie die »Vorher-Nachher«-Veränderungen nachvollziehen können. Je nach Ergebnis benötigen Sie vielleicht zusätzliche Unterstützung. Wie diese aussehen kann, erkläre ich im Kapitel »Individuelle Maßnahmen« (Woche 6).

Die Stress- und Nebennieren-Checkliste
Viele Erkrankungen, auch Diapositas, werden durch chronischen Stress begünstigt. Setzen Sie für jedes Symptom, das Sie im letzten Monat an sich beobachtet haben, einen Haken in die Spalte »Vorher«. Danach prüfen Sie die Gesamtpunktzahl in der Auswertung. Nach dem Sechs-Wochen-Programm wiederholen Sie den Test bitte und setzen Ihr Häkchen in die »Nachher«-Spalte. So können Sie erkennen, was sich verbessert hat.

	Vorher	Nachher
Mein Leben ist sehr stressig.		
Ich erschrecke leicht und neige zu Panikattacken.		
Ich bin müde, aber trotzdem immer auf dem Sprung.		

	Vorher	Nachher
Wenn ich nervös bin, schwitze ich an Handflächen und Fußsohlen.		
Ich bin erschöpft.		
Ich fühle mich häufig matt und zittrig.		
Wenn ich aufstehe, wird mir schwindelig.		
Ich habe dunkle Ringe unter den Augen.		
Ich habe Heißhunger auf Süßigkeiten.		
Ich habe großen Appetit auf Salziges.		
Morgens bin ich nicht frisch und munter.		
Ich habe Schwierigkeiten mit dem Ein- oder Durchschlafen.		
Ich habe Konzentrationsprobleme oder bin wie benebelt.		
Ich habe häufig Kopfschmerzen.		
Ich erkälte mich leicht und bin infektanfällig.		
Ohne Koffein komme ich morgens nicht in Gang.		
Ich lagere Wasser ein.		
Ich habe Herzklopfen.		
Alkohol, Koffein und andere Genussmittel vertrage ich schlecht.		
Ich bin körperlich wenig belastbar und bin nach Sport unglaublich müde.		
Ich habe Hypoglykämien (Unterzuckerung).		
Meine Muskeln sind schwach.		
Mein Blutdruck ist niedrig.		
Gesamtpunktzahl		

Schritt 7: Zur Ruhe kommen

Punkte	Auswertung	Maßnahme	Weitere Schritte
0 bis 7	Ihre Nebennierenfunktion könnte leicht gestört sein.	Sechs-Wochen-Programm	Keine Personalisierung erforderlich.
8 bis 10	Ihre Nebennierenfunktion könnte mittelgradig gestört sein.	Selbstbehandlung	Führen Sie das Sechs-Wochen-Programm durch und optimieren Sie Ihre Nebennierenfunktion anhand der Schritte im Kapitel »Individuelle Maßnahmen« (Woche 6).
ab 11	Ihre Nebennierenfunktion könnte erheblich gestört sein.	Gehen Sie zum Arzt.	Führen Sie beide oben genannten Schritte durch. Wenn es Ihnen nicht spätestens nach dem Sechs-Wochen-Programm besser geht, sprechen Sie mit Ihrem Arzt.

Starke Stressreaktionen und die entsprechend hohen Kortisolmengen verschlimmern Diapositas, schaden dem Gehirn und beeinträchtigen die Appetitregulierung. Das erzeugt Hunger, ganz besonders auf Süßes.

Diabetiker weisen ein deutlich erhöhtes Depressionsrisiko auf.[1] Und depressive Menschen neigen wiederum verstärkt zu Diabetes. Eine wichtige Studie aus dem Jahr 2010 kam zu dem Schluss, dass depressive Frauen ein 17 Prozent höheres Diabetesrisiko hatten, selbst wenn man alle anderen Risikofaktoren wie Gewicht und Bewegungsmangel miteinbezog.[2] Frauen, die Antidepressiva einnahmen, entwickelten zu 25 Prozent häufiger Diabetes als die nicht depressive Kontrollgruppe. Umgekehrt entwickelten Frauen, die bereits an Diabetes erkrankt waren, im Laufe des zehnjährigen Beobachtungszeitraums zu 29 Prozent häufiger eine Depression, bei insulinpflichtigem Diabetes sogar zu 53 Prozent häufiger. Auch hier wurden sonstige Risikofaktoren für Depressionen berücksichtigt. Mehr Insulin erhöht demnach die Depressionsneigung.

Die Verbindung zwischen Depressionen und Diabetes lässt sich nur teilweise durch Faktoren wie Entzündungsbereitschaft, Toxine, Bewegungsmangel und Fettleibigkeit erklären. Zusätzlich könnte eine Verbindung zu Stress bestehen. Depressive Menschen weisen nämlich einen erhöhten Kortisolspiegel auf, der Probleme mit der Blutzuckerregulierung bewirken, die Insulinresistenz erhöhen und die Speicherung von Bauchfett begünstigen kann.

Doch auch diese Verbindung zwischen Körper und Seele ist nur eines von zahlreichen Steinchen im Mosaik. Den meisten Menschen ist nicht bewusst, dass unser Umgang mit unserem Körper auch eine Wirkung auf das Gehirn hat. Wenn sich Stoffwechsel, Insulinresistenz und Diabetes verbessern, verbessert sich schlagartig auch die Laune – ganz ohne Antidepressiva und sonstige Medikamente. Körperliche Heilung ist daher eine wichtige Voraussetzung für die seelische Genesung.

Die Zusammenhänge zwischen Stress, Gewichtszunahme, seelischen Erkrankungen und Blutzuckerproblemen zeigen an, dass dem Stressmanagement bei der Behandlung von Übergewicht und Diabetes eine wichtige Rolle zukommt.

Unsere Reaktion auf Stress können wir auf vielerlei Weise beeinflussen. Probieren Sie aus, was Ihnen guttut, ob Entspannungstechniken, Meditation, Atemübungen, Yoga, Selbsthilfegruppen, Massagen, Sport, Sauna, Tanzen, Beten, Lachen oder anderes. Sich gemeinsam mit anderen um mehr Gesundheit zu bemühen ist eine gute Methode, Stress abzubauen.

Mehr Entspannung ist ein aktiver Beitrag zum Abbau von Diapositas. Suchen Sie sich etwas, das Ihnen wirklich Freude macht, und beschäftigen Sie sich täglich damit. Entspannung ist so unverzichtbar wie Atmen, Schlafen oder Essen. Fehlendes Abschalten bringt uns um. In Teil IV stelle ich verschiedene sehr wirksame Methoden vor, mit denen Entspannen besser gelingt.

Teil III

Das brauchen Sie

Selbst die längste Reise beginnt mit dem ersten Schritt.
  – Laotse, Tao Te King

1.
Das nötige Rüstzeug

Nachdem Sie nun die Ursachen von Diapositas und die Tragweite des Problems kennen, brauchen wir eine passende Lösung – für uns, für unsere Familien, für unser Umfeld und für die ganze Gesellschaft.

»Besser essen und mehr Bewegung«, hören wir von Ärzten, Ernährungsfachleuten und den Fachverbänden. Aber hat dieser Rat Ihnen bisher ernsthaft geholfen?

Mein Blutzuckerkonzept basiert auf einem etwas anderen Ansatz, weil es als systemisches Konzept die Punkte zwischen all Ihren Symptomen und Gesundheitsproblemen zu einem großen Bild verbindet. Auf diese Weise lassen sich Ungleichgewichte neu ausbalancieren, und wir erzeugen Gesundheit.

Diapositas bedarf keiner Behandlung! Bemühen Sie sich lieber aktiv um mehr Gesundheit.

Gesundheit als Produkt?

Bisher zäumen wir das Pferd von hinten auf. Nachdem Sie nun wissen, was Ihnen im Weg steht und was Sie benötigen, um Gesundheit zu erzeugen, können Sie einfach die Hindernisse (Umweltgifte, Allergene, Bakterien, Stress, falsche Ernährung und anderes) aus dem Weg räumen und sich dem Wichtigen widmen, nämlich frischer, unverfälschter Nahrung, Nährstoffen, Hormonen, Schlaf, Bewegung, Rhythmus, Entspannung, Liebe, Verbundenheit, Lebenssinn und Zielen. Sobald Sie dazu übergehen, verschwinden Symptome und Krankheiten ganz von selbst.

In Teil IV finden Sie das Sechs-Wochen-Aktionsprogramm, mit dem Sie gesünder und glücklicher werden. Zuvor jedoch möchte ich Ihnen eine zweiwöchige Vorbereitungsphase empfehlen, mit der Sie den Grundstein für nachhaltige Gesundheit legen. Dabei geht es nicht um Verzicht, sondern Sie werden entdecken, wie wohltuend es ist, mit »echter« Nahrung Körper und Seele gleichermaßen gerecht zu werden.

Im Laufe der Zeit werden Sie schrittweise systematische Veränderungen an Ernährung und Lebensweise vornehmen. Sie erfahren, wie Sie Ihre Küche neu organisieren, anders einkaufen, Ihre Ernährung optimal zusammenstellen, Ergänzungsmittel hinzuziehen, Gifte ausscheiden, sich ausreichend bewegen und sogar abschalten lernen. Außerdem kläre ich Sie über den intelligenten Einsatz von Medikamenten und über natürliche Alternativen auf, und Sie erhalten einen umfassenden Ernährungsplan mit Rezepten und Einkaufslisten.

Zum Schluss wenden wir uns der Frage zu, wie sich über verschiedenste Gruppierungen eine Bewegung ins Leben rufen lässt, die dieser Seuche, die uns Lebensqualität und nicht zuletzt sehr viel Geld kostet, entschlossen entgegentritt.

Schlechte Angewohnheiten verwandeln sich nicht über Nacht in eine neue Lebensweise. Die Vorbereitung braucht ihre Zeit, und zwar insgesamt zwei Wochen. Deshalb sollten Sie die wichtige Vorbereitungsphase nicht überspringen.

Gemeinsam gesund werden

Auf Ihrem Weg zu mehr Gesundheit sollten Sie sich immer ins Gedächtnis rufen, dass es gemeinsam leichter fällt als allein. Im nächsten Kapitel beschäftigen wir uns ausführlicher damit, wie man sich die Macht des Gruppendrucks zunutze machen kann. Schon zwei Menschen sind eine kleine Gruppe! Sie werden verstehen, warum Unterstützung für dauerhaften Erfolg, Gesundheit und Glück so wichtig ist.

Ein soziales Netz hilft kurzfristig bei einer Verhaltens- und Lebensumstellung, sichert aber auch den langfristigen Erfolg. Unsere Freunde und unser Umfeld haben auf unser Gewicht mehr Einfluss als die eigene Familie. Für Veränderungen in Bezug auf Adipositas, Diabetes und chronische Erkrankungen sind die sozialen Beziehungen wichtiger als unsere Gene.

Der Mensch ist von Natur aus auf Gemeinschaft und Verbindung gepolt. Welcher Gruppe oder Religion wir angehören und wem wir uns zugehörig fühlen, ist dabei weniger wichtig. Es ist kein Zufall, dass Facebook, wenn es ein Land wäre, nach China und Indien die drittgrößte Nation der Erde darstellen würde. Gründen Sie also eine Gruppe, oder suchen Sie Anschluss an eine bestehende. Das ist die beste Methode, langfristig erfolgreich zu sein.

Testen lassen

Im Kapitel »Messen, Wiegen, Testen« stelle ich sinnvolle Testverfahren vor. Sie benötigen genaue Informationen über sich selbst, Ihre persönliche Krankengeschichte und Ihre Symptome. Nur so lassen sich alle Bereiche ermitteln, die aus dem Gleichgewicht geraten sind und korrigiert werden müssen. Die Tests, die Messungen und die Blut- und Urintests, die dort erklärt werden, helfen bei der korrekten Einschätzung des Ist-Zustands, aber auch bei der Wahrnehmung Ihrer Fortschritte.

Die ersten fünf Schritte

Mit fünf entscheidenden Schritten können Sie sich innerlich und äußerlich für das Sechs-Wochen-Programm rüsten:

1. *Motivation aufbauen.* Für einen schwungvollen Start und das nötige Durchhaltevermögen ist ausreichende Motivation von größter Bedeutung.
2. *Konkret planen.* Entscheiden Sie sich, genau dieses Programm durchzuführen, und legen Sie den Starttag fest.
3. *Die Küche umräumen.* Alles Ungesunde ausräumen und nur noch gesunde Lebensmittel in die Küche lassen.
4. *Einkaufen üben und kochen lernen.* Prüfen Sie, wie Sie um die ungesunden Lebensmittel im Supermarkt einen Bogen schlagen können. Eignen Sie sich die nötigsten Kochkenntnisse an.
5. *Den Körper vorbereiten.* Bereiten Sie Ihren Körper auf die Heilung vor, indem Sie von Zucker, Genussmitteln und Beruhigungsmitteln »Urlaub« nehmen.

Bitte überspringen Sie diese Punkte nicht. Die Vorbereitung der Bühne ist ein wichtiger Baustein, um größtmöglichen Nutzen aus dem Programm zu ziehen.

Selbstmotivation als Schlüssel zum Erfolg

Sind Sie bereit?

Ihr Leben verändert sich.

Sie haben beschlossen, gesund zu werden. Aber das ist erst der Anfang.

Der zweite Schritt ist die konkrete Vorbereitung.

Der dritte Schritt ist die Umsetzung des Entschlusses.

Der letzte Schritt ist die dauerhafte Erhaltung der gesunden Veränderungen.

Wenn Sie sich zu einem gesünderen Leben entschließen, werden Sie auf zahlreiche Hindernisse stoßen. In unserer schnelllebigen, medial übersättigten, überarbeiteten, stressigen, bequemen und überfütterten Welt gleicht die Entscheidung für mehr Gesundheit einer echten Revolte. Ohne Ihre persönliche Revolution können Sie all die Bedingungen, die Krankheit, Übergewicht und Diabetes hervorrufen, nicht verändern.

Hindernisse identifizieren und Motivation aufbauen

Zunächst müssen Sie die Hürden erkennen, die Sie nehmen müssen, und sich über Ihre Motivation im Klaren sein. Zur Überwindung der persönlichen Trägheit braucht man einen gezielten Entschluss. Ihren Entschluss in regelmäßigen Abständen zu bekräftigen ist wichtig. Am besten schreiben Sie Ihre Gründe auf, oder Sie tauschen sich in der Gruppe aus, ob vor Ort oder online.

Was steht Ihnen noch im Wege? Denkbare Hindernisse wären:

- Dogmatische Vorstellungen, was möglich ist und was nicht (»Diabetes ist unheilbar«, »Ich kann nicht abnehmen«).

- Eine negative Einstellung zum eigenen Körper und zu Nahrung (»Essen macht mich dick und krank, aber ich esse doch so gerne.«)
- Ein ungünstiges Umfeld voller schneller, stark verarbeiteter Gerichte mit vielen »leeren« Kalorien.
- Aggressive Lebensmittelwerbung (»Greif zu, das macht dich gesund und glücklich«).
- Hochwertige, nährstoffreiche, kalorienarme Nahrung ist in Ihrer Umgebung schwer zu bekommen.
- Saboteure zu Hause oder bei der Arbeit, die Ihnen ungesunde oder zu viel Nahrung aufdrängen.
- Zu viel Verantwortung (Schwierigkeiten, zu anderen Nein und zu sich selbst Ja zu sagen).
- Frühere Versuche, die schon mehrfach gescheitert sind.

Das massivste Hindernis für unseren Erfolg ist die Überzeugung, dass wir letztlich gar nicht so viel Einfluss auf unsere Gesundheit haben. Wir nehmen ein paar Kilo ab, fühlen uns etwas besser, aber unser Schicksal scheint dennoch vorprogrammiert. Wenn der Vater Diabetes hat, die Großmutter kugelrund ist und die Schwester mit 52 einen Herzinfarkt hatte – was kann der Einzelne dagegen schon tun?

Aktiv werden!

Es gibt zahllose Dogmen, negative Denkmuster und Verhaltensweisen, die uns davon abhalten können, besser für uns selbst zu sorgen. Konzentrieren Sie sich auf das, was Ihnen wichtig ist: Persönliches Wohlbefinden? Ein langes, erfülltes Leben? Zur Gemeinschaft beitragen? Mehr Zeit mit der Familie verbringen? Alles tun, was Sie schon immer mal tun wollten? Ein Zoobesuch mit dem Enkelkind? Mit 90 noch sexuell aktiv sein? Eine eigene Firma aufbauen? Mit Ihrem Partner durch den Wald wandern? Mit 85 zu einer Radtour durch Europa aufbrechen?

Gesund zu sein bedeutet für mich, dass ich morgens aufstehe und das tue, was gut für mich ist: In der Familie präsent sein, gute Arbeit leisten, im Winter auf Schneeschuhen durchs Gelände ziehen, mit meinem Sohn Basketball spielen, etwas Neues lernen, meine Freunde unterstützen oder die nötige Energie und die Kraft haben, meinen Beitrag zur Gemeinschaft zu leisten. Diese Wünsche erleichtern mir tagtäglich meine Entscheidungen. Was ist Ihnen wichtig?

Ernährungsprotokoll anlegen

Ein Ernährungsprotokoll ist ein ausgezeichnetes Mittel, mit den ganz persönlichen Wünschen und Träumen in Kontakt zu treten und den Kreislauf aus gedankenlosem Essen zu durchbrechen, indem man sich selbst gegenüber ehrlich, berechenbar und präsent bleibt. Häufig essen wir zu viel, weil etwas an uns nagt. Wir stopfen uns voll, um unsere Gefühle nicht wahrnehmen zu müssen. Tatsächlich taugt Nahrung dazu, Gefühle zu verdrängen, aber wir können auch Worte verwenden, um Nahrung zu verdrängen. Durch Schreiben lassen sich Gefühle verarbeiten. Eine Diät aus Worten und Selbsterforschung bewirkt häufig bereits einen Gewichtsverlust, denn damit verdauen wir sowohl das Leben als auch Kalorien weitaus besser.

Ihr Protokoll verschafft Ihnen eine Übersicht über alles, was Sie im Laufe des Tages zu sich nehmen, sowie über Sport, Schlaf, Symptome und »Zahlen« wie Gewicht, Taillenumfang und Laborwerte. Die Erkenntnis, wie es Ihnen geht, wenn Sie anfangen, sich anders zu ernähren, Ergänzungsmittel zu nehmen und sich mehr zu bewegen, ist eine Reise nach innen, mit der Sie das nötige Selbstbewusstsein aufbauen, Ihr Leben zu ändern.

Seien Sie ehrlich in Bezug auf Ihre Nahrungszufuhr: Notieren Sie stets, was und wie viel Sie essen. Dieses einfache Verfahren ermöglicht mehr Einsicht in die Frage, wie Sie für den eigenen Körper und Ihr Wohlbefinden sorgen. In ihrem Buch »Schreib dich schlank« empfiehlt Julia Cameron, sich unmittelbar vor dem Essen stets zu fragen:

1. Habe ich wirklich Hunger?
2. Habe ich wirklich Appetit auf das hier?
3. Habe ich genau jetzt Appetit auf das hier?
4. Könnte ich stattdessen auch etwas anderes essen?

Ich selbst fordere meine Patienten zu zwei weiteren Fragen auf:

1. Was fühle ich gerade?
2. Was brauche ich?

Vielleicht haben Sie tatsächlich Hunger und brauchen etwas zu essen. Vielleicht sind Sie aber auch einsam und brauchen jemanden zum Reden. Oder Sie sind müde und bräuchten Schlaf. Oder Sie sind verärgert und müssten nachdenken, woran das liegt. Nicht jedes Gefühl verlangt nach Nahrung, auch wenn viele Menschen automatisch nach Essen greifen, sobald sie sich unwohl fühlen.

Was das Protokoll betrifft: Es ist allein für Sie bestimmt. Deshalb dürfen Sie absolut ehrlich und aufrichtig sein. Schreiben Sie nicht nur auf, was Sie essen und wie viel Sie sich bewegen, sondern auch Ihre tatsächlichen, aktuellen Gefühle. Dabei gibt es keine falschen oder richtigen Antworten.

Sie sollten die Macht dieses Ansatzes nicht unterschätzen. Untersuchungen zufolge entsteht durch die Betrachtung der eigenen Gefühle, Gewohnheiten und Messwerte ein zuverlässiges Feedbacksystem, das eine heilende Wirkung entfaltet und Verhaltensänderungen unterstützt. Sie brauchen nicht daran zu glauben, Sie müssen es nur *tun*.

Denkblockaden überwinden

Anhand Ihrer persönlichen Aufzeichnungen können Sie die nachfolgenden Fragen beantworten. Überlegen Sie dabei, was Ihnen Energie raubt und was Ihnen neue Energie schenkt, und notieren Sie Ihre Gedanken:

- Was sind die drei wichtigsten Faktoren, die Sie daran hindern, Ihre gesundheitlichen Ziele und Ihr Wunschgewicht zu erreichen? Beispiele wären Rauchen, zu wenig Schlaf, zu wenig Entspannung, zu viel Zucker, unbewusstes Essen oder Essen aus Frust, Langeweile oder Ärger, Vorliebe für nährstoffarme Kalorienbomben, spätes Essen, kein Frühstück oder anderes.
- Was sind die drei wichtigsten Gefühle oder Verhaltensmuster, die Sie davon abhalten, Ihre gesundheitlichen Ziele und Ihr Wunschgewicht zu erreichen? Schieben Sie gern Dinge auf? Leiden Sie unter Depressionen? Einem geringen Selbstwertgefühl? Oder unter Ängsten, Wut, Trotz oder anderem?
- Führen Sie gegenwärtig irgendwo »vergiftete Beziehungen«? Wäre es möglich, diese aufzugeben oder zu verändern? Wenn ja, wie?

- Wie würde sich Ihr Leben ohne diese Gewohnheiten, Denk- und Gefühlsmuster oder Beziehungen verändern?
- Haben Sie wirklich zu viel zu tun, um Ihre Gewohnheiten und Ihr Leben zu verändern? Wie viele Stunden sitzen Sie vor dem Fernseher oder am Computer? Wie viel Zeit würden Sie durch »Medienfasten« für Freunde, für das Einkaufen und Zubereiten gesunder Mahlzeiten, für Bewegung und Entspannung gewinnen?
- Welche Verhaltensweisen, Gewohnheiten und Beziehungen könnten Ihnen Energie schenken und zu Ihrem geistigen, seelischen und körperlichen Wohlbefinden beitragen?
- Was kann Sie motivieren? Worauf freuen Sie sich jeden Morgen? Wofür leben Sie?
- Inwiefern beeinträchtigen Übergewicht und Krankheit Ihre eigentlichen Ziele und Wünsche?
- Inwiefern könnten das Programm und eine verbesserte Gesundheit dazu beitragen, dass Sie Ihren Träumen näher kämen?

Die Gründe, weshalb jemand gesünder leben oder sein Leben ändern möchte, sind sehr persönlich. Deshalb gibt es keinen guten oder schlechten Grund, sondern nur das, was Ihnen am wichtigsten ist.

Definieren Sie Ihre ganz persönlichen Ziele in Bezug auf Gesundheit und Glück

Schreiben Sie zunächst eine Liste mit Ihren persönlichen Zielen. Überlegen Sie, was Sie wollen und wie Sie das erreichen. Die nachfolgenden Fragen sollen nur als Anregung dienen; Sie können also aufschreiben, was Sie wollen. Nehmen Sie sich dafür bitte ein paar Stunden Zeit und werden Sie konkret.

Meine gesundheitlichen Ziele
- *Körperlich:* Welche körperlichen oder gesundheitlichen Probleme möchte ich loswerden, und wie kann ich das erreichen?
- *Essen:* Was für eine Einstellung habe ich zum Essen, und wie möchte ich mich ernähren?
- *Bewegung:* Was für eine Einstellung habe ich zu meinem Körper und zu Bewegung? Wie kann ich das ändern?
- *Schlaf:* Ist mir guter Schlaf wichtig? Wie kann ich dafür sorgen, dass ich täglich ausreichend Schlaf bekomme und meinen Körper neu auflade?
- *Gewicht:* Wie geht es mir mit meinem Gewicht? Was kann ich verändern, damit ich meinen Körper liebe, anstatt ihn zu bekämpfen? Was für Ziele habe ich?

Seelisches Gleichgewicht und Kontakte
- *Seelisches Gleichgewicht:* Habe ich Angst, bin ich traurig, oder bin ich wütend? Ist mein Glas halb voll oder halb leer? Hänge ich in bestimmten Denkschleifen fest? Gibt es körperliche Gründe für meine Empfindungen (Nahrung, Stress, Nährstoffmangel)? Wie kann ich herausfinden, woher meine Gefühle stammen? Wie kann ich zu der Person werden, die ich eigentlich sein möchte?
- *Beziehungen:* Wo muss ich an meinen Beziehungen arbeiten? Was muss ich tun, um als Kind, Partner, Elternteil, Freund oder Kollege besser mit anderen zurechtzukommen?
- *Arbeit:* Wie steht es um meine Einstellung zu meiner Arbeit? Worauf möchte ich meine Zeit, Energie, Konzentration, Fähigkeiten und Talente verwenden? Wenn ich nicht zufrieden bin, was kann ich tun, um mein Verhalten oder meine Aufgaben zu verändern?

Innere und äußere Ziele
- *Spirituelle Ziele:* Was ist mir wichtig? Was sollte in meinem Nachruf stehen? Was muss ich tun, um das zu erreichen?
- *Was ich schon immer gern tun wollte:* Was möchte ich »eines Tages« tun, und was davon könnte ich schon heute verwirklichen?

Konkret planen

Vor einem Urlaub treffen wir die nötigen Vorbereitungen, was Haus, Beruf, Kinder und Hund betrifft. Man bucht die Reise, kauft die Tickets und packt die Koffer. Doch zuallererst entscheidet man sich für ein konkretes Ziel und das passende Reisedatum.

Gehen Sie bei der wichtigsten Reise Ihres Lebens genauso vor. Tragen Sie den ersten Tag in den Kalender und in Ihr Protokoll ein. Das gewählte Datum ist der Tag, an dem Sie mit der Entgiftungsphase beginnen (siehe Abschnitt *Den Körper vorbereiten* in diesem Kapitel). Diese Phase nimmt eine Woche in Anspruch. Erst danach beginnt das in Teil IV beschriebene Sechs-Wochen-Programm. Am Ende der sechs Wochen erfahren Sie dann, wie Sie das Erreichte dauerhaft halten können. Wählen Sie jetzt das Datum, an dem Sie loslegen wollen.

Die Küche ausmisten

Die Küche zählt zu den wichtigsten Räumen im Haus. Die Lebensmittelindustrie hat sich dort ziemlich breitgemacht, doch nun ist es an der Zeit, sie zurückzuerobern. Kaufen Sie nur noch unverfälschte Lebensmittel und werfen Sie alle »nahrungsähnlichen Produkte« weg, damit Sie wieder in Ruhe kochen und Ihre Mahlzeiten am besten in netter Gesellschaft einnehmen können. Das gemeinsame Essen verbindet, ist immer wieder ein kleines Fest und nährt Körper und Seele. Mit ein wenig Organisation ist das kinderleicht.

Wenn Sie die Küche nicht mit ausreichend appetitlichen und leicht zuzubereitenden Vorräten bestücken, dürften Sie während der Sechs-Wochen-Kur Probleme bekommen. Legen Sie sich keine Steine in den Weg (insbesondere in Form von krank machenden Produkten im Kühlschrank). Unser Appetit und unser Verhalten werden durch Fettspeicherhormone wie Insulin und Stresshormone wie Kortisol gesteuert. Wenn diese Hormone ausgeschüttet werden und im Kühlschrank ein Stück Schokoladenkuchen winkt, können Sie dem urtümlichen Reptilienanteil Ihres Gehirns, der das Essverhalten steuert, nichts mehr entgegensetzen. Wir haben Hunderte von Genen, die uns vor dem Verhungern schützen, aber nur sehr wenige, die uns davor bewahren, zu viel zu essen.

So bereiten Sie Ihre Küche auf die Umstellung vor:

Rote Karte für Pseudolebensmittel
Nehmen Sie sich einen Nachmittag Zeit, um in Ihrer Küche Jäger und Sammler zu spielen. Und zwar gnadenlos. Was kein »echtes« Essen ist, fliegt raus. In der ersten Woche des Programms werden Sie Vorräte und Kühlschrank mit echten Lebensmitteln wieder aufstocken.

Die zehn wichtigsten Regeln für eine rundum gesunde Ernährung habe ich nachfolgend aufgelistet. Falls Sie nach dem Lesen glauben, dass dann ja gar nichts mehr zu essen bleibt, haben Sie sich bisher genau von den Dingen ernährt, die Ihnen schaden und dafür sorgen, dass Sie auch immer schön krank bleiben. Die gute

Nachricht ist, dass jeder, der sich bisher weitgehend von Zucker, Mehl und Industrienahrung ernährt, von der Umstellung enorm profitieren kann.

Die Regeln zählen vor allem das auf, was Sie *nicht* essen sollen. Halten Sie sich daran – immer und überall. All die Köstlichkeiten, die Sie stattdessen bekommen, besprechen wir im Kapitel »Woche 1: Essen ist gesund«.

Zehn Regeln für die gesunde Ernährung – und was in der Küche nichts zu suchen hat

1. Im Idealfall enthält Ihre Küche nur *Lebensmittel ohne Aufdruck* oder solche, die nicht in einer Schachtel, Packung oder Dose stecken. Natürlich gibt es auch hochwertige abgepackte Lebensmittel, zum Beispiel Sardinen, Artischockenherzen oder geröstete rote Paprika, doch um diese zu finden, müssen Sie *die Inhaltsstoffe und die Nährstoffangaben* genau unter die Lupe nehmen. Prüfen Sie: Wo ist das aufgeführt, was Sie »eigentlich« essen möchten? Wenn diese Zutat erst weit hinten steht und davor Zucker oder Salz genannt sind, ist Vorsicht geboten. Die Hersteller sind verpflichtet, die Inhaltsstoffe oder Zutaten in absteigender Reihenfolge gemäß ihrem prozentualen Anteil am Gesamtprodukt aufzuführen. Unverpackte Ware muss per se keine Kennzeichnung der Zutaten enthalten. Bei sehr kleinen Packungen, Zubereitung vor Ort oder kleinen Manufakturen sollten Sie nachfragen oder verzichten.
2. Als Faustregel sollte ein Fertigprodukt *maximal vier Inhaltsstoffe* haben. Wenn es mehr als fünf sind – weg damit! Das gilt auch für scheinbar gesunde Dinge wie zum Beispiel »Sportgetränke«.

Normalerweise tun solche Produkte Ihnen nicht gut. Kürzlich sah ich eine Tüte Kartoffelchips mit dem Aufdruck: »Glutenfrei, keine künstlichen Zutaten, kein Zucker, nur Kartoffeln aus biologischem Anbau.« Es waren sogar weniger als fünf Zutaten. Eigentlich perfekt – aber auch eine 100-prozentig fettfreie Cola ist noch lange nicht gesund.

3. Wenn auf dem Etikett *Zucker* aufgeführt ist (egal in welcher Form, also auch Biorohrzuckersaft, Honig, Agavensirup, Ahornsirup oder Rübensirup) – weg damit! Eine Flasche Ketchup enthält im Schnitt 39 Teelöffel Zucker. *Polierter Reis und weißes Mehl (das übliche Weizenmehl)* verhalten sich im Körper praktisch identisch wie Zucker. Wer von Diapositas betroffen ist, hat in der Regel selbst mit Vollkornmehl Probleme. Weg damit!

4. Sortieren Sie alles aus, was *Maissirup oder Fruktose-Glukose-Sirup (HFCS)* enthält. Bei dieser Substanz handelt es sich um supersüßen, superbilligen, in Amerika staatlich subventionierten Flüssigzucker, der insbesondere in Backwaren und Süßigkeiten Verwendung findet. Aufgrund der Herstellungsweise sind manche Chargen dieses Sirups quecksilberhaltig.[1] Auch kalorienhaltige Getränke wie Limonade, Fruchtnektar und Sportgetränke sind mitunter mit diesem Stoffwechselgift versetzt. Maissirup ist immer ein Hinweis auf stark verarbeitete Nahrungsmittel minderer Qualität.

5. Wenn das Wort *hydrogenisiert* auftaucht, zum Beispiel bei pflanzlichen Ölen und Fetten – weg damit! Es ist ein Hinweis auf Transfette, gehärtete pflanzliche Öle, die über chemische Prozesse zu Margarine oder Bratfett verarbeitet werden. Solche Fette sind zwar praktisch, weil die Kekse im Regal damit lange

haltbar sind und nicht ranzig werden, aber sie fördern nachweislich Herzerkrankungen, Diabetes und Krebs. In einigen europäischen Länder sind Transfette mittlerweile verboten; bis es auch in Deutschland so weit ist, müssen Sie selbst aufpassen.
6. Wenn Sie *stark verarbeitetes Speiseöl* wie Maiskeimöl oder Sojaöl besitzen (welche Öle Sie wählen sollten, erkläre ich in Woche 1 des Programms) – weg damit! Das Gleiche gilt für ungesunde Fette und frittierte Speisen.
7. Sortieren Sie alles aus, was *unaussprechliche, unbekannte Zutaten* enthält oder nach jeder Menge Chemie klingt.
8. Sortieren Sie alles aus, was *Konservierungsstoffe, Zusatzstoffe, Farbstoffe,* »natürliche Aromen« oder *Geschmacksverstärker* (zum Beispiel Natriumglutamat) enthält.
9. Sortieren Sie alles aus, was *künstliche Süßungsmittel* enthält, beispielsweise Aspartam, Splenda, Sucralose und Zuckeralkohole (alles, was wie Xylitol oder Sorbitol auf »ol« endet). Diese Stoffe machen hungriger, bremsen den Stoffwechsel aus, erzeugen übelriechende Blähungen und fördern die Fetteinlagerung.
10. Was direkt aus der Erde oder vom Feld stammt und nicht aus dem Labor, dürfen Sie getrost essen. Halten Sie sich an die Faustregel von Michael Pollan: *Was draußen wächst und gedeiht und nicht aus der Fabrik kommt, darf in die Küche.* Was Ihre Urgroßmutter nicht als Nahrungsmittel erkennen würde, fliegt raus. Finger weg von »nahrungsähnlichen Substanzen«!

Zur Orientierung eignet sich vor allem der Streifzug über den Wochenmarkt, wo Gärtner und Bauern aus der Umgebung naturbelassene, frische Produkte anbieten. So entwickeln Sie wieder ein Gefühl dafür, was nahrhaft ist und was nicht.

Das brauchen Sie

Die wichtigsten Küchenutensilien

Vor Ihrer Ernährungsumstellung sollten Sie prüfen, ob Ihre Küche ausreichend ausgestattet ist.

Gönnen Sie sich zum Zubereiten und Kochen ruhig das beste Werkzeug, das Sie sich leisten können. Eine hochwertige Küchenausstattung hält oft ein Leben lang.

Zur Grundausstattung zählen:

- Mehrere scharfe Messer verschiedener Größe
- Schneidbretter aus Holz (eins für tierische Produkte, ein weiteres für Obst und Gemüse)
- Eine beschichtete Pfanne von 24 Zentimeter Durchmesser
- Eine beschichtete Pfanne von 28 Zentimeter Durchmesser (Je nach Marke ist die Qualität sehr unterschiedlich. Wählen Sie eine möglichst hochwertige, keramikbeschichtete Pfanne, da Teflonbeschichtungen bei minderwertiger Herstellung Gesundheitsrisiken bergen.)
- Ein großer Suppentopf (für Brühe und Suppen)
- Ein Kochtopf mit Deckel (zwei Liter)
- Ein Kochtopf mit Deckel (vier Liter)
- Eine große Grillpfanne mit Rillen (eckig, 28 x 28 cm; praktisch, aber nicht unverzichtbar)
- Ein gusseiserner Topf (Dutch Oven; praktisch, aber nicht unverzichtbar)
- Eine Grillpfanne mit Rillen für den Backofen
- Drei bis vier Backbleche
- Eine Küchenmaschine
- Ein Standmixer (wenn nicht bereits Teil der Küchenmaschine)
- Ein Stabmixer

- Ein Bratthermometer
- Ein Dosenöffner
- Ein Mahlwerk für Leinsamen oder Gewürze (Kaffeemaschine, in der kein Kaffee gemahlen wird)
- Mehrere Schneebesen
- Eine Küchenzange oder Grillzange
- Ein Fischwender
- Pfannenwender aus Silikon
- Ein Messbecher mit Angaben für trockene Lebensmittel und Flüssigkeiten und/oder eine Küchenwaage
- Eine große Zitronenpresse (auch für andere Zitrusfrüchte)
- Küchenreiben in verschiedenen Ausführungen

Einkaufsverhalten umstellen

Realistisch betrachtet ist der Mensch ein Jäger und Sammler. Auch wenn heute die Geldkarte den Speer ersetzt, sind wir immer noch auf Überleben gepolt. Dummerweise gleicht unser Revier aus Supermarkt, Discounter, Schnellimbiss, Restaurantketten, Bahnhofs- oder Flughafenkiosk, Autobahnraststätte und der eigenen Küche nährstoffmäßig einer Wüste.

Das über Generationen angesammelte Wissen, was wir essen und was wir meiden sollen, gerät zunehmend in Vergessenheit. Doch ob bestimmte Pilze uns vergiften oder sättigen, ist keine reine Nostalgie. Die moderne Esswüste erfordert neue Jagdmethoden. Denn zwischen den Zucker-, Fett- und Salzbergen im Supermarkt warten auch nährstoffreiche Lebensmittel auf ihre Entdeckung. Das Lebensmittelgeschäft gleicht einer Apotheke: Zwischen gefährlichen Suchtmitteln, die sich als Lebensmittel tarnen und Krankheiten Vorschub leisten, finden sich durchaus natürliche Produkte mit heilenden Eigenschaften. Die schlimmsten Schurken finden sich an beiden Enden der Gänge und in der Mitte der Regale. Hülsenfrüchte und Vollkorngetreide stehen meist ganz unten oder so hoch oben, dass sie kaum ins Auge fallen. Nur ein erfahrener Jäger und Sammler weiß, wo sich die wirklich nahrhaften Dinge für die Familie verstecken.

Ihre Einkaufstour beginnt zwar erst kurz vor Beginn des Programms, aber während der Vorbereitungsphase können Sie schon einmal anfangen zu üben. Eine gute Faustregel lautet: Meiden Sie die inneren Gänge. Obst und Gemüse, Kühlregale und Fleischtheke befinden sich normalerweise an den Außenwänden.

Auch Einkaufszettel, an die man sich wirklich hält, haben sich als sinnvoll erwiesen. So sparen Sie Geld und gewinnen Lebensqualität.

Kochen lernen

Nicht jeder hat Spaß am Kochen. Es geht auch nicht jeder gern zur Schule oder treibt gern Sport. Sofern Sie keinen Privatkoch einstellen oder sich von einem liebevollen Partner bekochen lassen, ist Kochen allerdings eine wichtige Fertigkeit, die das Überleben sichert. Als ich klein war, sagte meine Mutter zu mir: »Wer lesen kann, kann auch kochen.« Sie brauchen kein Sternekoch zu werden und kein perfektes Dinner zu zaubern – lernen Sie einfach nur, wie man schnell und preiswert nahrhafte, schmackhafte und gesunde Mahlzeiten zubereitet.

Das klingt sehr aufwändig, besonders wenn man beruflich stark eingespannt ist. Aber selber kochen ist zweifellos besser, als Kochshows im Fernsehen zu genießen. Es lohnt sich einfach. Immer wieder sagen meine Patienten, dass sie zum Kochen weder Zeit noch Lust haben. Das kann ich durchaus nachvollziehen. Ich führe ein sehr erfülltes Leben mit mehreren »Jobs« – ich bin Arzt, Autor, Vorsitzender einer gemeinnützigen Vereinigung, habe ein Ehrenamt und unterrichte. Außerdem bin ich Vater, Ehemann, Sohn, Bruder, Onkel und Freund. Die Energie für all diese Aufgaben bringe ich nur auf, weil ich auf Körper und Seele gleichermaßen achte. Ich gönne mir meine acht Stunden Schlaf pro Nacht, treibe vier- bis sechsmal pro Woche Sport, koche und esse hochwertige Speisen. Inzwischen bin ich Experte für Blitzgerichte (im Sinne von schnell zubereitetem, echtem Essen). Aus dem, was Küche und Speisekammer bereithalten, kann ich rascher ein vollwertiges, frisches, warmes Essen zubereiten, als es dauert, eine Tiefkühlpizza aufzubacken oder den Pizzadienst zu rufen.

In einer Viertelstunde zaubere ich ein komplettes Essen für mich und meine Familie. Das können Sie auch! Denn dazu gehört nur ein wenig vorausschauende Planung und rechtzeitige Vorbereitung für die Arbeitswoche.

Sie haben immer noch keine Zeit oder keine Lust? Dann hilft vielleicht die folgende Schreibübung.

Schreibübung: Warum koche ich nicht?
Nehmen Sie Ihr Protokoll zur Hand und beantworten Sie die folgenden Fragen:

- Was sind die drei Hauptgründe, weshalb Sie gegenwärtig nicht kochen? Zeitmangel? Es schmeckt nicht? Es macht einfach keinen Spaß?

- Wie könnten Sie mehr Zeit zum Kochen finden? Setzen Sie Prioritäten! Sind all diese Aufgaben wirklich wichtiger als Ihre Gesundheit und die Gesundheit Ihrer Kinder? Wie können Sie zwei- bis dreimal am Tag 15 bis 20 Minuten Zeit freischaufeln?
- Wie können Sie das Kochen angenehmer gestalten? Vielleicht möchten Sie dabei Radio hören oder sich von anderen beim Schnippeln und Schälen helfen lassen. Kochen ist eine gute Gelegenheit für mehr Geselligkeit. Man arbeitet zusammen auf ein gemeinsames Ziel hin, kann sich dabei unterhalten und nährt sich am Ende gegenseitig. Wenn Sie allein wohnen, können Sie beim Gemüseputzen vielleicht über Kopfhörer oder Freischaltfunktion mit einer Freundin telefonieren.

Wenn Sie gesund werden wollen, *müssen* Sie lernen, wie man eine komplette Mahlzeit selbst zubereitet. Ein paar Vorschläge habe ich an dieser Stelle zusammengestellt.

Dr. Hymans Blitzgerichte: Dreimal satt in nur 30 Minuten

Am Ende dieses Buches finden Sie einen vollständigen Plan mit Gerichten, Rezepten und Einkaufslisten für zwei Wochen. Außerdem durchlaufen Sie in der ersten Woche meinen Ernährungscrashkurs. Wer ein paar Grundprinzipien und ein paar einfache Kochtechniken beherrscht, braucht sich nicht an den Essensplan zu halten. Beginnen Sie den Tag mit einem Proteinshake oder ein paar pochierten Omega-3-Eiern. Essen Sie abends einen Teller Naturreis mit Gemüse und Proteinen. Und lernen Sie, wie man im Handumdrehen nahrhafte Gerichte zubereitet.

Wenn ich mal richtig viel zu tun habe, sieht mein Speise- und Zeitplan oftmals so aus. Dabei verwende ich durchaus auch Produkte aus der Dose oder aus der Packung, achte aber auf Unverfälschtes mit wenigen Zutaten, die mir geläufig sind, zum Beispiel »weiße Bohnen« oder »Wildlachs«. In insgesamt 30 Minuten kann ich drei Mahlzeiten zubereiten. Da ich zügig arbeite, brauchen Sie vielleicht ein wenig länger. Mit dem Ergebnis gewinnen Sie zwar keinen Stern, aber es schmeckt und macht satt.

Morgens: Proteinshake aus Reis-, Soja-, Hanf-, Erbsen- oder Chiaprotein, tiefgekühlten Beeren, ungesüßter Hanfmilch, einem Esslöffel Omega-3-Öl und einer kleinen Handvoll Walnüsse oder Mandeln. In den Mixer geben, aufschlagen und trinken.

Zubereitung und Verzehr: Fünf Minuten.

Mittags: Vorgewaschenen Rucola oder gemischten Salat, eine Dose abgetropfte weiße Bohnen und ein Glas oder eine Dose Artischockenherzen mit Olivenöl (nativ, extra vergine), Balsamico-Essig, Salz und Pfeffer anmachen, vermischen und essen. Zubereitung: Keine fünf Minuten.

Zwischendurch: Mandeln oder Cashewkerne. Zubereitung: 0 Minuten.

Abends: Rechtzeitig einen Topf Reis vorkochen (im Kühlschrank drei bis vier Tage haltbar): Zwei Tassen Wasser und eine Tasse abgespülten Naturreis aufkochen und mit Deckel 45 Minuten auf kleinster Hitze ausquellen lassen. Bei Bedarf die gewünschte Menge Reis in der Mikrowelle (nicht ideal, aber zeitsparend!) oder mit etwas Olivenöl und Salz in einer beschichteten Pfanne erwärmen (schmeckt besser). Den heißen Reis auf einen Teller geben und in derselben Pfanne etwas vorgewaschenen Spinat oder an-

Das brauchen Sie

deres, vorgeschnittenes dunkelgrünes Blattgemüse wie Grünkohl, Mangold oder Senfblätter bei mittlerer Hitze kurz garen. Auch Brokkoliröschen oder grüner Spargel schmecken gut, brauchen nur etwas länger. Zum Würzen des Grünzeugs verwende ich etwas Olivenöl und vorab zerstoßenen oder zumindest geschälten Knoblauch (ich bin ein viel beschäftigter Mann!). Dazu kommen etwas weizenfreie Tamari-Sojasauce oder Salz und ein paar Esslöffel Wasser, damit nichts anbrennt. Anschließend lege ich etwas Wildlachs aus der Dose auf den fertigen Reis und gebe eine *große* Portion Gemüse dazu (Gemüse macht satt und enthält viele Nährstoffe bei wenig Kalorien). Damit habe ich eine leckere Mahlzeit in maximal 15 Minuten – bei mir dauert die Zubereitung nicht einmal zehn Minuten. Was könnte Ihnen in einer Stunde gelingen?

Für mehr Vielfalt gehen Sie dieselben Schritte durch und verändern einfach die Zutaten oder die Reihenfolge. Verwenden Sie für Ihren Shake einmal Brombeeren und Nussmus und am nächsten Tag Heidelbeeren und Walnüsse. Probieren Sie abends verschiedene Sorten Bohnen oder mal eine Hähnchenbrust als Proteinlieferant (die können Sie auch würfeln, anbraten und das Gemüse dazugeben). Reis ist langweilig? Dann greifen Sie zu Quinoa oder Buchweizen. Es gibt zahlreiche Vollkorngetreidesorten, die man vorkochen kann.

Zumindest grundlegende Kochkenntnisse sind Sie Ihrem Körper schuldig. Die Küche ist von größter Bedeutung. Kurkliniken und Krankenkassen bieten schon heute Kochkurse in der Lehrküche an, in denen die Patienten grundlegende Fertigkeiten in Bezug auf Auswahl und Zubereitung ihrer Nahrung erlernen. Wollen Sie nicht lieber lernen, wie Sie sich gesund essen, als zahllose Medikamente zu schlucken, die nicht halb so gut helfen und zudem mit unerwünschten Nebenwirkungen einhergehen?

Experimentieren Sie beim Kochen, besuchen Sie Kochkurse oder fragen Sie Ihre Freunde nach Tipps und Tricks. So kann Kochen vielleicht sogar zu einem wunderbaren, entspannenden Hobby werden.

Den Körper vorbereiten

Eine Woche vor Beginn des Programms setzen Sie alle »Drogen« ab. Dabei stufe ich die vier wichtigsten Verkaufsschlager aus dem Supermarkt – Zucker, Koffein, Alkohol und Nikotin – als Drogen ein. Diese vier Substanzen putschen uns auf, indem sie uns scheinbar neue Energie verleihen, oder sorgen für die gewünschte »Entspannung«. Am Ende jedoch entpuppen sie sich als die falschen Freunde, Energieräuber und Saboteure unserer Gesundheit. Der schnelle Kick mit Zucker oder Koffein führt ebenso schnell zum nächsten Loch mit neuer Gier. Das ist keine wahre Hilfe. Alkohol ist nur Zucker in anderer Form und beeinträchtigt die Impulskontrolle, so dass man leicht mehr zu sich nimmt, als man wollte. Wenn Sie sich von diesen Drogen lösen, werden Sie bald feststellen, wie sehr sie Ihnen tatsächlich geschadet haben.

Mit dem Rauchen aufzuhören ist nicht leicht. Lassen Sie sich vom Arzt helfen oder probieren Sie es mit Hypnose, Akupunktur oder Medikamenten. Es gibt Methoden, bei denen man nicht allzu sehr leiden muss.

Eine Woche vor Programmbeginn streichen Sie *alle* folgenden Suchtmittel aus Ihrer Ernährung und aus Ihrem Leben.

Das brauchen Sie

- Zucker und Stärke in jeder Form, einschließlich sämtlicher Backwaren, Brot, Nudeln und andere stark verarbeitete Kohlenhydrate, die wie Zucker wirken.
- Alle stark verarbeiteten, unzuträglichen Lebensmittel aus meinen »Zehn Regeln für die gesunde Ernährung« (siehe Seite 211 ff.).
- Alkohol (für sieben Wochen; eine Woche Vorbereitung und sechs Wochen Ernährungsumstellung).
- Koffein (für sieben Wochen; eine Woche Vorbereitung und sechs Wochen Ernährungsumstellung).

Unterschätzen Sie nicht die Macht dieser Substanzen, die Ihren Blutzucker durcheinanderbringen und schwer beherrschbare Impulse auslösen. Selbst wenn Sie nichts anderes aus diesem Buch in die Tat umsetzen, können bereits diese Maßnahmen Ihr Leben verändern, Ihren Stoffwechsel auf Trab bringen, den Blutzucker stabilisieren und Ihnen beim Abnehmen helfen.

Aktiv werden! Schluss mit der Zuckersucht und anderen Abhängigkeiten

Die folgenden Schritte können Ihnen helfen, Entzugssymptome in den Griff zu bekommen, während Sie sich von Ihren persönlichen Suchtmitteln lösen.

Zehn Tipps für souveräne Selbstbeherrschung

1. *Blutzucker stabilisieren.* Blutzuckerschwankungen regen den Appetit an, also sollten Sie Ihren Blutzucker möglichst stabil halten. Sobald Sie Zucker und künstliche Süßungsmittel vollständig aus Ihrer Ernährung verbannt haben, verschwindet

auch der Süßhunger. Machen Sie einen klaren Schnitt und streichen Sie Zucker, Weißmehlprodukte, Limonade, Fruchtsaft und künstliche Süßungsmittel, die Lust auf Süßes machen, komplett. Kombinieren Sie bei jeder Mahlzeit nahrhafte Proteine (Fisch, Bioeier, mageres Geflügel in kleinen Mengen, Nüsse, Produkte aus Vollsoja und Hülsenfrüchten), gute Fette (Fisch, Olivenöl extra vergine, nicht raffiniertes Kokosöl, Oliven, Samen, Avocados und alle Nüsse bis auf Erdnüsse) sowie komplexe Kohlenhydrate (Bohnen, Gemüse, Vollkorn und Obst). So bleibt der Blutzucker konstant.
2. *Keine flüssigen Kalorien.* In flüssiger Form aufgenommene Kalorien regen Appetit und Bauchwachstum ganz besonders an. Sie gießen Ihr Übergewicht geradezu in sich hinein.
3. *Nährstoffreiches, proteinhaltiges Frühstück.* Immer wieder belegen Studien, dass ein gesundes, proteinhaltiges Frühstück beim Abnehmen hilft, Heißhunger dämpft und die Kalorienverbrennung anregt. Gute Proteinlieferanten sind Eier, Nüsse, Samen, Nussmus oder Proteinshakes (siehe Rezeptteil, Seite 408 bis 414).
4. *Regelmäßig kleine, faserreiche Mahlzeiten.* Essen Sie alle drei bis vier Stunden und achten Sie darauf, dass jede Mahlzeit auch Proteine enthält (mageres tierisches Protein, Nüsse, Samen, Bohnen).
5. *Drei Stunden vor dem Schlafengehen ist Schluss.* Wer später noch etwas isst, treibt nur das Insulin in die Höhe und regt die Speicherung von Bauchfett an. Bauchfett wiederum löst Entzündungs- und Hormonsignale aus, die den Appetit steigern.
6. *Stress abbauen.* Stresshormone fördern den Appetit. Sobald Sie also etwas essen möchten, sollten Sie sich zwei Fragen stellen:

»Wie geht es mir?«, und: »Was brauche ich?« Können Sie das, was Sie brauchen, wirklich nur durch Essen bekommen? Führen Sie ein tägliches Anti-Stress-Programm mit Tiefenatmung, Meditationsübungen und anderen Entspannungstechniken ein (mehr dazu im Kapitel »Woche 3: Entspannung und Heilung«, siehe Seite 311 bis 321).
7. *Unerkannte Lebensmittelallergien ermitteln.* Häufig verlangen wir genau nach den Lebensmitteln, gegen die wir allergisch sind (deshalb empfehle ich, in den ersten sechs Wochen des Programms auf Gluten und Milchprodukte zu verzichten). Die Entwöhnung ist nicht leicht, aber nach zwei bis drei Tagen ohne diese Produkte verschwinden das Verlangen und die Symptome, und Sie haben wieder mehr Energie.
8. *Mehr Bewegung.* Bewegung hilft bei der Appetitkontrolle (mehr dazu im Kapitel »Woche 4: Bewegung mit Spaß und Köpfchen«, siehe Seite 322 bis 329).
9. *Sieben bis acht Stunden Schlaf.* Schlafmangel erhöht den Appetit auf Süßes und Kohlenhydrate, weil er die Appetithormone beeinflusst (mehr dazu im Kapitel »Woche 3: Entspannung und Heilung«, siehe Seite 311 bis 321).
10. *Nährstoffzufuhr optimieren:*
    - *Omega-3-Fette* sind wichtig für die Steuerung der Insulinfunktion.
    - *Vitamin D.* Ein niedriger Vitamin-D-Spiegel erschwert die Appetitkontrolle.
    - *Ergänzungsmittel als Appetitzügler in Erwägung ziehen.* Natürliche Substanzen, die bei der Appetitzügelung helfen, sind zum Beispiel L-Glutamin, die Spezialfaser PGX, Chrom, Alphaliponsäure oder DL-Phenylalanin (DLPA).

Aktiv werden: In sieben Tagen koffeinfrei

Schon im Studium gewöhnte ich mich an täglichen Kaffeekonsum. Allerdings stellte ich fest, dass ich nachmittags sehr müde wurde und mehr Koffein oder Zucker benötigte, um wieder wach zu werden. Der Grund dafür war der Kaffee – als ich ihn aufgab, kam die Energie zurück. Viele meiner Patienten stecken in demselben Teufelskreis fest, und die meisten von ihnen schlafen auch zu wenig. Aber Schlafmangel lässt sich nicht durch Koffein kompensieren.

Wenn Sie den Kaffee streichen, sind Sie in den ersten Tagen vermutlich recht müde. Vielleicht bekommen Sie sogar Kopfschmerzen. Solche Entzugssymptome sind ein klarer Hinweis auf eine Abhängigkeit. Sobald Sie jedoch koffeinfrei leben, haben Sie für alles mehr Energie.

So verläuft der Entzug einigermaßen schmerzfrei:

1. Beginnen Sie an einem Wochenende, an dem Sie viel Schlaf nachholen können.
2. Halbieren Sie Ihre Dosis täglich, bis Sie nur noch eine halbe Tasse pro Tag trinken. Dann hören Sie ganz auf.
3. Trinken Sie reichlich Wasser.
4. Nehmen Sie täglich 1000 mg Vitamin C ein.
5. Bei Kopfschmerzen können Sie sich hinlegen oder notfalls ein Ibuprofen einnehmen.

Aktiv werden: Alkoholpause
(auch Alkohol hat flüssige Kalorien)

Ein Glas Rotwein zum Essen, das kühle Bier an einem heißen Tag oder ein Cognac am Abend gehören zu den kleinen Freuden im Leben. Doch bei täglichem Genuss kann Alkohol mehr Schaden anrichten, als Sie vermuten, ganz besonders bei Diapositas. Alkohol kann Triglyzeride und Blutzucker erhöhen, Darmfunktion und Schlafqualität beeinträchtigen, das Krebsrisiko erhöhen, die Leberfunktion hemmen, zusätzliche Kalorien liefern und auf diese Weise ein gesundes Körpergewicht torpedieren. Solange Sie also das Sechs-Wochen-Programm durchführen, sollten Sie auf Alkohol vollständig verzichten.

Im Übrigen summieren sich zwei Gläser Wein pro Tag im Laufe eines Jahres auf 72 000 zusätzliche Kalorien. Wer dann nicht die Nahrungszufuhr zurückschraubt (und das tut man nicht, weil Alkohol eher dazu verleitet, fröhlich zuzugreifen), bringt nach einem Jahr leicht zehn Kilo mehr auf die Waage. Und diese flüssigen Kalorien verwandeln sich direkt in Bauchspeck.

Machen Sie sechs Wochen Pause und prüfen Sie, wie es Ihnen dann geht. Danach dürfen Sie sich ein bis drei Gläser Wein (je 150 Milliliter) oder Bier (je 330 Milliliter) pro Woche gönnen.

An dieser Stelle möchte ich noch einmal wiederholen, dass allein der Verzicht auf Zucker, schnell verfügbare Kohlenhydrate, industriell verfälschte Nahrungsmittel, Transfette, Koffein und Alkohol binnen weniger Wochen erhebliche Auswirkungen auf Ihr Gewicht, Ihre Energie, Ihre Laune und Ihre Gesundheit haben wird – selbst wenn Sie nichts anderes von meinen Empfehlungen übernehmen. Gönnen Sie sich also Urlaub von Ihren »Drogen«. Es dürften die erholsamsten Ferien Ihres Lebens werden.

2.
Gemeinsam geht es besser

Im Herbst 2010 aß ich mit Rick Warren zu Abend, dem Pastor einer südkalifornischen Gemeinde mit 30 000 Mitgliedern. Bei einer herzhaften Suppe mit Kohl, Roter Bete und Salat schilderte er mir sein überaus erfolgreiches Experiment für eine nachhaltige persönliche Entwicklung und Veränderung. Rick hatte seine Gemeinde ermuntert, 5000 kleine Gruppen zu bilden, die sich einmal wöchentlich treffen sollten, um miteinander zu lernen, gemeinsam nachzudenken und als Gemeinschaft zusammenzuwachsen.

In diesem Moment kam mir der Gedanke, diese Gruppen als Ausgangsbasis für eine gesündere Lebensweise zu nutzen. Zusammen mit Dr. Mehmet Oz und Dr. Daniel Amen entwickelte ich den *Daniel-Plan,* einen 52-Wochen-Lehrgang für körperliche und spirituelle Gesundheit und Erneuerung, der über solche Kleingruppen vermittelt werden sollte. Der Name *Daniel-Plan* stammt von Rick und verweist auf das Buch Daniel, das die Geschichte von König Nebukadnezzar und den gefangenen Israeliten erzählt.

Biblisches Vorbild:
Daniel und seine Freunde

Im ersten Kapitel von Buch Daniel (Daniel 1:3-16) wird Daniel und seinen mit ihm versklavten Freunden, Schadrach, Meschach und Abed-Nego, aufgetragen, die Speisen und den Wein von der königlichen Tafel zu essen. Daniel und seine Freunde sind entschlossen, nicht unrein zu werden, indem sie diese Nahrung und den Wein zu sich nehmen. Deshalb bittet Daniel den Oberkämmerer, Melzar, um die Erlaubnis, sich dem Befehl des Königs widersetzen zu dürfen. Melzar beschwört Daniel, den Befehl zu befolgen, damit er selbst, Melzar, nicht geköpft wird, weil er seinen Anweisungen zuwider gehandelt hat. Er sagt, der König würde es bemerken, wenn Daniel und dessen Freunde die Speisen nicht anrühren, weil sie dann schlecht ernährt wirken würden.

Daraufhin fordert Daniel ihn heraus:

Lass uns zehn Tage von Wasser und pflanzlicher Nahrung leben. Am Ende der zehn Tage kannst du sehen, wie wir im Vergleich zu den anderen jungen Männern aussehen, welche die Speisen des Königs zu sich nehmen. Dann triff deine Entscheidung im Lichte dessen, was du siehst.

Melzar geht auf Daniels Angebot ein und stellt ihn zehn Tage auf die Probe. Am Ende dieses Zeitraums erscheinen Daniel und seine Freunde gesünder und besser genährt als die jungen Männer, die das ihnen zugewiesene Essen des Königs verzehrt haben.

Deshalb bekamen sie von Melzar auch danach nur pflanzliche Nahrung anstelle der Kost, die eigentlich für sie vorgesehen war.

Diesen vier Männern hatte Gott ungewöhnliche Einsicht verliehen, das überlieferte Wissen voll und ganz zu begreifen.

Am 15. Januar 2011 erging in der Gemeinde der Startschuss für das Programm, und prompt erklärten sich über 8000 Menschen bereit, in kleinen Gruppen daran teilzunehmen, ihre Fortschritte zu protokollieren und an einer Studie mitzuwirken. Nach zwei Monaten war ihre Zahl auf 15 000 Teilnehmer angewachsen. Das Programm beinhaltet ein wöchentliches Lernpensum, Lernziele, Videos, Webinare, Seminar und Online-Unterstützung. Eine Umfrage nach den ersten sechs Wochen ergab, dass die Gemeinde insgesamt über 70 000 Kilo Gewicht abgebaut hatte (rund acht Prozent des Körpergewichts). Nach zehn Monaten betrug der durchschnittliche Gewichtsverlust der Teilnehmer acht Kilo, und viele hatten zwischen 20 und 45 Kilo abgenommen. Doch diejenigen, die das Programm *zusammen* durchzogen, nahmen doppelt so viel ab wie Einzelkämpfer. Dabei besserten sich auch viele chronische Symptome wie Migräne, Asthma, Reflux, Reizdarm, Autoimmunerkrankungen, Depressionen, Schlaflosigkeit, Süßhunger, Gelenkschmerzen, Gicht, Akne, Hautprobleme und anderes. Der *Daniel-Plan* stellte die Kultur der Gemeinde auf den Kopf. Supermärkte und Restaurants nahmen *Daniel-Plan*-verträgliche Produkte und Gerichte in ihr Angebot auf. Der *Daniel-Plan* erwies sich als Therapie, denn als Nebenwirkung des besseren Gesundheitszustands verschwanden Erkrankungen. Und eines der wichtigsten Elemente der Behandlung war die Heilkraft der Gruppe. Da begriff ich, dass bereits die Gruppe – die Gemeinschaft – medizinisch von Bedeutung ist.

Gemeinsam gegen Volkskrankheiten

Die Idee keimte in mir, als ich nach dem Erdbeben von Haiti im Januar 2010 mit Paul Farmer auf die Insel kam. Seine gemeinnützige Organisation *Partners in Health* hat in den ärmsten Ländern unserer Erde ein schlagkräftiges, erfolgreiches Modell zur Behandlung von antibiotikaresistenter Tuberkulose und AIDS ins Leben gerufen. Das Brillante an seinem Ansatz waren nicht neue Medikamente oder große Behandlungszentren, sondern eine ganz einfache Idee: Das eigentliche Problem bei der Behandlung dieser Patienten war zum einen die Versorgung mit den erforderlichen Medikamenten, zum anderen aber die Gewährleistung, dass sie diese auch einnahmen. Sie waren auf ihrem Weg zur Gesundung auf Unterstützung angewiesen. Also rekrutierte Farmer über 11 000 »Gesundheitsbegleiter« und bildete diese in lokaler Gesundheitsfürsorge aus. Auf diese Weise konnte er zeigen, dass sich auch die Ärmsten und Kränksten mit den am schwersten behandelbaren Krankheiten erfolgreich therapieren lassen. Die Behandlung bestand aus mehr Gemeinschaft.

Dieses Konzept lässt sich auch auf Diapositas übertragen. Ein Unterstützungssystem, das auf der Gemeinschaft basiert, ist eine wirksame Methode, Menschen zu nachhaltigen Verhaltens- und Lebensumstellungen zu motivieren.

Aus der Forschung: Unterstützung vor Ort hilft besser als Medikamente

Auch wenn die Daten aus dem Daniel-Plan noch lange nicht vollständig sind, wissen wir schon jetzt eine ganze Menge über den Einfluss der Gemeinschaft auf Veränderungen der Lebensweise. Die bisherigen Ergebnisse zeigen, dass eine starke Gemeinschaft und die Einbeziehung von Selbsthilfegruppen weit mehr gegen Fettleibigkeit und Diabetes vermag als jede Medikation. Jeden Tag erreichen mich neue Untersuchungen, denen zufolge kleine Gruppen aller Art bei Diapositas und chronischen Erkrankungen hilfreicher sind als alle sonstigen Ansätze – und zwar unabhängig davon, ob die Gruppen von ausgebildeten Laien, Gleichgesinnten, Gesundheitsexperten oder -pflegern, Krankenkassenmitarbeitern, Kirchenbediensteten, Lehrern oder Altenpflegern geleitet werden.[1]

Eine wegweisende Studie von 2002, die auf dem Diabetes-Präventionsprogramm basierte, sowie eine öffentlich geförderte Studie über die weitere Entwicklung im Laufe der nächsten zehn Jahre ergaben, dass eine Lebensstilveränderung im Rahmen einer Gruppe allen anderen Behandlungsansätzen (einschließlich Medikamenten) weit überlegen ist, wenn es darum geht, Prädiabetiker vor Diabetes zu bewahren.[2, 3] Bei regelmäßiger Unterstützung und Unterweisung verloren die Teilnehmer fünf Prozent ihres Körpergewichts und konnten ihr Diabetesrisiko um 58 Prozent reduzieren. In einer großen finnischen Studie zur Diabetesprävention war der Ansatz der Lebensumstellung in der Gruppe ebenfalls erfolgreich.[4]

Vor kurzem lernte ich eine ehemalige Teilnehmerin des Diabetes-Präventionsprogramms kennen, die mir eine erstaunliche Geschichte erzählte. Die damaligen Ratschläge zur Lebensweise waren relativ mager und basierten auf überholten Ernährungskonzepten. Die Gruppe kam alle paar Wochen zusammen, um sich über ihre Erfolge und Schwierigkeiten auszutauschen. Sie bekamen eine recht schlichte Ernährungsberatung, die obendrein noch weitgehend falsch war (fettarme Ernährung für Diabetiker – wie wir heute wissen, das Schlechteste, was man einem Diabetiker ans Herz legen kann). Außerdem sollten sie Ernährung, Bewegung und Gewicht in einem Tagebuch protokollieren und sich einmal die Woche zum Sport treffen. Dennoch half dieses Programm besser als jede verfügbare medikamentöse Behandlung. Die Kontrollgruppe der Studie, die nur Medikamente erhielt, wurde sogar vorzeitig abgebrochen. Die Ethikkommission, welche die Studie überwachte, hielt es für unvertretbar, den Patienten nur Medikamente zu geben und sie nicht zu einer Lebensumstellung zu bewegen.

Die Frau, mit der ich sprach, hielt die Gruppensitzungen und die Vorgabe, ein Protokoll zu führen, für das Wesentliche. Als das Programm vorüber war, sie keine Fortschritte mehr protokollieren musste und auch die Unterstützung der Gruppe wegfiel, ging es mit ihrer Gesundheit wieder bergab.

In einer Langzeitstudie der amerikanischen Gesundheitsbehörden wurden 5000 Patienten über 13 Jahre hinweg beobachtet, um zu prüfen, wie erfolgreich ein intensives Gruppentraining zur Diabetesprävention durch Lebensumstellung im Vergleich zu normaler medizinischer Betreuung mit Einzelterminen bei Diabetesberatern, Ernährungsberatern und Ärzten wäre. Bisher hat sich das Gruppenprogramm in Bezug auf Gewicht, Cholesterin, Blutzucker und Blutdruck als deutlich überlegen erwiesen.[5] Nach Abschluss der Studie dürfte sich unsere Sichtweise auf optimale Gesundheitsfürsorge von Grund auf ändern.

Eine Gruppentherapie hilft nicht nur bei Diabetes. Dr. Dean Ornish entwickelte überaus erfolgreiche Gruppenbehandlungen für Herzkranke und Prostatakrebspatienten. Solche Konzepte sind effektiver und können bei Krankheiten, die durch Lebensweise und Umwelteinflüsse bedingt sind, mehr Leben retten als Medikamente und Operationen – zu deutlich reduzierten Kosten.

Protokollübung: Warum möchte ich nicht Teil einer Gruppe werden?

Viele Menschen gliedern sich nur ungern in neue Gruppen ein. Es fällt uns schwer, uns auf die Gemeinschaft einzulassen. Wenn dies auf Sie zutrifft, überlegen Sie einmal, woran das liegt, und schreiben Sie es auf. Schließlich können Sie auch eine eigene Gruppe gründen – die Mindestanzahl einer Gruppe liegt bei zwei Teilnehmern. Wer aus der Familie, aus dem Freundeskreis oder von den Kollegen könnte mitmachen?

An dieser Stelle möchte ich noch einmal betonen, dass praktisch alle bisher überprüften Programme auf überholten oder keineswegs optimalen Ratschlägen basierten und *trotzdem* besser funktioniert haben als jedes Medikament. Die Kraft der Gruppe, der zwischenmenschlichen Bindung, ist die wahre Medizin. Wenn die richtigen Informationen mit Spaß und in entspannter Atmosphäre innerhalb einer Gruppe vermittelt werden, können wir Übergewicht und Diabetes besiegen.

Und nun stellen Sie sich vor, was ein intensiveres Programm vermag, das auf wöchentlichen Treffen, aktuellem Ernährungswissen und besseren Empfehlungen zu Sport und Bewegung basiert und von einem verbesserten Protokoll begleitet wird. So können Sie sich gegenseitig helfen, Denkfehlern auf die Schliche kommen und sich immer wieder anspornen.

Mehr Wertschätzung für Selbsthilfegruppen

Nach einem Vortrag wurde ich von zwei Ärzten aus Portland angesprochen, die mir von ihrem Konzept für illegal zugewanderte, mittellose Frauen mit chronischen Beschwerden, Fettleibigkeit und Diabetes erzählten. Gegen einen sehr bescheidenen Teilnehmerbeitrag konnten sie diesen Frauen erfolgreich einen Ansatz vermitteln, der auf meinen Ideen beruhte (die ich schon bei vielen Ärztetagen vorgestellt habe). Die 20-köpfige Gruppe traf sich insgesamt achtmal für je drei Stunden Unterricht, in den ersten fünf Wochen jede Woche, danach alle zwei Wochen. Damit konnten sie zwischen zwei und neun Kilo Gewicht abbauen, ihren Blutdruck um zehn bis 20 Punkte senken, und auch Depressionen und Entzündungen gingen merklich zurück.

Diese Beispiele sind jedoch nur der Anfang dessen, was möglich ist, wenn wir zusammenarbeiten. Menschen sind soziale Wesen und brauchen das Gemeinschaftserlebnis. Ich habe mich mit Vertretern der Personalabteilung von Google zusammengesetzt und mit ihnen über die Gesunderhaltung der Belegschaft gesprochen. Eine Umfrage unter den »Googlern« ergab, dass die meisten mehr Verbundenheit mit anderen wünschten.

Soziale Netzwerke und Gruppen zur Unterstützung von Veränderungen entstehen oft spontan. Facebook und Twitter unterstützen nicht nur politische Umwälzungen wie in Ägypten, sondern können Menschen auch zusammenschweißen, um zum Beispiel wieder gesund zu werden.

Regelmäßig erscheinen neue Smartphone-Applikationen, mit deren Hilfe sich Fitnessstand, Kalorienverbrauch, Gewicht und andere Werte ermitteln und an andere weitergeben lassen. Solche Hilfsmittel sprechen unser Bedürfnis an, auch in Gesundheitsfragen funktionierende Netzwerke aufzubauen.

Als größte gesetzliche Krankenkasse in Deutschland ruft beispielsweise die AOK alljährlich zur Pfundskur auf und ersinnt immer neue Ideen, Menschen zu einem gesundheits- und fitnessbewussten Lebensstil zu animieren, zu schulen und in Gruppen zusammenzuführen. Erkundigen Sie sich, was Ihre Krankenkasse anbietet, oder fragen Sie Ihren Arzt, welche Möglichkeiten in Ihrer Nähe bestehen.

Selbsthilfeinitiativen kommt bei der Lösung chronischer Gesundheitsprobleme eine enorme Bedeutung zu. Diapositas-Patienten wenden sich aktuell in erster Linie an ihren Hausarzt, der ihnen bestenfalls ein *Disease-Management-Programm* der jeweiligen Krankenkasse empfiehlt, aber vielfach weder die Zeit noch die nötigen Ressourcen oder das Personal hat, um nachhaltige Lebensstil- und Verhaltensänderungen anzuleiten und zu begleiten. Es reicht nicht, Patienten eine bessere Ernährung und mehr Bewegung ans Herz zu legen.

Eine breite Bewegung für eine gesündere Lebensweise, wie ich sie im Kapitel »Alle Macht dem Verbraucher« beschreibe, beginnt zu Hause, in der Familie, im Freundeskreis, im sozialen Netzwerk, in der Schule, am Arbeitsplatz und überall, wo Menschen zusammenkommen.

Für den langfristigen Erfolg brauchen Sie Unterstützung, im

Das brauchen Sie

Idealfall ein Team, das auf dasselbe Ziel hinarbeitet. Dabei kann es sich um eine einzelne Person handeln – eine Freundin, eine Ernährungsberaterin, einen Fitnesstrainer, eine Ärztin oder einen Heilpraktiker –, aber auch um eine Online-Community, die Rückhalt gibt. Suchen Sie sich also Menschen, mit denen Sie das Programm durchziehen können.

Aktiv werden: Alle ins Boot holen
Auch Freunde, Familienmitglieder und Kollegen, die nicht Ihrer Gruppe angehören, können Sie unterstützen.

Setzen Sie diesen Menschen klare Grenzen, damit sie Ihre Bemühungen um Gesundheit nicht sabotieren. Sie müssen lernen, wie man mit Menschen umgeht, die einen zum Essen überreden möchten oder sagen: »Komm schon! Was kann ein Glas Cola denn groß anrichten?« Für manch einen kann dieses eine Glas Cola eine ganze Abwärtsspirale in Gang setzen, zum hemmungslosen Futtern verleiten und die entsprechenden negativen Folgen nach sich ziehen. Beziehen Sie deshalb klar Position, und erklären Sie Ihrem Umfeld, warum Sie sich umstellen und warum dies für Sie wichtig ist. Echte Freunde werden begreifen, welchen Stellenwert Ihre Gesundheit einnimmt.

Aktiv werden: In anderen Gruppen
Verschaffen Sie sich auch auf anderen Ebenen Gehör: in der Firma, in der Schule, in der Gemeinde oder im Verein. Auf diese Weise unterstützen Sie politische Veränderungen, die mit der Zeit eine gesündere Umgebung für alle bewirken. Melden Sie sich zu Wort, denn es ist wichtig, dass viele den Mund aufmachen.

3.
Messen, Wiegen, Testen

Dieses Buch vermittelt praktische Empfehlungen für eine gesündere Lebensweise, die auf wissenschaftlichen Erkenntnissen beruhen. So werden Sie Blutzucker und Insulin bald besser regulieren können. Doch zunächst sollten Sie ein paar Ausgangswerte notieren, einige Fragen beantworten und anhand der Auswertungen herausfinden, welche Version des Programms für Sie besonders sinnvoll ist.

Basisprogramm oder Spezialprogramm?

Ich habe zwei Programmversionen entwickelt. Das Basisprogramm eignet sich für jeden. Es reguliert den Blutzucker, wirkt Insulinspitzen entgegen, sorgt für einen ausgeglichenen Hormonhaushalt, verbessert die Entgiftung und beruhigt Körper, Geist und Seele. Für die meisten Leser liefert das Basisprogramm alles, was sie für die Heilung von Diapositas und die Rückeroberung ihrer Gesundheit benötigen.

Das Spezialprogramm richtet sich an Menschen mit stärkerer Diapositas und an alle mit der Diagnose Diabetes. Die neuen Erkenntnisse der Genforschung und das hinzugewonnene Verständnis für die vielen Faktoren, die auf unseren Stoffwechsel einwirken, machen erforderlich, sich von der Vorstellung zu verabschieden, alle Menschen seien im Grunde gleich. Die Lösung: eine personalisierte Medizin. Es gibt tatsächlich Menschen, die aufgrund ihrer Veranlagung schneller eine Insulinresistenz entwickeln und bei einer bestimmten Zuckermenge mehr Insulin ausschütten als andere, sogar ohne Übergewicht. Manche Menschen lagern verstärkt Toxine ein, reagieren mit entzündlichen Prozessen auf Gluten, haben träge Mitochondrien, eine ungünstige Darmflora oder hormonelle Probleme.

Das Spezialprogramm hilft denjenigen, bei denen Stoffwechsel und Biochemie stärker aus dem Gleichgewicht geraten sind. In diesem Fall empfehle ich zusätzliche Ergänzungsmittel und Ernährungsregeln.

Um herauszufinden, welcher Plan für Sie persönlich ratsam ist, aber auch, um Ihre Fortschritte vernünftig nachvollziehen zu können, sollten Sie jetzt dreimal aktiv werden: Nehmen Sie Maß, beantworten Sie die Fragen und lassen Sie bestimmte Blutwerte überprüfen.

Aktiv werden: Messen und wiegen

Die wichtigsten Informationen zu Ihrer Gesundheit haben Sie schnell ermittelt. Allein diese Daten sagen schon viel über Ihren Gesundheitszustand aus. Legen Sie gleich los!

1. Ihr Gewicht
- Wiegen Sie sich morgens nach dem Aufstehen ohne Bekleidung nach dem Toilettengang. Tragen Sie das Gewicht einmal pro Woche in Ihr Protokoll ein.

2. Ihre Größe
- Messen Sie Ihre Größe in Zentimetern und tragen Sie auch diese in Ihr Protokoll ein.

3. Ihr Taillenumfang
- Messen Sie den dicksten Punkt um den Bauchnabel und tragen Sie den Wert wöchentlich in Ihr Protokoll ein.

4. Ihr Blutdruck
- Kaufen Sie ein Blutdruckmessgerät oder lassen Sie Ihren Blutdruck in der Apotheke oder beim Arzt messen.
- Wöchentlich im Protokoll eintragen.
- Messen Sie morgens vor dem Start in den Tag. Im Idealfall sollte der Blutdruck unter 115/75 betragen. Ab 140/90 ist er deutlich erhöht.

Am besten besorgen Sie sich eine Waage und ein Blutdruckmessgerät, welche die ermittelten Daten wie Gewicht, BMI, Fettanteil und Blutdruck drahtlos auf Ihr Smartphone und Ihre Online-Tools übertragen. Die regelmäßige Erfassung dieser Werte verdoppelt nachweislich den Erfolg Ihrer Bemühungen. Ebenso wirkungsvoll ist das Teilen der eigenen Fortschritte mit Freunden oder einem Online-Netzwerk.

Anhand dieser Grunddaten werden weitere wichtige Werte ermittelt.

1. Ihr Body Mass Index (BMI)
- Ihr Gewicht in Kilogramm geteilt durch Ihre Körpergröße in Meter zum Quadrat, zum Beispiel:
- 85 kg geteilt durch (1,70 x 1,70)
- Der BMI liefert einen Anhaltspunkt, ob Sie normalgewichtig, übergewichtig oder fettleibig sind. Normal ist ein Gewicht bis 25, als übergewichtig gilt man zwischen 26 und 29 und als fett-

leibig ab 30. Dabei ist allerdings auch der Taillenumfang zu berücksichtigen. Ein kräftiger Sportler mit schmaler Taille kann gesund sein, während jemand mit dünnen Armen und Beinen, aber einem kugelrunden Bauch trotz eines normalen BMI diapositasgefährdet sein kann. Auch Menschen aus Asien, aus dem Nahen Osten und anderen Gebieten können bereits bei deutlich geringerem BMI Diapositas haben.
- Der BMI wird mit den anderen Maßen wöchentlich im Protokoll eingetragen.

2. Ihr Verhältnis von Taillenumfang zu Körpergröße (Waist-to-Height Ratio)
- Nehmen Sie Ihren Taillenumfang in Zentimeter und teilen Sie ihn durch die Körpergröße in Zentimeter.
- Dieser Wert ist von großer Bedeutung, denn er gibt Aufschluss über das Bauchfett. (Sie können sich auch seitlich vor den Spiegel stellen und nachsehen, ob der Bauch sich sichtlich wölbt, oder prüfen, ob Sie im Stehen noch Ihre eigenen Zehen sehen können – wenn nicht, haben Sie ein Problem.)
- Dieser Wert ist für Diapositas und für das Herz- und Sterberisiko von größerer Bedeutung als fast jeder andere, einschließlich des Verhältnisses von Taillen- und Hüftumfang.[1] Zudem ist er leichter zu berechnen.
- Berechnen Sie diesen Wert während des Programms einmal pro Woche und tragen Sie ihn in Ihr Protokoll ein. Nach Beendigung des Programms sollten Sie ihn weiterhin einmal pro Monat ermitteln.

Tabelle für das Verhältnis Taille – Körpergröße

Frauen
- bis 35: Zu dünn bis untergewichtig
- 35 bis 42: Extrem schlank
- 42 bis 46: Schlank und gesund
- 46 bis 49: Gesund
- 49 bis 54: Übergewichtig
- 54 bis 58: Extrem übergewichtig bis fettleibig
- über 58: Stark fettleibig

Männer
- bis 35: Zu dünn bis untergewichtig
- 35 bis 43: Extrem schlank
- 43 bis 46: Schlank und gesund
- 46 bis 53: Gesund
- 53 bis 58: Übergewichtig
- 58 bis 63: Extrem übergewichtig bis fettleibig
- über 63: Stark fettleibig

Kehren Sie nach Abschluss jeder Programmwoche zu diesem Abschnitt zurück und nehmen Sie Maß. Es kann überaus motivierend sein, wenn man auf diese Weise mitverfolgt, wie der Körper sich verändert.

Aktiv werden: Die umfassende Diapositas-Checkliste

Nachdem Sie nun Ihren BMI und Ihr Taille-Größe-Verhältnis kennen, können Sie herausfinden, ob Sie das Basisprogramm oder das

Das brauchen Sie

Spezialprogramm benötigen. Ganz zu Beginn dieses Buchs haben Sie vermutlich die Checklisten zum Einstieg ausgefüllt. Jetzt können Sie Ihr Problem in vollem Umfang feststellen. Geben Sie sich im folgenden Test für jede **Ja**-Antwort **1 Punkt**.

Frage	Ja	Nein
Haben Sie mitunter starken Appetit auf Süßes, geben ihm nach und erleben einen kurzen Energieschub, gefolgt von einem späteren »Zuckertief«?		
Hat Ihr Arzt Ihnen je mitgeteilt, Ihr Blutzucker wäre »ein bisschen hoch«?		
Würden Sie sich als eher inaktiv bezeichnen?		
Werden Sie reizbar, nervös, müde, zappelig, oder bekommen Sie Kopfschmerzen, wenn das letzte Essen schon etliche Stunden her ist, und geht es Ihnen nach dem Essen wieder besser?		
Werden Sie zwei bis drei Stunden nach dem Essen zittrig?		
Haben Sie Schwierigkeiten, durch Fettverzicht abzunehmen?		
Werden Sie launisch, reizbar, matt oder müde, wenn Sie eine Mahlzeit auslassen?		
Gerät Ihr Essverhalten durch ein süßes Frühstück (Nutellabrötchen, süßes Müsli, Kuchen) den ganzen Tag außer Kontrolle?		
Haben Sie bei Süßigkeiten oder anderen Kohlenhydraten das Gefühl, einfach immer weiter essen zu müssen?		

Frage	Ja	Nein
Möchten Sie sich nach einem Teller Nudeln oder Kartoffeln am liebsten hinlegen, sind aber nach einer Mahlzeit aus Fisch oder Fleisch und Gemüse topfit?		
Knabbern Sie im Restaurant gerne Brot?		
Bekommen Sie Herzklopfen, wenn Sie Süßes gegessen haben?		
Neigen Sie zu Wassereinlagerungen, wenn Sie Salziges zu sich nehmen?		
Neigen Sie nachmittags zu Panikattacken, wenn Sie morgens das Frühstück auslassen?		
Kommen Sie ohne Ihren Kaffee morgens einfach nicht in Fahrt?		
Reagieren Sie häufig launisch, ungeduldig oder besorgt?		
Hatten Sie in letzter Zeit Gedächtnis- oder Konzentrationsprobleme?		
Sind Sie nach dem Essen ruhiger?		
Werden Sie einige Stunden nach dem Essen müde?		
Neigen Sie zu nächtlichem Schwitzen (auch als Mann)?		
Haben Sie regelmäßig großen Durst?		
Haben Sie das Gefühl, infektanfälliger zu sein als andere?		
Sind Sie ständig müde?		
Sind Sie unfruchtbar, oder zeigen Sie Anzeichen für polyzystische Ovarien (unregelmäßiger Zyklus, Gesichtsbehaarung, Akne)?		

Das brauchen Sie

Frage	Ja	Nein
Leiden Sie unter Impotenz oder erektiler Dysfunktion?		
Haben Sie Pilzinfektionen, einen Scheidenpilz, Juckreiz im Analbereich, Fußpilz, trockene, schuppige Hautareale oder andere Symptome für chronische Pilzinfektionen?		
Zwischensumme		

Geben Sie sich im folgenden Teil je **3 Punkte** für jede **Ja**-Antwort.

Fragen	Ja	Nein
Beträgt Ihr BMI mehr als 30?		
Liegt Ihr Taillen-Größen-Verhältnis über 48 (für Frauen) oder 52 (für Männer)?		
Wurde bei Ihnen Typ-2-Diabetes, Prädiabetes oder Schwangerschaftsdiabetes festgestellt?		
Hat ein Familienmitglied Diabetes, Unterzuckerungen oder ist Alkoholiker?		
Stammt einer Ihrer Vorfahren aus Afrika, Asien, Indien, dem Nahen Osten oder einer anderen diabetesgefährdeten Volksgruppe?		
Haben Sie hohen Blutdruck?		
Hatten Sie bereits einen Herzinfarkt, Angina pectoris, eine vorübergehende Durchblutungsstörung im Gehirn (TIA) oder einen Schlaganfall?		
Haben Sie grauen Star (Katarakt) oder diabetisch bedingte Netzhautschäden (Retinopathie)?		

Fragen	Ja	Nein
Liegen Ihre Triglyzeride über 100 mg/dl, das (gute) HDL unter 50 mg/dl oder der Nüchternblutzucker über 110 mg/dl?		
Haben Sie Nierenschäden oder Eiweiß im Urin?		
Haben Sie Gefühlsverluste an Füßen oder Beinen?		
Zwischensumme		
Endsumme (aus beiden Zwischensummen)		

Auswertung

Stellen Sie nun anhand des folgenden Auswertungsschlüssels fest, wie stark Sie betroffen sind und ob Sie das Basisprogramm oder das Spezialprogramm wählen sollten.

Punkte	Schweregrad	Empfohlenes Programm
1 bis 20	Leichte Diapositas	Basisprogramm
ab 21	Mäßige bis starke Diapositas	Spezialprogramm

Aktiv werden: Blut und Urin untersuchen lassen

Die bisherigen Fragen vermitteln wahrscheinlich bereits eine gute Vorstellung über das Ausmaß Ihrer Problematik und einen klaren Hinweis, welches Programm für Sie sinnvoll ist. Dennoch rate ich dringend zu bestimmten Laboruntersuchungen. Diapositas, ihr Ausmaß und ihre Ursachen lassen sich auf zwei Ebenen feststellen. Unabhängig von Ihrer Punktzahl sollten Sie unbedingt das Spezialprogramm wählen, wenn die nachfolgend vorgestellten Labortests auf fortgeschrittene Diapositas hindeuten.

Die wichtigsten Laboruntersuchungen: Neigen Sie zu Diapositas?

Jedem, der sich für eines der Programme entscheidet, Übergewicht oder Diabetes oder Blutsverwandte mit Typ-2-Diabetes hat, empfehle ich bestimmte Tests, die möglichst in der Vorbereitungsphase durchgeführt werden sollten.

In meinen Augen sollte jeder möglichst viel über seinen Körper wissen, seine Testergebnisse kennen und vergleichen und anhand dieser Informationen sein Krankheitsrisiko und die eigenen Fortschritte im Auge behalten. Übernehmen Sie Verantwortung für die eigene Gesundheit. Dazu gehört auch der Überblick über die eigenen Untersuchungsergebnisse.

ANMERKUNG: Die genannten krankhaften Werte gelten für Menschen, die keine cholesterin- oder blutzuckersenkenden Medikamente einnehmen. Falls Sie Medikamente bekommen, können Ihre Werte besser aussehen; Sie können aber dennoch an schwerer, unbehandelter Diapositas leiden.

- *Ermittlung der Insulinreaktion:* Bei diesem Test werden die Glukosemenge (Zucker) *und* die Insulinmenge nüchtern sowie eine und zwei Stunden nach dem Trinken einer Lösung mit 75 Gramm Glukose gemessen. Es handelt sich also um einen erweiterten Glukosetoleranztest. Denn selbst wenn der Blutzucker noch normal ist, kann das Insulin astronomische Höhen erreichen. Nüchtern sollte Ihr Insulinwert bei diesem Test unter 5 IU/dl betragen, der Ein- und Zweistundenwert sollte

unter 30 IU/dl liegen. Der Nüchternzucker sollte 90 mg/dl und der Ein- und Zweistundenwert 120 mg/dl nicht überschreiten.
- *Bestehen Sie auf diesem Test.* Obwohl es sich um den wichtigsten Hinweis auf das Vorliegen und das Ausmaß von Diapositas handelt, wird er in der Praxis nur selten durchgeführt. Deshalb wird Diapositas derzeit bei 90 Prozent der Betroffenen nicht diagnostiziert. Alternativ können Sie auch nur die Glukose- und Insulinwerte nüchtern und 30 Minuten nach dem Trinken der Glukoselösung bestimmen. Falls bei Ihnen bereits Diabetes diagnostiziert wurde, ist dieser Test überflüssig!
- *Hämoglobin A1c.* Dieser Test ermittelt den durchschnittlichen Blutzucker der letzten sechs Wochen. Abnorm sind über 5,5 Prozent Gesamthämoglobin.
- *Erweitertes Lipidprofil.* Bei diesem Test werden auf besondere Anforderung auch Partikelgröße und Anzahl von LDL, HDL und Triglyzeriden bestimmt. Kleine, dichte Fettpartikel sind gefährlich und ein Hinweis auf Diapositas, selbst wenn Ihr Gesamtcholesterin – mit oder ohne Medikamente – normal erscheint. Sie sollten maximal 1000 LDL-Partikel insgesamt und weniger als 500 von den kleinen (gefährlich kompakten) LDL-Partikeln aufweisen.
- *Lipidprofil.* Zum Lipidprofil gehören das Gesamtcholesterin (möglichst unter 180 mg/dl), LDL-Cholesterin (möglichst unter 70 mg/dl), HDL-Cholesterin (möglichst über 60 mg/dl) und Triglyzeride (im Idealfall unter 100 mg/dl).
- *Verhältnis Triglyzeride/HDL.* Der Wert sollte 4 nicht überschreiten.
- *Verhältnis Gesamtcholesterin/HDL.* Der Wert sollte 3 nicht überschreiten.

Das brauchen Sie

Wenn Ihre Testergebnisse eher den nachfolgend aufgeführten Werten entsprechen, sollten Sie das Spezialprogramm wählen. Wer bereits Medikamente zur Senkung der Blutfette einnimmt, muss sich bei der Entscheidung auf die Insulinreaktion und den HbA1c-Wert stützen.

Das Spezialprogramm empfehle ich bei:

- Nüchternzucker >110 mg/dl
- Nüchterninsulin >12 IU/dl
- Glukose eine oder zwei Stunden nach GTT >150 mg/dl
- Insulin eine halbe, eine oder zwei Stunden nach GTT >80 IU/dl
- Hämoglobin A1c >6,0 IU/dl
- Triglyzeride >200 mg/dl
- HDL <40 mg/dl
- Verhältnis Triglyzeride/HDL >5
- Verhältnis Gesamtcholesterin/HDL >6

Zusätzliche Tests: Schweregrad oder Komplikationen von Diapositas besser einschätzen

Diese Tests sollten bei Diapositas-Risiko zu Ihrem normalen Screening gehören. Auch Typ-2-Diabetiker und alle, die den bisherigen Ergebnissen zufolge für das Spezialprogramm infrage kommen, sollten diese Tests durchführen lassen. Meiner Ansicht nach müssten diese Verfahren im Grunde zum regelmäßigen Checkup gehören.

Kritisch sind folgende Werte:

- CRP (C-reaktives Protein) >1,0 mg/Liter: Marker für Entzündungsvorgänge

- Fibrinogen >350 mg/dl: Gerinnungsneigung (ist das Blut zu zäh?)
- Lipoprotein(a) >30 nmol/Liter: zur Bestimmung behandelbarer genetischer Cholesterinmarker
- Harnsäure >7,0 mg/dl: Bestimmung des Gichtrisikos durch Diapositas
- Leberwerte (auffällig sind erhöhte AST-, ALT- oder GGT-Werte): Hinweis auf Fettleber
- Nierenfunktiontests (BUN >20 mg/dl, Kreatinin >1,2 mg/dl)
- Mikroalbumin >20 mg/dl: der Nachweis von Eiweiß im Urin ist ein frühzeitiger Hinweis auf Nierenschäden
- 25 OH Vitamin D <45 bis 60 ng/dl: Vitamin-D-Status
- Homozystein >8,0 mmol/l: Hinweis auf Folsäuremangel
- Ferritin >200 ng/ml: Hinweis auf Entzündungen und Eisenstatus
- Schilddrüsenhormone (TSH, freies T_3, freies T_4, TPO-Antikörper): Hinweise auf die Schilddrüsenfunktion
- Sexualhormone (*Männer:* Gesamttestosteron und freies Testosteron; *Frauen:* FSH, LH, DHEA-S, Estradiol, Progesteron, freies Testosteron und Sexhormon-bindendes Globulin)

Am besten lassen Sie diese Tests vom Hausarzt durchführen und klären die Kostenübernahme zuvor mit dem Arzt und/oder der Krankenkasse ab.

Viele der genannten Gesundheitsprobleme können durch eine gezielte Lebensumstellung entsprechend meinen Vorgaben verschwinden, doch bei manchen brauchen Sie möglicherweise medizinische Unterstützung. Dies gilt insbesondere, wenn Sie bereits wegen Diapositas in ärztlicher Behandlung sind. In jedem

Das brauchen Sie

Fall können Sie mit Ihrem Arzt umso gezielter zusammenarbeiten, je umfassender Sie über Ihre Erkrankung informiert sind.

Nach drei, sechs und zwölf Monaten sollten Sie diese Tests nach Möglichkeit wiederholen. So können Sie und Ihr Arzt genau verfolgen, wie sich Ihr Gesundheitszustand entwickelt.

Checkliste für die Vorbereitungsphase

Protokoll und Tagebuch anlegen	☑
Motivation aufbauen: Tagebuchübungen auf den Seiten 202 bis 203	☐
Hindernisse erkennen und angehen: Tagebuchübungen auf den Seiten 206 bis 207	☐
Ziele für Gesundheit und Gewicht setzen: Tagebuchübungen auf den Seiten 207 bis 209	☐
Startdatum festlegen	☐
Küche vorbereiten	
Alles ausräumen, was Krankheit und Übergewicht Vorschub leistet: Siehe Liste auf den Seiten 211 bis 213	☐
Küchenausstattung vervollständigen: Siehe Liste auf den Seiten 214 bis 215	☐
Einkaufsgewohnheiten überdenken	☐
Verschaffen Sie sich einen Überblick über das Angebot in Ihren Supermärkten	☐
Kennen Sie die Wochenmärkte, Reformhäuser und Bioläden in Ihrer Region?	☐

Protokoll und Tagebuch anlegen ☑

Kochkünste prüfen

Beherrschen Sie grundlegende Kochtechniken? Wenn nicht, prüfen Sie meine Anregungen auf den Seiten 218 bis 221, lesen Sie ein paar Rezepte aus Teil VI oder belegen Sie notfalls einen Kochkurs.	☐
Wenn Sie ungern kochen oder dafür keine Zeit haben, hilft die Übung auf Seite 219.	☐

Unterstützung mobilisieren

Gründen Sie vor Ort eine Besser-Leben-Gruppe. Mögliche Teilnehmer sind Familienmitglieder, Freunde oder Kollegen.	☐
Bitten Sie Freunde und Angehörige, die nicht mitmachen, Sie bei Ihrem Vorhaben zu unterstützen.	☐
Setzen Sie allen, die Sie zum Mogeln auffordern, klare Grenzen. Ihre Mitmenschen sollten wissen, dass Sie aktiv und ernsthaft etwas für Ihre Gesundheit tun möchten.	☐

Messen, wiegen, testen

Gewicht ermitteln und eintragen.	☐
Körpergröße ermitteln und eintragen.	☐
Taillenumfang messen und eintragen.	☐
Blutdruck messen und eintragen.	☐
BMI errechnen und eintragen.	☐
Taille-Körpergröße-Verhältnis errechnen und eintragen.	☐
Diapositas-Checkliste ausfüllen und feststellen, ob Sie das Spezialprogramm wählen sollten.	☐
Labortests durchführen: Siehe Seiten 246 bis 247.	☐
Bei erhöhtem Diapositasrisiko auch die erweiterten Tests durchführen: Siehe Seiten 248 bis 249.	☐

Das brauchen Sie

Vorbereitungsphase Woche 2: Körperliche Vorbereitung	☑
Am ersten Tag von Woche 2 des Programms brechen Sie mit allen folgenden Gewohnheiten:	
Mehl, Zucker, Süßungsmittel	☐
Schädliche, stark verfeinerte Produkte wie Fruktose-Glukose-Sirup, Transfette, Zusatz- und Konservierungsstoffe (also nahezu alle industriell gefertigten Lebensmittel)	☐
Alkohol	☐
Koffein – leichter geht es mit meiner Schritt-für-Schritt-Anleitung zur Koffeinentwöhnung auf der Seite 225	☐
Alles, wovon Sie abhängig sind: Setzen Sie in Woche 2 der Vorbereitungsphase möglichst viele Schritte von meinen Tipps auf den Seiten 222 bis 224 um. Das erleichtert die Entzugssymptome, die auftauchen, sobald man sich von Lebensmitteln löst, nach denen man süchtig ist.	☐

Teil IV

Der Sechs-Wochen-Aktionsplan

Wenn du mit etwas anfangen willst, warte nicht, bis du in der passenden Stimmung bist oder den nötigen Mut aufbringst. Sorge selbst für den nötigen Mut! Wie das geht? HANDLE. Tu etwas – irgendetwas. Inspiration löst selten eine Handlung aus. Aber aus einer Handlung erwächst stets Inspiration.
– Autor unbekannt

Das Wichtigste ist, den Hintern hochzukriegen und etwas zu tun. So einfach ist das. Viele Menschen haben Ideen, aber es gibt nur wenige, die diese auch umsetzen. Nicht morgen. Nicht nächste Woche. Sondern heute.
– Robert Browning

1.
Auf die Plätze, fertig, los!

In Teil IV erhalten Sie das nötige Wissen und Handwerkszeug für Ihren Weg zu mehr Gesundheit – Schritt für Schritt und Woche für Woche. Wenn Sie diese Schritte befolgen, werden sich Ihre Gesundheit und Lebensqualität radikal verändern.

Menschen kommen nicht mit Handbuch und Gebrauchsanleitung zur Welt. Manch einer versteht mehr davon, wie sein Auto 300 000 Kilometer schafft, als davon, wie er selbst rundum gesund seinen 120. Geburtstag erleben kann. Überlieferte Regeln, wie wir unsere Gesundheit erhalten können, gehen verloren, Ärzte lernen im Studium mehr über Krankheiten als über Gesundheit, und Politiker verlassen sich bestenfalls auf überholte oder lückenhafte Erkenntnisse, schlimmstenfalls auf Lobbyisten aus der Nahrungsmittelindustrie. Da jeder Mensch nur einen einzigen Körper hat, möchte ich jeden Einzelnen ermuntern zu verstehen, wie dieser funktioniert und was wir für Gesundheit und Wohlergehen benötigen. Das Sechs-Wochen-Aktionsprogramm liefert das nötige Wissen, mit dem Sie im Supermarkt alle Fallstricke geschickt umschiffen, und die nötigen Überlebenstechniken, mit denen Sie Körper, Geist und Seele heilen lassen.

Jede Woche steht ein anderes Thema im Mittelpunkt, beispielsweise Ernährung, Fitness oder Entschlossenheit. Sie werden lernen, wie Sie auf Freunde, Gruppen und Online-Communitys bauen können, um sich selbst zu übertreffen. Führen Sie Tagebuch über Ihre Einsichten, Erfolge, Fortschritte und Schwierigkeiten und protokollieren Sie Nahrungsaufnahme, Schlaf und Bewegung. So stärken Sie Ihre Fähigkeit, auf allen Ebenen gut für sich zu sorgen. Der Essensplan, die Einkaufslisten, die Rezepte und die eiserne Ration, die am Ende des Buches folgen, sind dann die letzte Abrundung, mit deren Hilfe Sie in Gang kommen.

In diesen sechs Wochen werden Sie auch lernen, was Sie persönlich für Ihre Gesundheit benötigen. In der Regel beruhen Krankheiten und Symptome auf einem individuellen Ungleichgewicht. Deshalb liegt die Zukunft der Medizin in einem individuell zugeschnittenen Behandlungskonzept mit persönlichen Empfehlungen zu Ernährung, Ergänzungsmitteln, Lebensweise und Medikation. Aus meinen Erfahrungen mit über 10000 Patienten und zahllosen Berichten kenne ich die Muster, die sich ergeben, wenn man die einzelnen Symptome wie Punkte miteinander verbindet, und die uns helfen, die wahren Ursachen zu ermitteln. Bei manchen Menschen ist es die überschießende Entzündungsneigung, bei anderen sind es hormonelle Störungen oder Verdauungsprobleme, wieder andere leiden unter einer Vergiftung. Sie haben bereits einen Schritt in die richtige Richtung gemacht, indem Sie die Testfragen aus Teil II beantwortet haben. Damit können Sie das Programm individualisieren, rasche Erfolge verzeichnen und wenn nötig auch gut mit dem Arzt zusammenarbeiten.

Nachdem Sie nun die Vorbereitung getroffen, Ihr Tagebuch angelegt, sich mit Gleichgesinnten ausgetauscht und alle Laboruntersuchungen erledigt haben, wissen Sie auch, ob für Sie eher das Basisprogramm oder das Spezialprogramm zu empfehlen ist.

Vor dem Start von Woche 1 möchte ich jedoch noch etwas zum Aufbau dieses Abschnitts erklären.

In den nächsten sechs Kapiteln erhalten Sie für jede Woche bestimmte Anweisungen. Im Kapitel »Checklisten für Woche 1 bis 6« (siehe Seite 365) finden Sie eine Zusammenfassung des gesamten Programms und Checklisten, an die Sie sich halten können.

Viele Menschen fühlen sich von der Unzahl an Informationen und Regeln, die sie sich einprägen sollen, überfordert. Es ist deshalb sinnvoller, schrittweise vorzugehen und neue Dinge nacheinander einzuüben. So ist das Programm konzipiert.

Sie konzentrieren sich jede Woche auf einen anderen Aspekt:

Woche 1: Essen ist gesund
Woche 2: Stoffwechseloptimierung durch Ergänzungsmittel
Woche 3: Entspannung und Heilung
Woche 4: Bewegung mit Spaß und Köpfchen
Woche 5: Giftfrei leben
Woche 6: Individuelle Maßnahmen

Der Unterschied zwischen Basis- und Spezialprogramm

Inzwischen dürften Sie wissen, was für Sie das Richtige ist. Die wichtigsten Unterschiede zwischen den beiden Programmen sind:

1. *Sechs Wochen lang strengere Auflagen.* Wer das Spezialprogramm durchführen sollte oder bereits Diabetes hat, muss neben allen Veränderungen des Basisprogramms *sechs Wochen lang vollständig auf Getreide, Obst und stärkereiches Gemüse ver-*

zichten. Das führt zu einem »Neustart« des Stoffwechsels und trägt dazu bei, die Diapositas schneller zu besiegen.
2. *Mehr Ergänzungsmittel.* Ab Woche 2 erfahren Sie viel über die Rolle der Ergänzungsmittel bei der Behandlung von Diapositas. Im Basisprogramm gebe ich grundsätzliche, allgemein gültige Empfehlungen für Ergänzungsmittel. Wer das Spezialprogramm absolviert, braucht eine gewisse Zeit lang bestimmte zusätzliche Präparate.

Viele der Veränderungen, denen Sie sich unterziehen, sind von Dauer. Das Sechs-Wochen-Programm ist Ihre Ouvertüre zu einem gesünderen Leben und soll Ihnen helfen, Ihre Ess- und Lebensgewohnheiten gründlich zu überdenken. Dabei sind die einzelnen Abschnitte in leicht verdauliche wöchentliche Lernschritte unterteilt. Nach den sechs Wochen fahren Sie dann einfach mit dem Erlernten fort.

Um Ihnen die Veränderungen zu erleichtern, finden Sie am Ende von Kapitel 8 eine wochenweise Zusammenfassung des Programms mit entsprechenden Checklisten. So können Sie jeden Tag durchgehen, woran Sie gerade arbeiten. Kopieren Sie diese Checklisten in ausreichender Menge, um damit zu arbeiten, oder scannen Sie die Listen ein, damit Sie immer darauf zugreifen können.

2.
Woche 1: Essen ist gesund

Ein stabiler Blutzucker basiert auf guter Ernährung. In der Vorbereitungsphase haben Sie bereits einen guten Einstieg geschafft. Jetzt erfahren Sie, was Sie in den kommenden sechs Wochen meiden sollten. Es handelt sich um Grundnahrungsmittel unserer modernen, industriell geprägten Welt – denn genau diese Dinge bringen uns um. Ich verspreche Ihnen, dass Sie im überaus vielfältigen Angebot der Natur ganz neue Genüsse entdecken werden, die alle Sinne gleichermaßen ansprechen, dabei aber ein gesundes, gutes Körpergefühl erzeugen – ganz zu schweigen von der schmaleren Taille.

Machen Sie einen großen Bogen um:

1. *Zucker in jeglicher Form.* Das gilt auch für Agavensirup, Ahornsirup, Stevia und sonstige neue Renner auf dem Markt. In der Vorbereitungswoche haben Sie damit bereits angefangen. Bleiben Sie dabei! Sobald Sie sich nun fragen: »Ist das wohl erlaubt?«, lassen Sie lieber die Finger weg.
2. *Alle Weißmehlprodukte (auch glutenfreie!).* Hierzu zählen Brötchen, Croissants, Brot, Kuchen, Wraps, Pizzateig, Kekse, Nudeln und so weiter. Stärkereiche Kohlenhydrate werden schnell verarbeitet und treiben das Insulin in die Höhe.
3. *Alle stark verarbeiteten Nahrungsmittel.* Sie enthalten häufig

Transfette und Maissirup. Auch damit haben Sie in der Vorbereitungswoche schon begonnen.
4. *Gluten und Milchprodukte.* Das Klebereiweiß Gluten aus Getreide sowie Milchprodukte sind die häufigsten Auslöser für Entzündungen, die wir mit der Ernährung aufnehmen. Wie Sie beidem aus dem Weg gehen, erfahren Sie in diesem Kapitel.
5. *Teilnehmer des Spezialprogramms streichen darüber hinaus vorläufig jegliches Getreide, stärkereiches Gemüse und Obst.* Das heißt, Sie verzichten für die nächsten sechs Wochen auf Kürbis, Erbsen, Kartoffeln, Mais und Wurzelgemüse (wie Pastinaken und Karotten) und auf alles Obst bis auf eine halbe Schale Beeren pro Tag. So fällt Ihrem Stoffwechsel die Umstellung leichter.

Nach sechs Wochen dürfen Sie Gluten und Milchprodukte vorsichtig wieder einführen und beobachten, wie Gewicht, Blutzucker und Stoffwechsel darauf reagieren. Schreiben Sie auf, wie es Ihnen damit geht. Manche Menschen nehmen daraufhin wieder zu, oder ihnen wird übel. Wer solche Reaktionen feststellt, sollte diese Lebensmittel auch auf lange Sicht meiden. Wie die Wiedereinführung abläuft, erkläre ich im Kapitel »So bleiben Sie gesund«.

Qualität vor Quantität

Das Wichtigste, was Sie für Ihren Körper tun können, ist, ihm qualitativ hochwertige Nahrung anzubieten. Gegenwärtig geben wir kaum mehr als zehn Prozent unseres Einkommens für Nahrung aus. Aber beim Essen ist die Nährstoffqualität weitaus wichtiger als die Kalorienmenge. Wer sich auf die Qualität konzentriert, ist schneller satt und geht leeren Kalorien instinktiv aus dem Weg. Auf die Dauer haben wir mehr vom Leben, wenn wir uns auf das konzentrieren, was uns guttut – ob bei unseren Beziehungen, bei der Arbeit oder beim Essen. Denken Sie nicht an das, was Ihnen verwehrt bleibt, sondern vielmehr an die leckeren Düfte und Geschmackserlebnisse, die Sie erforschen dürfen. Mit lauter positiven »Nebenwirkungen«.

In Bezug auf Ernährung sollten Sie sich einen Satz gut einprägen. Er ist die Grundessenz dieses Buches, und er kann Ihnen das Leben retten:

Nicht alle Kalorien sind gleich.

500 Kalorien aus Keksen sind nicht dasselbe wie 500 Kalorien aus Brokkoli. Das haben sogar die Weight Watchers und die Diabetesverbände erkannt und ihre Ernährungsempfehlungen entsprechend angepasst. Denn wenn Sie Ihre Kalorien in Form von Brokkoli und nicht in Form von Keksen aufnehmen, werden Sie vermutlich abnehmen.

Nahrung ist Information und beeinflusst Genexpression, Hormone und Stoffwechsel. Die Kalorienquelle (und die Informationen, die uns mit ihr erreichen) hat großen Einfluss auf die Reaktion unserer Gene, Hormone und Enzyme. Was das Insulin in die Höhe treibt, lässt uns zunehmen. Was das Insulin reduziert, erleichtert das Abnehmen. Das gilt selbst dann, wenn die Nahrung exakt gleich viele Kalorien und die gleiche Zusammensetzung von Eiweiß, Fett, Kohlenhydraten und Fasern enthält.

Die Portionsgröße

Natürlich spielt auch die Portionsgröße eine Rolle. Halten Sie sich am besten an folgende Faustregeln:

> ### Wichtige Portionsgrößen (jeweils eine Portion)
> - Obst: eine mittelgroße Frucht, 150 Gramm Beeren, 75 Gramm geschnittene Früchte, drei Esslöffel Trockenfrüchte
> - Stärkereiches Gemüse: 100 g Kürbis oder Kartoffeln
> - Stärkearmes Gemüse: ein großer Teller Blattsalat, zwei Handvoll rohes Gemüse, eine Handvoll gekochtes Gemüse (an Gemüse dürfen Sie sich nach Belieben satt essen – Brokkoli oder Spargel machen nicht dick!)
> - Fleisch, Huhn, Fisch: 125 Gramm
> - Vollkorn: 5 bis 6 Esslöffel (gekocht)
> - Bohnen: 5 bis 6 Esslöffel (etwa 55 Gramm; gekocht oder aus der Dose)
> - Nüsse, Samen, Kerne: eine kleine Handvoll (30 Gramm).

Früher verzehrte man in Deutschland morgens und abends eine oder zwei dünne Scheiben Brot mit einer Scheibe Käse oder Schinken. Heute kaufen wir uns unterwegs ein belegtes Brötchen oder gar ein Baguette, das vor Fleisch, Käse und Sauce geradezu überquillt. Der Teller Spaghetti im Restaurant würde zu Hause die ganze Familie satt machen. Achten Sie auf die Menge, die Sie wirklich brauchen, sowohl beim Essen als auch bei den Getränken.

Die glykämische Last ist entscheidender als die Kalorienzahl

Die einzigen Diäten, die sich als wirksam erwiesen haben, sind Diäten mit einer niedrigen glykämischen Last, weil solche Ernährungsformen Blutzucker und Insulin nicht in die Höhe treiben.[1]

In einer wegweisenden, groß angelegten Studie konnte nur eine einzige Diät auf lange Sicht die stärkste Gewichtsabnahme belegen. Dieser Untersuchung zufolge, die im *New England Journal of Medicine* veröffentlich wurde, wird eine Ernährung mit geringer glykämischer Last und hohem Proteinanteil am ehesten langfristig durchhalten und hat auch nach dem Abnehmen den höchsten Einfluss darauf, die Teilnehmer vor einer erneutem Gewichtszunahme zu bewahren.[2] Eine Prüfung der kompletten verfügbaren Literatur durch unabhängige Experten der Cochrane Database ergab, dass Diäten mit geringer glykämischer Last einen schnelleren und dauerhafteren Gewichtsverlust ermöglichen.

Eine der wichtigsten Fähigkeiten, die Sie in diesem Buch erlernen, ist die Zusammenstellung einer Mahlzeit mit einer *geringen glykämischen Last.* Die glykämische Last ist ein Wert, der uns verrät, wie viel von einer bestimmten Speise wie schnell den Blutzucker und das Insulin erhöht. Je langsamer beide Werte steigen und je stabiler sie sind, desto besser.

Stellen Sie es sich der Einfachheit halber einmal so vor: Wenn Sie in Ihre Cola zwei Esslöffel Leinsamen und zwei Esslöffel Fischöl einrühren, lässt das Getränk Ihren Blutzucker weitaus langsamer ansteigen, als wenn Sie die Cola pur trinken. Womit ich keineswegs nahelegen möchte, dass Sie Ihre Limonaden in Zukunft in dieser Form zu sich nehmen!

Bis Sie die glykämische Last jeder Mahlzeit so flach wie möglich gestalten können, bedarf es ein wenig Übung. Im Einzelfall kann es hilfreich sein, eine Stunde nach dem Essen den Blutzucker zu überprüfen. Insgesamt jedoch ist es gar nicht so schwer: Kombinieren Sie stets Proteine, Fette und vollwertige, faserreiche, stärkearme Kohlenhydrate aus Gemüse, Hülsenfrüchten, Nüssen, Samen und einer begrenzten Menge Vollkorn und zuckerarmer Früchte.

Sie können sich auch angewöhnen, Kohlenhydrate niemals allein zu essen, sondern grundsätzlich zusammen mit Proteinen oder Fett. Knabbern Sie zum Apfel also ein paar Nüsse. Ergänzen Sie Ihr Knäckebrot durch etwas Fisch oder Huhn, Fett und faserreiches Gemüse.

Wenn Sie die Zehn Regeln für eine gesunde Ernährung (siehe Seiten 211 bis 213) und Zehn Tipps für souveräne Selbstbeherrschung (siehe Seiten 222 bis 224) aus dem Kapitel »Das nötige Rüstzeug« befolgen, ernähren Sie sich ganz automatisch mit einer geringen glykämischen Last. Dasselbe gilt, wenn Sie sich an den Essensplan aus Teil VI halten. Irgendwann geht Ihnen diese Ernährungsform in Fleisch und Blut über. Es kommt nur darauf an, die Nahrung den ganzen Tag über gleichmäßig zu verwerten, damit Blutzucker und Insulin stabil bleiben.

Aktiv werden: Was Ihr Körper braucht – und was nicht

Unsere Gesundheit und unsere Fähigkeit, das Körpergewicht zu halten, beruhen also mehr auf der Qualität unserer Nahrung als auf ihrem Kaloriengehalt. Entscheidend ist daher die Frage: Welche Nahrung versorgt den Körper mit den richtigen Informationen?

Bei der Auswahl hochwertiger Nahrung, die für Körper und

Umwelt gleichermaßen heilsam ist, können Sie sich auf vier einfache Prinzipien stützen. Und solche Lebensmittel sind gar nicht so schwer zu finden.

Die vier Prinzipien für einen gesunden Körper und eine gesunde Umwelt

1. *Unverfälschte Nahrung essen.* Meiden Sie stark verarbeitete »Frankenstein-Kost« aus der Fabrik. Empfehlenswert sind frisches Obst und Gemüse, Vollkorn, Bohnen, Nüsse, Samen und mageres, tierisches Protein aus Fisch, Huhn und Eiern.
2. *Umweltgifte meiden.* Tierische Produkte sollten nach Möglichkeit von freilaufenden Hühnern oder Weiderindern stammen und frei von Antibiotika, Hormonen und Pestiziden sein. Achten Sie auf eine geringe Quecksilberzufuhr, indem Sie sich an kleine Fische aus Wildfang oder aus Biofarmen halten. Große Raubfische sind häufig mit Quecksilber belastet.
3. *Bioprodukte wählen.* Schädlingsbekämpfungsmittel und chemische Düngemittel belasten nicht nur die Umwelt, sondern auch unseren Stoffwechsel, die Schilddrüse und die Sexualhormone. Wann immer Ihr Geldbeutel es zulässt, sollten Sie deshalb Produkten aus biologischem Anbau den Vorzug geben.
4. *Produkte aus der eigenen Region.* Auf Wochenmärkten oder im Hofladen finden Sie frische, gesunde Produkte, die in Ihrer Nachbarschaft angebaut werden, oftmals aus nachhaltiger oder ökologischer Landwirtschaft. Der Kauf solcher Produkte trägt auch dazu bei, die enge Wechselbeziehung zwischen dem Ökosystem unseres eigenen Körpers und dem größeren Ökosystem unserer Umgebung besser zu erkennen. Begegnen Sie den Menschen, die Sie ernähren, persönlich.

Im Rahmen Ihrer Gruppe können Sie auch größere Einkäufe tätigen, zum Beispiel ein halbes Weidelamm, oder abwechselnd zu bestimmten Märkten oder Erzeugern fahren. Auf diese Weise bekommen Sie hochwertige Nahrung günstiger. In der Regel halten zudem auch normale Supermärkte das erforderliche Angebot bereit.

Durch geschickte Lebensmittelwahl können wir nicht nur unserer Gesundheit, sondern auch unserer Umwelt einen großen Gefallen tun. Was auf den Teller kommt, hat großen Einfluss auf die Landwirtschaft, den Energieverbrauch, die Umwelt, die Politik, die Wirtschaft und die biologischen Abläufe im eigenen Körper.

Kohlenhydrate sind wichtig für den Körper

Von essenziellen Fettsäuren (Omega-3-Fette) und essenziellen Proteinen (Aminosäuren) haben Sie sicher schon gehört. Essenzielle Kohlenhydrate hingegen gibt es nicht. Der Mensch kann auch ohne Kohlenhydrate überleben.

Es gibt jedoch gewisse wichtige Substanzen, die mit hochwertigen Kohlenhydraten aus Gemüse, Bohnen, Vollkorn, Früchten, Nüssen und Samen nahezu untrennbar verbunden sind. Wenn Sie also nicht unbedingt Gehirn, Leber, Nieren und andere Organe verzehren und Tierknochen kauen oder aussaugen möchten, wie es in Stämmen, die sich weitgehend von Fleisch ernährten, einst üblich war, sind Kohlenhydrate unverzichtbar. Nur sie beliefern uns mit hohen Mengen an Vitaminen, Mineralstoffen, Fasern und besonderen pflanzlichen Stoffen mit heilenden Eigenschaften, den

Phytonährstoffen. Dabei handelt es sich um medizinisch wirksame Moleküle wie das Curcumin aus Kurkuma, Glukosinolate aus Brokkoli, Anthozyanide aus Beeren und schwarzem Wildreis und so weiter. Dadurch wird eine abwechslungsreiche Ernährung, die auf der ganzen Vielfalt essbarer Pflanzen beruht, zur besten Medizin.

Konzentrieren Sie sich auf pflanzliche Nahrung mit einem niedrigen glykämischen Index. Solche langsam verwertbaren Kohlenhydrate sind nicht dasselbe wie eine »kohlenhydratarme Ernährung«. Sie können den Einfluss der Kohlenhydrate auf den Blutzucker weiter eindämmen, indem Sie langkettige Kohlenhydrate stets mit Proteinen, Fett und Fasern kombinieren.

Aktiv werden: SLOW Carb statt LOW Carb

Bestimmte Kohlenhydrate dürfen Sie in unbegrenzter Menge essen, andere in Maßen, und manche sollten Sie streng vermeiden. Ich habe diesen Sorten wie in einer Ampel die Farben Grün, Gelb und Rot zugeordnet. Die Farben beziehen sich nicht auf die Farbe des jeweiligen Produkts, sondern auf dessen Einfluss auf Blutzucker und Insulin.

Grüne Kohlenhydrate: Uneingeschränkt erlaubt

- *Langsam verwertbares Gemüse mit niedrigem glykämischen Index.* Das sind ab sofort Ihre Grundnahrungsmittel. Brokkoli, Spargel, Spinat, Mangold, Weißkohl, Grünkohl, Rotkohl, Chinakohl und ähnliches Gemüse dürfen Sie in beliebiger Menge essen.
- *Algen.* Bestimmte Algen sind sehr gesund, nicht nur in Form von Sushi. Seien Sie mutig und probieren Sie Kombu, Nori, Hi-

jiki oder Wakame. Algen sind besonders hochwertige Lieferanten von Mineralstoffen, Proteinen und heilenden Wirkstoffen.

Gelbe Kohlenhydrate: In Maßen akzeptabel

- *Glutenfreies Vollkorngetreide.* In diese Kategorie fallen ungeschälter Reis (Naturreis), schwarzer und roter Reis und Wildreis, aber auch Quinoa, Amaranth, Buchweizen und Teff. Schwarzer Reis hat ebenso viele Anthozyanide wie Heidelbeeren und einen niedrigen glykämischen Index und war einstmals den chinesischen Kaisern vorbehalten. Wer das Basisprogramm gewählt hat, darf pro Tag eine Handvoll (gekochtes) Vollkorngetreide verzehren. Wenn Sie das Spezialprogramm benötigen, sollten Sie in den ersten sechs Wochen auch hierauf verzichten.
- *Hülsenfrüchte.* Hülsenfrüchte mit ihren vielen pflanzlichen Fasern und Nährstoffen sind in unserer Ernährung zu Unrecht ins Hintertreffen geraten. Sie verzögern den Übertritt von Zucker ins Blut und beugen einer übermäßigen Insulinausschüttung vor, die zu Insulinresistenz führt. Probieren Sie braune oder rote Linsen, Kichererbsen, grüne und gelbe Palerbsen, Sojabohnen (Edamame ist eine feine Zwischenmahlzeit) sowie Bohnen jeglicher Größe und Farbe.
- *Dunkle Beeren.* Heidelbeeren, Brombeeren, Himbeeren oder auch Kirschen stecken voller gesunder Nährstoffe. Je intensiver die Farbe, desto mehr »Medizin« führen Sie sich zu. Essen Sie etwa eine Handvoll frischer Beeren pro Tag, oder geben Sie tiefgefrorene Biobeeren in einen Proteinshake. Für Teilnehmer des Spezialprogramms sind Beeren in den ersten sechs Wochen das einzige Obst, das erlaubt ist.

- *Steinobst.* Pflaumen, Pfirsiche oder Nektarinen gelten als Steinobst. Sie sind gesund, haben viele Fasern und heilende Wirkstoffe. Maximal ein bis zwei Früchte pro Tag.
- *Äpfel und Birnen.* Auch Kernobst ist gesund, sollte sich jedoch ebenfalls auf ein bis zwei Früchte pro Tag beschränken. Insgesamt sollte die Fruchtmenge (Kernobst, Steinobst, Beeren) pro Tag maximal zwei faustgroße Portionen umfassen.
- *Fasern.* Pflanzliche Fasern stabilisieren den Blutzucker, weil sie dafür sorgen, dass Kohlenhydrate langsamer ins Blut übergehen. Gleichzeitig nähren sie erwünschte Darmbakterien, putzen den Darm durch und tragen so zu einer gesunden Verdauung bei. Steigern Sie den Faseranteil Ihrer Nahrung allmählich auf 30 bis 50 Gramm pro Tag. Gute Faserlieferanten sind Hülsenfrüchte, Nüsse, Samen, Vollkorn, Gemüse und Früchte mit niedrigem glykämischen Index.

Rote Kohlenhydrate: Hier sollten Sie vorsichtig sein!
- *Stärkehaltiges, gekochtes Gemüse mit hohem glykämischen Index.* In diese Kategorie fallen Kürbis, grüne Erbsen, Mais, Kartoffeln und Wurzelgemüse wie Rote Bete oder Möhren. Stärkereiches Gemüse lässt den Blutzucker rascher ansteigen und sollte daher nur mit Bedacht verzehrt werden (bis zu einer Handvoll täglich). Kombinieren Sie solche Sorten mit Lebensmitteln, welche die Zuckeraufnahme im Körper hinauszögern. Wer das Spezialprogramm durchführt, sollte stärkereiches Gemüse meiden.
- *Zuckerreiche Früchte.* Melonen, Trauben und Ananas enthalten mehr Zucker als die oben aufgeführten Früchte und sollten daher nur einmal pro Woche als Leckerei verzehrt werden. Während des Spezialprogramms sind diese Früchte tabu.

Schädliche Kohlenhydrate: Stopp!
- *Verfeinerte Kohlenhydrate.* Ich weiß, dass ich mich wiederhole, doch es kann nicht oft genug erwähnt werden. Solche Lebensmittel sind *streng tabu*.
- *Glutenhaltiges Vollkorngetreide.*
- *Trockenobst.*
- *Unverdauliche Stärke.*

Aktiv werden: Mehr pflanzliche Nährstoffe

Das Einzige, worüber sich in der Ernährung praktisch die gesamte Fachwelt einig ist, ist dass fünf bis neun Portionen Obst und Gemüse pro Tag das Risiko, eine chronische Krankheit zu entwickeln, entscheidend senken. Einer der Gründe dafür sind die Phytonährstoffe, die sogenannten sekundären Pflanzenstoffe.

Es gibt zahlreiche derartige Substanzen mit ganz unterschiedlichen Eigenschaften. Manche sind natürliche Entzündungshemmer, andere wirken antioxidativ, wieder andere fördern die Entgiftung. Jeder Stoff ist auf seine Weise wichtig, und wer sie im richtigen Verhältnis gemeinsam verzehrt, kann seine Gesundheit erheblich beeinflussen. Betrachten Sie deshalb die Gemüseabteilung als Ihre beste Apotheke und Nahrung als Medizin.

Für eine möglichst umfassende Versorgung mit gesunden Phytonährstoffen sollten Sie Folgendes beherzigen.

- *Natürliche Entzündungshemmer bevorzugen.* Die Natur ist die beste Medizin. Rote und blaue Beeren mit vielen Polyphenolen, dunkelgrünes Blattgemüse, orangefarbene Süßkartoffeln und Nüsse enthalten entzündungshemmende Substanzen. Kurkuma enthält mit Curcumin ein natürliches Schmerzmit-

tel, das als COX-2-Hemmer ähnliche Eigenschaften hat wie Ibuprofen.
- *Bunte Vielfalt.* Bestimmte pflanzliche Substanzen regen die Mitochondrienfunktion an, schenken Energie und bewahren vor Oxidationsprozessen, die uns Rost ansetzen lassen. Probieren Sie es mit Anthozyaniden aus dunklen Beeren, schwarzem Reis und Granatapfel, mit orangefarbenem und gelbem Gemüse wie Kürbis, mit dunkelgrünem Blattgemüse wie Grünkohl, Mangold oder Spinat oder mit resveratrolhaltigen Früchten wie blauen Trauben, Heidelbeeren, schwarzen Johannisbeeren oder Kirschen. Prägen Sie sich einfach ein: Je intensiver die Farbe, desto mehr Antioxidantien.
- *Entgiftung anregen.* Kreuzblütler sind besonders wichtig für die Entgiftung und umfassen alle Kohlsorten wie Brokkoli, Grünkohl, Rosenkohl, Blumenkohl oder Chinakohl. Auch Grüntee, Kresse, Löwenzahnblätter, Koriander, Artischocken, Knoblauch, Zitrusschalen, Granatapfel und sogar Kakao fördern die Entgiftung.
- *Hormonspiegel stabilisieren.* Nehmen Sie sojahaltige Produkte wie Miso, Tempeh oder Tofu sowie zerstoßene Leinsamen in Ihre Ernährung auf.
- *Mit Kräutern würzen.* Kräuter enthalten wirksame Antioxidantien sowie entzündungshemmende und entgiftende Stoffe. Probieren Sie Kurkuma, Rosmarin, Ingwer oder Koriander.
- *Knoblauch und Zwiebeln verwenden.* Zwiebelgewächse senken Cholesterin und Blutdruck. Sie wirken antioxidativ, entgiftend und entzündungshemmend und gehören damit möglichst täglich auf den Speiseplan.
- *Grünen Tee trinken.* Die Substanzen in Grüntee hemmen Ent-

zündungen, entgiften und wirken Oxidationsprozessen entgegen. Der geringe Koffeingehalt wird von den meisten Menschen gut vertragen.
- *Dunkle Schokolade naschen.* Etwas Schokolade ist erlaubt, aber nur die dunklen, gehaltvollen Sorten mit mindestens 70 Prozent Kakaoanteil. Beschränken Sie sich auf maximal 60 Gramm pro Tag und fangen Sie damit lieber erst nach den ersten sechs Wochen an.

Nicht jedes Fett macht fett

Es gibt zwar keine »essenziellen Kohlenhydrate«, aber durchaus essenzielle – und damit lebensnotwendige – Fette. Ohne die richtigen Fette bricht der Stoffwechsel schon im Ansatz zusammen. Unsere Zellwände bestehen aus Fett. Wenn wir nicht ausreichend oder zu viel falsches Fett essen, haben wir nicht die nötigen Bausteine für gesunde Zellmembranen, die für die optimale Insulinfunktion und Blutzuckerkontrolle erforderlich sind. Omega-3-Fette sind für den Körper unentbehrlich. Alle Zellen im Körper mit den richtigen Fetten zu erneuern kann ein ganzes Jahr in Anspruch nehmen. Am besten fangen Sie daher augenblicklich damit an.

Aktiv werden: Ölwechsel
Ersetzen Sie schlechte Fette im Körper durch gesunde Fette:

- *Essen Sie Kaltwasserfisch aus nachhaltig bewirtschafteten Fischfarmen oder Wildfang.* Empfehlenswert sind Wildlachs, Sardinen, Hering und Heilbutt. Fragen Sie beim Kauf von Frischfisch nach der Herkunft. Für schnelle Mahlzeiten können Sie einen

Vorrat mit Sardinen, Heringen oder Wildlachs aus der Dose anlegen. Die Dose sollte zumindest das MSC-Siegel tragen, das für nachhaltige Fischerei steht.
- *Avocados und Oliven* sind gute Quellen für einfach ungesättigte Fette.
- *Natives Olivenöl extra vergine* ist ein ausgezeichnetes kalt gepresstes Öl mit entzündungshemmenden, antioxidativen Wirkstoffen. Verwenden Sie als Alltagsöl in der Küche das beste Olivenöl, das Sie sich leisten können, aber erhitzen Sie es nicht bis zum Rauchpunkt. Für Zubereitungen mit hohen Temperaturen können Sie auf *Sesamöl* oder *Sonnenblumenöl* zurückgreifen, ebenso auf *Kokosöl* und *Kokosbutter* (auch als Butterersatz) mit der entzündungshemmenden Laurinsäure. *Walnussöl* ist sehr gesund und verleiht Salaten eine feine Note. Es sollte jedoch nicht erhitzt werden.
- *Eier und Fleisch von freilaufenden Tieren oder aus Weidehaltung.* Tiere, die auf der Weide aufwachsen und nur mit Gras und Heu gefüttert werden (das Futter, auf das ihr Stoffwechsel von Natur aus eingestellt ist), haben ein gesünderes Fettprofil als Mastvieh.

Proteine sind wichtig

Viele Studien, so auch die berühmte China-Studie[3, 4] von T. Colin Campbell, warnen vor zu viel tierischem Protein, das jedoch in der Regel aus Mastviehhaltung stammt. Es handelt sich bei derartigem Fleisch also keineswegs um die Ernährung unserer Jäger- und Sammler-Vergangenheit. Der Wildbraten, den meine Eltern mir vorsetzten, als ich noch ein Kleinstadtdoktor in Idaho war, hatte einen völlig anderen Nährwert und andere Fette als Fleisch von einem Mastbullen.

Manche Menschen blühen bei veganer Ernährung geradezu auf, andere vertragen sie weniger gut. Dem einen geht es prächtig, wenn er tierische Proteine zu sich nimmt, der andere wird davon träge und krank. Sie müssen selbst herausfinden, was Ihr Körper braucht. Meiner Erfahrung nach benötigen Diapositas-Patienten zumeist mehr hochwertiges tierisches Protein (Fleisch von Weiderindern oder Freilandhühnern, Eier von freilaufenden Hühnern oder quecksilberarmen Fisch aus nachhaltigem Fischfang oder Biofarmen).

Wichtig ist, dass Sie zu jeder Mahlzeit ein paar Proteine zu sich nehmen, ob pflanzlich oder tierisch. Eine ausreichende Proteinversorgung bringt den Stoffwechsel in Schwung, verbrennt Kalorien und dämpft den Appetit.

Aktiv werden: Mit hochwertigen Proteinen Blutzucker und Insulin stabilisieren und dabei satt werden

Es gibt zahlreiche empfehlenswerte Proteinquellen.

Vegetarische Proteine

- *Bohnen und Hülsenfrüchte* liefern neben Proteinen auch Ballaststoffe, Mineralstoffe und Vitamine zur Stabilisierung des Blutzuckers. Beispiele finden Sie in der Kohlenhydratampel unter »Gelbe Kohlenhydrate« (siehe Seite 267 f.).
- *Vollsojaprodukte* umfassen Tempeh, Tofu, Miso und Natto. Diese vegetarischen Proteinquellen enthalten viele antioxidative Stoffe, die Krebsrisiko und Cholesterinspiegel senken und den Insulin- und Zuckerstoffwechsel stützen. Wählen Sie lieber keine stark verarbeiteten Industrieerzeugnisse, die im Kühlregal als Fleischersatz, Sojakäse oder Sojariegel angeboten werden. Die meisten sind für Sie ungesund.

- *Nüsse* sollten im Schrank niemals fehlen, da sie nachweislich das Abnehmen unterstützen und das Diabetesrisiko senken.[5] Sie eignen sich gut als Zwischenmahlzeit, denn sie liefern Proteine, Fasern, Mineralstoffe und notwendige Fette. Wählen Sie frische oder allenfalls leicht geröstete, ungesalzene Nüsse. Die Nüsse sollten nicht in Öl zubereitet sein. Am besten sind Mandeln, Walnüsse, Macadamia-Nüsse, Haselnüsse und Pekannüsse. Beschränken Sie sich auf 30 bis 60 Gramm (zehn bis zwölf Nüsse oder eine kleine Handvoll) ein- bis zweimal pro Tag. In großen Mengen können auch Nüsse den Blutzucker anheben.
- *Samen und Kerne.* Kürbiskerne, Sonnenblumenkerne und Sesamsamen sind wunderbare Faser-, Protein-, Vitamin- und Mineralstofflieferanten, sowohl als Knabberei als auch als Verfeinerung von Gemüse-, Bohnen- oder Vollkorngerichten und Salaten.

Gesunde tierische Proteine
- *Omega-3-Eier von freilaufenden Hühnern.* Gute Eier gehören zu den wenigen tierischen Produkten mit geringer Toxinbelastung, reichlich Nährwert und einem guten Einfluss auf den Blutzucker. Sie liefern viel DHA und erhöhen keineswegs den Cholesterinspiegel, eher im Gegenteil. Gönnen Sie sich bis zu acht gute Eier pro Woche, und zwar Eiweiß *und* Eigelb. Das Eigelb enthält wichtige Vitamine und Fette, die unsere Gehirnfunktion und die Laune positiv beeinflussen.
- *Quecksilberarme Fische und Krustentiere* haben hochwertiges Protein und Omega-3-Fette.
- *Freilandgeflügel aus Biohaltung ohne Hormone, Antibiotika und Pestizide* ist empfehlenswert. Vor dem Garen bitte die fette Haut

abziehen. Hühnerbrust ohne Haut und Knochen können Sie einfrieren und später für ein schnelles Essen nutzen.
- *Magere Weidelämmer, Weiderinder aus Biohaltung oder Wild.* Wann immer Sie es sich leisten können, dürfen Sie Fleisch von Tieren aus Grasfütterung erwerben. Teilen Sie größere Stücke mit Freunden und frieren Sie die Einzelteile ein. Vor der Zubereitung schneiden Sie das sichtbare Fett ab. Rindfleisch sollten Sie nur hin und wieder verzehren; besser ist Lammfleisch. Am wenigsten zu empfehlen ist Schweinefleisch. Heimisches Wild oder auch Strauß sind gute, magere Alternativen. Essen Sie ein- bis zweimal pro Woche maximal 120 bis 180 Gramm rotes Fleisch (eine Handfläche). Ein höherer Fleischkonsum geht oft mit Diapositas einher,[6] doch bei Wild trifft eher das Gegenteil zu.[7]
- *Beachten Sie bei der Wahl Ihres Fleisches die Auswirkungen auf Ihre Gesundheit und Ihre Umwelt.* Ein Fleischesser, der einen Kleinwagen fährt, verbraucht mehr Ressourcen als ein Veganer mit einem Geländewagen.

Kräuter und Gewürze

Kräuter und Gewürze enthalten oft heilende Wirkstoffe. Sie dürfen beim Kochen die ganze Palette ausnutzen und sollten stets frische Kräuter und Gewürze im Haus haben.

Aktiv werden: Gesunde Würzmittel
Für Genuss ohne Reue:
- Weizenfreie Sojasauce (Tamari)
- Rote Chilipaste

- Scharfe Saucen zum Nachwürzen
- Tahini (Paste aus gemahlenem Sesam)
- Grobkörniges Salz ohne Zusätze wie Jod oder Fluor
- Frisch gemahlener schwarzer Pfeffer aus der Mühle
- Gewürze: Kurkuma, Koriander, Kreuzkümmel, Rosmarin oder ganze Chilischoten sind ein guter Anfang. Statten Sie Ihr Gewürzregal nach und nach mit immer mehr Kräutern und Gewürzen aus und verfeinern Sie damit Ihre Speisen.
- Frische Kräuter wie Rosmarin, Basilikum, Thymian und Oregano
- Brühe, ob selbstgekocht oder aus glutenfreien, salzarmen Brühwürfeln (ohne Geschmacksverstärker)
- Frischer Zitronen- und Limettensaft

Tagebuchübung: Der erste Eindruck

Was empfinden Sie angesichts meiner Diätempfehlungen? Merken Sie, wie in Ihnen Widerstand aufkeimt, oder freuen Sie sich schon darauf? Haben Sie das Gefühl, dass Ihnen etwas geraubt wird oder dass jetzt etwas Neues beginnt? Nehmen Sie sich die nötige Zeit, über all das nachzudenken, was Sie gerade gelernt haben, und beantworten Sie dann die folgenden Fragen in Ihrem Tagebuch:

- Falls Sie den Veränderungen eher Widerstand entgegenbringen, woran liegt das? Fürchten Sie um Ihr Lieblingsessen? Könnte es womöglich sein, dass Sie danach süchtig sind?
- Gehören Sie zu den vielen Menschen, die Gemüse einfach hassen? Wenn ja: Könnten Sie unter Umständen lernen, wie man Gemüse so zubereitet, dass es Ihnen schmeckt?

Wie und wann soll ich essen?

Zwei wichtige Themen möchte ich noch ansprechen, nämlich wie und wann wir essen sollten. Wichtig ist nämlich nicht nur die Qualität unserer Nahrung. Auch Zeitpunkt und Zusammenstellung der Mahlzeiten können den Stoffwechsel umprogrammieren.

Der Idealteller

Es gehört zu den grundlegenden Überlebensfähigkeiten, eine Mahlzeit geschickt zusammenzustellen. Lebensmittelpyramiden sind dabei nicht sonderlich hilfreich.

Besonders wichtig ist, dass Sie schnell verwertbare Kohlenhydrate nicht isoliert verzehren, weil sie Blutzucker und Insulin in die Höhe treiben. Auch sehr opulente Mahlzeiten erhöhen den Blutzucker, während kleinere Mahlzeiten zu seiner Stabilität beitragen.

Der ideale Teller sieht folgendermaßen aus:

- Eine Hälfte ist mit stärkearmem Gemüse bedeckt. (Hier dürfen Sie beliebig oft nachnehmen. Brokkoli und Spargel können Sie von mir aus kiloweise essen!)
- Ein Viertel des Tellers füllen Sie mit Proteinen (Fisch, Huhn, Eier, Shrimps, Fleisch, Nüsse oder Bohnen).
- Auf das letzte Viertel kommt entweder eine Handvoll Vollkorn (am besten Naturreis, Wildreis oder Quinoa) oder aber eine Handvoll stärkereiches Gemüse wie Süßkartoffeln oder Kürbis.

Bei fortgeschrittener Diapositas sollten Sie auf Getreide, stärkehaltiges Gemüse und Obst verzichten, bis Ihr Stoffwechsel sich erholt hat und wieder besser auf Insulin anspricht – was sechs Wochen, aber auch bis zu zwölf Monate dauern kann. Füllen Sie drei Viertel Ihres Tellers mit Gemüse und ein Viertel mit Proteinen.

Regelmäßig essen
Viele Menschen konzentrieren sich lieber auf die Essensmenge als auf die Zeiten. Wer möglichst viel zunehmen und möglichst schnell diapös werden möchte, sollte unbedingt das Frühstück auslassen und sich vor dem Schlafengehen so richtig den Bauch vollschlagen! Ich bezeichne das gern als die Sumo-Ringer-Diät. Untersuchungen zufolge verlieren Menschen, die mehrmals kleine Mengen zu sich nehmen (drei Mahlzeiten und zwei bis drei Snacks pro Tag), im Gegensatz zu solchen, die nur einmal eine große Mahlzeit (mit der gleichen Kalorienmenge) verzehren, an Gewicht. Essen Sie also rechtzeitig und regelmäßig. Der Stoffwechsel sollte den ganzen Tag aktiv sein und zwischendurch keine »Minifastenzeiten« einlegen, die ihn drosseln. Verzichten Sie also nie auf das Frühstück, essen Sie alle drei bis vier Stunden und legen Sie die Mahlzeiten möglichst immer auf dieselbe Tageszeit. Ihr Stoffwechsel wird es Ihnen mit größerer Aktivität danken. Sie nehmen ab, haben mehr Energie und fühlen sich besser.

Die Rolle von Allergien und Lebensmittelunverträglichkeiten bei der Diapositasbehandlung

Wir haben bereits besprochen, wie Lebensmittelallergien und -unverträglichkeiten Entzündungen und Diapositas auslösen. Bestimmte Lebensmittel liefern manchen Menschen die falschen Informationen.

Deshalb empfehle ich, während des Programms auf zwei häufige Auslöser zu verzichten, und zwar Gluten und Milchprodukte. Beide tragen sehr häufig aktiv zu Störungen des Insulinhaushalts bei. Nach den ersten sechs Wochen können Sie diese Produkte wieder einführen. Während des Programms rate ich jedoch dringend dazu, beides hundertprozentig zu meiden: kein Tropfen Milch, kein Milligramm Gluten. Vermutlich werden Sie staunen, wie sehr nicht nur Ihr Gewicht, sondern auch Ihr allgemeines Wohlbefinden von dieser Umstellung profitieren. Bei Diapositas kann ein Verzicht auf Gluten und Milchprodukte das Leben nachhaltig verändern. Das gilt übrigens auch für Typ-1-Diabetiker, denn bei der Krankheitsentwicklung besteht hier ein starker Zusammenhang zu Kasein aus Milchprodukten und Gluten aus Weizen.[8, 9]

Aktuelle Studien deuten auf eine Verbindung zwischen einem geschädigten Darm und Typ-2-Diabetes hin. Auslöser sind Veränderungen der Darmflora und Proteine aus Milchprodukten und glutenhaltigem Getreide, die als Reizstoffe wirken. In vielen Fällen kann die Heilung der geschädigten Darmwand durch Ausschalten der Allergene und Wiederherstellung einer gesunden Darmflora das Abnehmen, den Kampf gegen Diapositas und die Gesundung des ganzen Körpers unterstützen.[10]

Milchprodukte sind ein Sonderfall, weil das natürliche Wachstumshormon, das in Milch enthalten ist, die Insulinproduktion anregt.[11] Kuhmilch enthält von Natur aus über 60 Anabolika (wachstumsanregende Stoffe) – schließlich ist sie dafür bestimmt, Jungtiere gut wachsen zu lassen. Ein Glas Milch kann den Insulinspiegel auf 300 Prozent hochschnellen lassen[12] und so zu Übergewicht und Prädiabetes beitragen. Andere Studien behaupten zwar, Milch würde das Abnehmen begünstigen, aber dabei stellt sich die Frage: Milch im Vergleich wozu? Wurde hier wirklich eine Cola- und-Fastfood-Ernährung mit einer gesunden, weitgehend pflanzlichen Ernährung voller Antioxidantien und Phytonährstoffe und etwas magerem Protein verglichen?

Der Verzicht auf Gluten und Milchprodukte mag zunächst schwierig erscheinen, aber nach den ersten drei Tagen ist der Heißhunger in der Regel vorüber. Werden Sie danach nicht wieder weich! Nach sechs Wochen bekommen Sie beides wieder und können selbst feststellen, wie es Ihnen damit geht. Ihr Körper wird Ihnen deutlich zeigen, ob Sie diese Lebensmittel langfristig vertragen oder nicht.

Aktiv werden: Weniger essen und sparen

Viele Menschen halten hochwertiges Essen für teurer. Armut geht mit Übergewicht und Diabetes einher, weil subventionierte Kalorien aus Zucker und Fett nun einmal billig sind. Wenn Sie jedoch genau überlegen, was Sie kaufen, finden Sie vielleicht doch Möglichkeiten, neue Prioritäten zu setzen, besser zu organisieren und lieber unverfälschte Lebensmittel zu erwerben oder teilweise selbst anzubauen.

Legen Sie in Ihrem Protokoll eine neue Seite an, auf der Sie eine

Woche lang genau notieren, was Sie ausgeben und wie Sie den Tag verbringen (jede Stunde!). Sobald Sie den Überblick haben, wofür Sie Zeit und Geld aufwenden, haben Sie die Wahl und treffen nicht mehr so leicht unbewusste Entscheidungen, die Ihrer Gesundheit und Ihren Zielen abträglich sind. Machen Sie mit – das Ergebnis könnte Sie überraschen!

Wie hoch sind Ihre Ausgaben für Kaffee, Limonade, Fertigprodukte oder Zigaretten? Wie viel geben Sie im Restaurant, beim Imbiss oder beim Bäcker aus?

Prüfen Sie auch Ihren Tagesablauf. Wie viel Zeit verbringen Sie mit dem Smartphone, der Spielekonsole und dem Tablet, beim Fernsehen, beim Surfen im Internet oder bei allen möglichen, schlecht geplanten Tätigkeiten? Schreiben Sie alles auf.

Anschließend können Sie sich die Frage stellen, ob Ihre Zeit und Ihr Geld auf diese Weise gut angelegt sind. Setzen Sie Ihr Geld mit Lebensenergie gleich – es ist ein indirektes Symbol für Ihre Lebenszeit. Was wollen Sie mit Ihrer Energie anstellen? Möchten Sie damit mehr Gesundheit und Vitalität erzeugen? Beantworten Sie diese Fragen in Ihrem Tagebuch.

Auch hier gibt es kein Richtig oder Falsch, denn es geht um Denkanstöße. Vielleicht stellen Sie fest, dass Ihnen weit mehr Geld und Zeit zur Verfügung steht, als Ihnen bewusst war. Vielleicht wollen Sie mehr davon in den Gesundheitszustand investieren, den Sie verdient haben.

Sobald Sie alle Antworten gefunden haben, wählen Sie drei Dinge aus, deren Veränderung Ihnen zu mehr Zeit oder Geld verhilft. Schreiben Sie auch das konkret auf. Wenn Sie zum Beispiel auf den täglichen Kaffee am Bahnhof für 2,50 Euro verzichten, sparen Sie im Jahr mehrere hundert Euro ein. Eine halbe Stunde weniger Fernsehen pro Tag verschafft Ihnen aufs Jahr gerechnet über sieben Tage, an denen Sie sich rund um die Uhr gesunde Mahlzeiten ausdenken oder zubereiten könnten.

Überarbeitet und überlastet ist heutzutage fast jeder. Dennoch können wir uns regelmäßig entscheiden, unsere Freiräume anders zu nutzen.

Da Sie ohnehin schon am Nachdenken sind, verrate ich Ihnen an dieser Stelle ein paar Geheimnisse, wie man schnell und günstig satt wird.

- *Preiswerte Einkaufsmöglichkeiten für frische Lebensmittel in der Nachbarschaft ausfindig machen.* Preisgünstig ist es häufig im Direktverkauf (Hofladen, Gärtnerei), auf dem Wochenmarkt oder beim türkischen Lebensmittelhändler. Olivenöl, Nüsse, Bohnen oder Sardinen aus der Dose sind im Großhandel meist billiger erhältlich.
- *Gemeinsam einkaufen.* Wechseln Sie sich mit Nachbarn oder mit den Teilnehmern Ihres Teams beim Einkauf ab. So können Sie regionale Anbieter unterstützen und größere Mengen kaufen, und jeder Einzelne muss nicht so viel fahren. Gute Planung kann Geld sparen und schweißt Sie mit den anderen zusammen.
- *Lassen Sie sich beliefern.* Manche Biohöfe liefern wöchentlich frisches Gemüse der Saison, häufig auch mit Brot, Eiern, Käse und Fleisch aus Bioproduktion. So kaufen Sie ohne lange Handelswege und schonen dabei die Umwelt. Die Gemüsekisten enthalten immer wieder auch vergessene Gemüsesorten, zu denen man im Handel nicht sofort greifen würde. Das ist ein hervorragender Ansatz zum Experimentieren.

- *Garten, Balkon oder Terrasse nutzen.* Zumindest im Sommer lassen sich frische Kräuter und Tomaten problemlos auch auf kleinstem Raum ziehen. Oder Sie lassen Ihre Terrasse von (stachelfreien) Kulturbrombeeren umranken und sich die Früchte quasi in den Mund wachsen. Seien Sie kreativ – Gemüse und Obst ist nicht nur nahrhaft, sondern bietet in Form der Blüten auch viel fürs Auge.
- *Einfache, schnelle Standardgerichte einüben.* Für diese Gerichte sollten die Zutaten stets im Haus (oder im Tiefkühlfach) sein, damit Sie nicht notgedrungen auf Dinge zurückgreifen müssen, die Ihnen nicht guttun oder letztlich ungesund für Sie sind. Vorausschauende Planung lohnt sich. Rezeptvorschläge finden Sie im Kapitel »Ihr Ernährungsplan im Überblick« und meine drei Blitzgerichte auf den Seiten 219 bis 220.
- *Kollegen einbeziehen.* Kochen Sie im Wechsel mit den Kollegen einmal pro Woche oder alle zwei Wochen und bringen Sie das Mittagessen zur Arbeit mit. So brauchen Sie in der Mittagspause nichts zu kaufen, was ungesund und teuer wäre, bekommen gutes, selbst gekochtes Essen und müssen trotzdem nur wenige Male im Monat persönlich in der Küche stehen. Oder Sie verabreden mit Freunden ein regelmäßiges privates Abendessen, ob einmal im Monat oder einmal pro Woche, zu dem Sie sich gegenseitig einladen. Das sorgt für Geselligkeit und Gesundheit gleichermaßen.

Aktiv werden: Restaurantbesuche überstehen

Auswärts müssen Sie Vorsicht walten lassen. Während des Sechs-Wochen-Programms sollten Sie möglichst wenig auswärts essen, aber das ist nicht immer möglich. Mitunter stehen nun einmal Geschäftsessen oder größere Veranstaltungen an, an denen Sie teilnehmen müssen. In diesem Fall empfehle ich folgende Verhaltensregeln:

1. *Stur sein.* Äußern Sie ohne Umschweife, was Sie brauchen. Ein Erdnussallergiker, für den der geringste Tropfen Erdnussöl lebensgefährlich wäre, würde dies auch mitteilen. Sie würden zwar langsamer sterben, aber dennoch hat es nichts mit Höflichkeit zu tun, wenn Sie Nahrung akzeptieren, die für Sie nicht nahrhaft ist.
2. *Das Restaurant selbst auswählen.* Das Angebot ist breit, also sehen Sie sich zu Hause oder auf Reisen nach passenden Restaurants um. Essen Sie ruhig indisch, japanisch, thailändisch, italienisch, griechisch, spanisch oder persisch, aber halten Sie sich von Fastfood-Ketten fern. Vielerorts gibt es vegetarische Restaurants (auch in Form von Schnellrestaurants mit Mittagstisch) und natürlich auch ambitionierte deutsche Köche, die auf frische, regionale Produkte der Saison größten Wert legen.
3. *Brot und Alkohol gar nicht erst auf den Tisch lassen.* Zum Knabbern eignen sich auch Gemüsestreifen oder Gurkenscheiben (ohne Dips).
4. *Um Wasser bitten.* Ein Glas Wasser vor dem Essen dämpft den Appetit.
5. *Dem Kellner sagen, dass Gluten oder Milchprodukte für Sie lebensgefährlich sind.* (Eine verzeihliche Halbwahrheit.)
6. *Um einfache Zubereitung bitten.* Bestellen Sie gegrillten Fisch oder gegrillte Hähnchenbrust, dazu einen großen Teller gedünstetes oder in Olivenöl angeschwitztes Gemüse und ein

paar Zitronenscheiben. Beim Salat sollten Olivenöl und Essig (oder Zitrone) separat gereicht werden.
7. *Keine Stärke.* Nehmen Sie statt Kartoffeln, Reis oder Nudeln lieber eine doppelte Portion Gemüse.
8. *Keine Saucen, Dressings oder Dips.* Sie strotzen meist vor Zucker, Milchprodukten und Gluten.
9. *Rechtzeitig aufhören (»hari hachi bu«).* Die Bewohner der japanischen Insel Okinawa sind für ihre Langlebigkeit berühmt. Dort gibt es die einfache Floskel: »Hari hachi bu«, das bedeutet »80 Prozent satt«. Sobald das erste Sättigungsgefühl einsetzt, hören sie auf zu essen. Die nächste Mahlzeit kommt bestimmt. Nehmen Sie Reste mit nach Hause. Denn zu viel des Guten kann leider ebenfalls das Insulin hochtreiben.
10. *Beeren zum Nachtisch.* Beeren besitzen eine fruchtige Süße und jede Menge Nährstoffe. Wenn Sie Ihre Mahlzeit damit abschließen, hat ihr Genuss keinen Einfluss auf Blutzucker oder Insulin.

Aktiv werden: Die eiserne Ration

Ein insulinpflichtiger Diabetiker würde ohne Insulin und Spritzbesteck nicht das Haus verlassen. Ein Asthmatiker hat stets sein Asthmaspray griffbereit. Wer einen Körper hat, braucht bestimmte Dinge zum Überleben, und für Sie ist das eine kleine Kühltasche mit dem, was Sie tagsüber brauchen: griffbereite, gesunde Lebensmittel, aus denen Sie im Handumdrehen das Nötigste zubereiten können. Diese Kühltasche sollten Sie immer dabei haben, ob im Auto, bei der Arbeit oder auf Reisen.

Mit der Zeit werden Sie selbst herausfinden, was für Sie unverzichtbar ist. Vorschläge sind:

- Eine kleine Tüte ungesalzene Mandeln oder Walnusskerne
- Eine kleine Frischhaltebox mit geschälten Möhren oder Gurkenscheiben
- Eine Portion Hummus
- Eine Dose Wildlachs
- Eine Dose Sardinen
- Eine gut schließende Frischhaltebox mit Kichererbsen in Olivenöl, Zitrone, Salz und Pfeffer
- Ein gesunder, vollwertiger Proteinriegel (Zusammensetzung prüfen)
- Eine Flasche Wasser

Aktiv werden: Ferien, Feiertage und Feste

Manchmal stehen Ereignisse an, auf die man wenig Einfluss hat, zum Beispiel eine Party, ein Fest oder eine Feier bei Freunden. Teilen Sie vorab mit, was Sie essen dürfen und was nicht. In der Regel zeigen Freunde oder Familie Verständnis. Wenn das nicht möglich ist, können Sie den Tag trotzdem genießen.

- *Essen Sie vorher zu Hause.* Ich esse häufig *vor* einem größeren Ereignis. So bin ich zufriedener, habe mehr Spaß und kann mich unbeschwert auf die Gespräche und auf mein Gegenüber konzentrieren.
- *Eiserne Ration mitbringen.* Wenn Sie nicht wissen, was voraussichtlich angeboten wird, können Sie selbst etwas mitbringen. Die eiserne Ration ist ein hervorragender Notnagel. Sie können sich daran bedienen, bevor Sie hineingehen, aber auch hinterher, falls Sie hungrig vom Tisch aufgestanden sind.
- *Entspannen.* Wählen Sie nahrhafte Speisen wie Fisch, Huhn

oder Fleisch. Verlangen Sie mehr Gemüse oder einen zusätzlichen Beilagensalat. Und wenn Sie alles getan haben, was möglich ist, sollten Sie sich entspannen, das Zusammensein genießen und Ihr Programm am nächsten Morgen wieder aufnehmen.

Aktiv werden: Tief durchatmen und dankbar sein

Achtsamkeit beim Essen erhöht das Bewusstsein für das, was wir uns zuführen: Wie die Nahrung aussieht, wie sie sich im Mund anfühlt, wie sie schmeckt und wie es uns hinterher damit geht. Man kann auf die Schnelle eine Bratwurst in sich hineinschlingen oder aber genüsslich ein Stück feinster Bitterschokolade im Mund schmelzen lassen.

Wer nebenbei isst, isst meistens mehr. Eine Packung Chips oder Popcorn, die wir beim Fernsehen knabbern, ist am Ende immer leer, egal wie groß sie war. Den ersten Bissen schmeckt man noch, aber dann setzt hirnloses Mampfen ein, obwohl man nicht das Gefühl hat, viel gegessen zu haben. Das Gehirn braucht 20 Minuten, bis es meldet, dass der Magen voll ist.

Langsames, achtsames Essen ist der beste Weg, Essen wirklich zu genießen, abzunehmen und den Stoffwechsel zu unterstützen. Dabei helfen die folgenden Maßnahmen:

- *Tief durchatmen (5 x 5)*. Diese einfache Technik dauert nur eine Minute, beschwichtigt aber die Stresshormone, die uns Fett einlagern lassen, und bereitet die Verdauung auf den Stoffwechselprozess vor. Atmen Sie fünfmal durch die Nase ein und durch den Mund wieder aus. Dabei bei jedem Einatmen und Ausatmen langsam bis fünf zählen.

- *Danken.* Danken Sie Ihrer Familie, Ihren Freunden, der Erde oder Gott für das Essen, das vor Ihnen steht. Es ist ein alter Brauch, der in praktisch allen Kulturen und Religionen gepflegt wurde oder wird. Finden Sie eine Formel, die Ihnen zusagt. Dem Danken wohnt eine ganz eigene heilende Kraft inne, die Ihre Beziehung zum Essen verändern wird. Nutzen Sie diese Chance, negative Einstellungen zum Essen abzuschütteln (»Essen macht mich dick / krank / müde« oder was auch immer).
- *Konzentrieren Sie sich ganz auf Ihr Essen.* Lesen Sie nicht nebenbei die Zeitung, stellen Sie den Fernseher ab und legen Sie das Smartphone weg. Wenn Sie sich zum Essen setzen, ob in Gesellschaft oder allein, sollte das Essen im Vordergrund stehen. Wie ist es auf dem Teller arrangiert? Wie duftet es? Genießen Sie es ab dem ersten Bissen – wie schmeckt er? Wie fühlt er sich an? Sie werden staunen, wie sehr die aufmerksame Wahrnehmung Ihre Erfahrungen verändert.

Protokoll schreiben: Was macht das Essen mit Ihnen?

Für die Dauer des Programms empfehle ich Ihnen, alles aufzuschreiben, was Sie essen – und wie es Ihnen damit geht. So haben Sie nicht nur den Überblick über die Essensmenge, sondern erhalten auch wichtige Informationen darüber, was Ihnen guttut. Damit stimmen Sie sich auf die innere Weisheit Ihres eigenen Körpers ein und nehmen genauer wahr, womit es Ihnen körperlich und geistig gut (oder schlecht) geht.

Nehmen Sie sich nach jeder Mahlzeit Zeit für folgende Übung:

- *Schreiben Sie möglichst genau auf, was Sie verzehrt haben.* Dazu gehören nicht nur Gemüse, Vollkorn, Bohnen, Nüsse und

Proteine, sondern auch Kräuter, Gewürze und das verwendete Öl.
- *Überlegen Sie, wie es Ihnen jetzt geht.* Tragen Sie auch solche Wahrnehmungen ein. Wie geht es Ihnen körperlich? Sind bestimmte Symptome stärker oder schwächer geworden? Wirkt sich die Nahrung auf Ihr Gedächtnis, Ihre Laune, Ihre Verdauung oder Ihr allgemeines Befinden aus?
- *Überlegen Sie jeden Abend, welche Auswirkungen Ihre Ernährung an diesem Tag auf Sie hatte.* Haben Sie mehr oder weniger Energie? Was ist mit Ihrem Konzentrationsvermögen? Hat sich Ihr Körpergefühl verändert? In welcher Weise? Wie geht es Ihnen mit diesen Veränderungen?

Wer gerne am Rechner sitzt, kann für diese Fragen ganz persönlich zugeschnittene Formulare erstellen und ausdrucken.

3.
Woche 2: Stoffwechseloptimierung durch Ergänzungsmittel

Ergänzende Nährstoffe sind ein unverzichtbarer Bestandteil der Diapositastherapie. Bei leichter Diapositas reicht eine moderate Nährstoffzufuhr, bei fortgeschrittenen Fällen und bei Diabetes ist häufig eine intensive Zusatzversorgung erforderlich. In diesem Kapitel erkläre ich, warum Ergänzungsmittel so wichtig sind. Außerdem erfahren Sie mehr über die wichtigsten Medikamente, die bei Diapositas und entsprechenden Komplikationen (Bluthochdruck, hoher Cholesterinspiegel) verordnet werden, und über natürliche Alternativen.

Was Sie wirklich brauchen: Die Wahrheit über Nahrungsergänzungsmittel

Bei abwechslungsreicher, ausgewogener Ernährung kann ein gesunder Mensch nach Ansicht der meisten Ärzte alle notwendigen Nährstoffe aus der Nahrung entnehmen. Alles, was darüber hinausgeht, wird angeblich nur wieder ausgeschieden oder ist schlimmstenfalls sogar schädlich. Dennoch empfehlen zahlreiche Ärzte insbesondere die Einnahme von Fischöl. Viele Kardiologen

Woche 2: Stoffwechseloptimierung durch Ergänzungsmittel

befürworten die Einnahme von Folsäure, Fischöl und Coenzym Q10. Gastroenterologen raten zu Probiotika. Und Gynäkologen raten Schwangeren zu einer umfassenden Versorgung mit Folsäure und anderen Vitaminen.

Die Rolle der Nährstoffe bei den grundlegenden biochemischen Stoffwechselprozessen ist gut belegt. Nährstoffe sind das Öl, mit dem das Räderwerk des Stoffwechsels reibungslos funktioniert, und Untersuchungen zufolge ist die Versorgung mit Omega-3-Fetten, Vitamin D, Folsäure, Zink, Magnesium und Eisen im Einzelfall oft unzureichend. Paradoxerweise gehen Übergewicht und Mangelerscheinungen oft Hand in Hand. Stark verarbeitete, zucker- und kalorienreiche Lebensmittel sind nämlich praktisch nährstofffrei, benötigen aber *mehr* Vitamine und Mineralstoffe zu ihrer Verarbeitung.

Nährstoffmängel beruhen in erster Linie auf vier Gründen. Erstens hat der Mensch sich im Laufe der Evolution von Pflanzen und Tieren aus der Wildnis ernährt, die deutlich mehr Vitamine, Mineralstoffe und essenzielle Fette lieferten. Zweitens wirken sich ausgelaugte Böden, industrielle Ackerbaumethoden und Züchtungen, ob bei Pflanze oder Tier, auf die Nährstoffdichte unserer Nahrung aus. Drittens sind industriell gefertigte Produkte extrem nährstoffarm. Und viertens benötigen wir aufgrund von Umweltbelastungen, zu wenig Sonnenlicht und chronischem Stress mehr Nährstoffe als ein Steinzeitmensch.

Deshalb braucht praktisch jeder ein gutes Multivitaminpräparat, Fischöl und Vitamin D. Ich empfehle auch Probiotika, weil unser modernes Leben, unsere Ernährung, Antibiotika und andere Medikamente unseren Darm schädigen, dem doch eine so große Rolle für unsere Gesundheit zukommt. Diapositas-Patienten müssen ihren Stoffwechsel durch zusätzliche Nährstoffe neu justieren, Störungen ausschalten, die Insulinfunktion verbessern, den Blutzucker stabilisieren und Entzündungen eindämmen.

Jeden Tag erreichen uns die Ergebnisse widersprüchlicher Studien. Mal ist Folsäure gesund, mal ruft sie Krebs hervor. Heute wird Vitamin D als Lebensretter gepriesen, morgen gilt es als wirkungslos. Das Mediengewitter verleitet einen leicht dazu, einfach gar nichts mehr zu nehmen. Das Problem an derartigen Studien ist jedoch, dass Nährstoffe hier wie Arzneimittel eingesetzt werden: Man verabreicht gezielt einen einzelnen Nährstoff und beobachtet, was geschieht. Nährstoffe sind jedoch Teamarbeiter. Brokkoli ist gesund und kann vielen Krankheiten vorbeugen. Aber wer sich ausschließlich von Brokkoli ernährt, wird vermutlich krank und könnte sogar daran sterben. Nur im Zusammenspiel können Nährstoffe den Körper gesund erhalten.

In diesem Kapitel werden zunächst die wichtigsten Ergänzungsmittel behandelt, die jeder nehmen sollte, der Diapositas und Insulinresistenz vorbeugen oder sie behandeln möchte. Danach geht es um zusätzliche, individuell verschiedene Substanzen für Teilnehmer des Spezialprogramms.

Aktiv werden: So finden Sie das passende Ergänzungsmittel

Für Arzneimittel gibt es strenge Vorschriften. Deshalb werden sie nur in der Apotheke ausgegeben. Bei Nahrungsergänzungsmitteln sind die Auflagen weniger strikt, und das Angebot ist für den Verbraucher sehr unübersichtlich. Wenn ich meinen Patienten bestimmte Präparate empfehle, achte ich auf folgende Punkte:

1. Die Darreichungsform sollte vom Körper leicht aufzunehmen und zu verarbeiten sein.
2. Die angegebene Dosierung muss auch wirklich in jeder einzelnen Pille oder Kapsel stecken.
3. Möglichst wenig Zusatzstoffe, Farbstoffe, Füllmittel und Allergene.
4. Die Rohsubstanz (besonders Kräuter und Fischöl) wird regelmäßig auf Toxine wie Quecksilber- oder Bleigehalt getestet und enthält immer die gleiche Wirkstoffmenge.
5. Hohe Qualitätsstandards und Vertrauenswürdigkeit des Herstellers.

Da Ergänzungsmittel einen wichtigen Eckpfeiler des Heilungsprozesses darstellen, sollten Sie sich vor der Wahl des passenden Mittels gründlich informieren. Kräuter aus der Apotheke haben als »Drogen« zum Beispiel einen festgelegten Wirkstoffgehalt – im Gegensatz zu Kräutern aus dem Supermarkt, wo dieser schwanken darf. Gute und neutrale Informationsquellen sind die Zeitschriften »Stiftung Warentest« und »Ökotest«; ältere Artikel kann man online erwerben.

Achten Sie in jedem Fall darauf, hochwertige Produkte zu kaufen, die genau die Nährstoffe enthalten, die sich bei der Behandlung von Diaposias und Insulinresistenz als wirksam erwiesen haben.[1] Ergänzungsmittel sollten ein fester Bestandteil Ihrer Ernährung werden, also wählen Sie auch hier das Beste, was Sie finden können. Lassen Sie sich von einer entsprechend spezialisierten Ernährungsberaterin, einem Heilpraktiker, einem Arzt für orthomolekulare Medizin oder in Ihrer Apotheke beraten, ganz besonders wenn Sie ärztlich verordnete Medikamente nehmen oder nieren- oder herzkrank sind.

> **Hinweis**
>
> Viele Ergänzungsmittel haben zahlreiche positive Eigenschaften und werden daher im Laufe des Programms immer wieder aufgeführt. Alphaliponsäure beispielsweise stabilisiert den Blutzucker, unterstützt aber auch die Mitochondrienfunktion und die Entgiftung. Wenn ein Mittel also sowohl hier als auch in Woche 6 erwähnt wird, wo es um die Personalisierung geht, *nehmen Sie nicht die doppelte Menge*. Die empfohlene Grunddosierung deckt den gesamten Körperbedarf ab.

Ergänzungsmittel für das Basisprogramm

Fettleibigkeit und Diabetes sind häufig ein Zeichen von Mangelernährung. Diabetes bedeutet Hungern inmitten der Fülle. Der reichlich vorhandene Zucker gelangt nicht mehr in die Zellen. Der Stoffwechsel ist träge, und die Zellen agieren nicht wie ein eingespieltes Team. Um das Gleichgewicht wieder herzustellen und das Grundproblem – die Insulinresistenz – zu beheben, ist eine gute Nährstoffversorgung von zentraler Bedeutung. Ergänzungsmittel helfen in mehrfacher Weise: Sie erhöhen die Insulinempfindlichkeit der Zellen, verbessern den Zucker- und Fettstoffwechsel und verlangsamen (in Form von speziellen Fasern) den Übergang von Zucker und Fett ins Blut. Das kurbelt den Stoffwechsel an, stabilisiert den Blutzucker, verbessert die Cholesterinzusammensetzung, verringert die Entzündungsneigung, drosselt den Appetit, unterstützt das Abnehmen und schenkt mehr Energie.

Woche 2: Stoffwechseloptimierung durch Ergänzungsmittel

Die Ergänzungsmittel aus dem Basisprogramm eignen sich zur lebenslangen Grundversorgung für jeden Leser. Auch wenn Sie Ihre Diapositas überwunden haben, sollten Sie sich weiter daran halten, um Ihre persönliche Veranlagung zur Insulinresistenz durch spezielle Vitamine, Mineralstoffe und Kräuter auszugleichen.

Nehmen Sie diese Mittel täglich. Viele sind als Kombinationspräparate erhältlich – wenn ein Stoff bereits im Multivitaminpräparat vorkommt, müssen Sie ihn natürlich nicht noch extra einnehmen! Suchen Sie ein Mittel, das meinen Empfehlungen so nahe wie möglich kommt, sowohl was die Inhaltsstoffe angeht als auch in der Dosierung.

Bis auf die PGX-Fasern sollten alle Ergänzungsmittel zu einer Hauptmahlzeit eingenommen werden, also zum Beispiel zum Frühstück und zum Abendessen.

- Ein hochwertiges Multivitamin- und Multimineralpräparat
- 1000 bis 2000 IU Vitamin D_3 pro Tag zum Frühstück
- 1000 bis 2000 mg Omega-3-Fette (Verhältnis EPA/DHA möglichst 300/200 mg), morgens und abends
- 100 bis 200 mg Magnesium, morgens und abends
- 300 bis 600 mg Alphaliponsäure, zweimal täglich, morgens und abends
- 200 bis 600 Mikrogramm Chrompolynicotinat pro Tag (im Einzelfall bis zu 1200 Mikrogramm)
- 1 bis 2 mg Biotin, morgens und abends
- 125 bis 250 mg Zimt, morgens und abends
- 25 bis 50 mg Grünteekatechine, morgens und abends
- 2,5 g PGX-Fasern, 15 Minuten vor jeder Hauptmahlzeit, mit 300 ml Wasser.

Mit hypoallergenem Proteinpulver können Sie außerdem einen Proteinshake zum Frühstück herstellen.

1 bis 2 Dosierlöffel Reis-, Soja-, Hanf-, Erbsen- oder Chiaprotein zum Frühstück nach Herstellervorgaben. Damit können Sie Ihren Frühstücksshake aufpeppen (siehe Rezepte im Kapitel »Ihr Ernährungsplan im Überblick«).

Außerdem profitieren viele Menschen von hochwertigen Probiotika, die jedoch bereits eine Zusatzoption darstellen.

Die einzelnen Ergänzungsmittel für das Basisprogramm

An dieser Stelle erfahren Sie Genaueres über die einzelnen Ergänzungsmittel oder Nährstoffempfehlungen und deren Bedeutung für die Diapositastherapie.

Hochwertiges Multivitaminpräparat

Ein gutes Präparat enthält alle wichtigen Vitamine und Mineralstoffe in ausreichender Menge. Spezialpräparate für Diapositas liefern zusätzlich auch viele der Stoffe, die ich bei der Grundversorgung genannt habe.

Beachten Sie bitte, dass die optimale Dosis meist erst mit zwei bis sechs Tabletten oder Kapseln pro Tag erreicht wird. Manche Menschen brauchen eine deutlich höhere individuelle Nährstoffdosierung, die jedoch von einem erfahrenen Ernährungsmediziner verordnet werden sollte.

Die Vitamine des B-Komplexes sind bei Diapositas besonders wichtig, weil sie zum Schutz vor diabetischen Nervenschäden beitragen und den Stoffwechsel und die Mitochondrien aktivieren.

Antioxidantien wie Vitamin E und C und Selen sind ebenfalls wichtig, denn sie reduzieren oxidativen Stress, der maßgeblich zu Diapositas beiträgt.

Vitamin D_3

Bis zu 80 Prozent der Menschen bekommen bei einer modernen Lebensweise nicht ausreichend Vitamin D. Je nach Gehalt Ihres Multivitaminpräparats brauchen Sie möglicherweise zusätzlich Vitamin D.

Vitamin D_3 verbessert den Stoffwechsel, denn es beeinflusst über 200 verschiedene Gene, die für die Vorbeugung und Behandlung von Diabetes und metabolischem Syndrom von Bedeutung sind.[2, 3]

Bei der Vitamin-D-Einnahme müssen Sie Folgendes beachten:

1. Sie benötigen Vitamin D_3 (Cholecalciferol), nicht das häufig verordnete D_2, das weniger wirksam und biologisch wenig aktiv ist.
2. Bei starken Mangelzuständen benötigen Sie mehr Vitamin D, und zwar drei Monate lang (oder länger) 5000 bis 10 000 IU pro Tag. Eine solche Behandlung darf jedoch nur unter ärztlicher Aufsicht stattfinden.
3. Lassen Sie Ihren Vitamin-D-Status beim Arzt bestimmen. Der Vitamin-D-Gehalt im Blut sollte zwischen 45 und 60 ng/dl betragen. Er wird mit dem 25-OH-Vitamin-D-Test nachgewiesen.
4. Ausreichend Vitamin D einzulagern dauert mitunter bis zu zwölf Monate. Die meisten Menschen kommen danach mit 1000 bis 2000 IU gut zurecht.

Omega-3-Fettsäuren (EPA und DHA)

Diese wichtigen Fette verbessern die Insulinreaktion der Zellen, senken die Triglyzeride, erhöhen das HDL, wirken Entzündungen entgegen, machen das Blut weniger gerinnungsfreudig und tragen so zum Schutz vor einem Herzinfarkt bei.[4] Fischöl unterstützt auch die Nervenfunktion und kann möglicherweise vor Nervenschäden schützen, die bei Diabetes so häufig sind.[5]

Magnesium

Eine magnesiumarme Ernährung geht häufig mit erhöhtem Insulinspiegel einher, und Diabetiker weisen oft einen Magnesiummangel auf. Magnesium unterstützt die Glukoseeinlagerung in den Zellen und die Umwandlung dieser Kalorien in verwertbare Energie.

Bei schwerem Magnesiummangel benötigen Sie eventuell mehr als die oben angegebene Menge, manch einer hingegen braucht nicht ganz so viel. Besprechen Sie die optimale Menge mit Ihrem Arzt. Eine zu hohe Magnesiumzufuhr äußert sich häufig in Form von Durchfall. Schrauben Sie die Menge einfach etwas zurück und nehmen Sie statt der häufigen Darreichungsformen Magnesiumcarbonat, -sulfat, -gluconat oder -oxid lieber Magnesiumglycinat, das der Körper besser verarbeiten kann. Bei Verstopfung können Sie zu Magnesiumcitrat greifen. Nierenkranke oder schwer herzkranke Patienten dürfen Magnesium nur nach Rücksprache mit ihrem Arzt einnehmen.

Alphaliponsäure (ALA)

Alphaliponsäure schützt vor Oxidationsprozessen und aktiviert die Mitochondrien. Sie senkt nachweislich den Blutzucker und heilt durch Vergiftungen entstandene Leberschäden. Bei Diabetes kann sie auch Nervenschäden vorbeugen. Mit Alphaliponsäure wird der Zucker zu 50 Prozent schneller aus dem Blut geschleust.[6]

Chrom und Biotin
Chrom hat großen Einfluss auf den Zuckerstoffwechsel und die Insulinempfindlichkeit, denn es trägt zur Bildung neuer Insulinrezeptoren bei.[7] Biotin kann die Insulinempfindlichkeit verbessern, die Triglyzeride senken, cholesterinerzeugende Gene bremsen und den Zuckerstoffwechsel verbessern.[8]

Zimt und Grünteekatechine (ECGC)
Hilfreich für die Blutzuckerregulierung und die Verbesserung der Insulinempfindlichkeit sind auch bestimmte Pflanzen wie Zimt[9] und grüner Tee mit seinen Katechinen.[10] Grüner Tee kurbelt auch die Fettverbrennung und den Stoffwechsel an. Die besten Präparate kombinieren die Wirkstoffe mehrerer Kräuter.

PGX-Faser (Polyglycoplex)
PGX ist ein sehr interessantes Produkt, in dem eine japanische Wurzel mit Algen zu einer neuartigen Superfaser verschmolzen wurde. PGX hat erheblichen Einfluss auf Insulin, Glukose und Hämoglobin A1c.[11] Die Faser lässt weniger Zucker und Fett ins Blut übergehen und trägt damit zu Appetitkontrolle, Gewichtsabbau, Blutzuckerregulierung und einem gesunden Cholesterinspiegel bei.[12] Wenn sie vor dem Essen mit einem Glas Wasser eingenommen wird, leistet sie einen entscheidenden Beitrag zur Überwindung von Diapositas. Die Insulinreaktion nach dem Essen ist nur noch halb so hoch, und auch LDL-Cholesterin und Blutzucker sin-

ken um 20 Prozent. Ich habe Patienten, die allein mit dieser Superfaser fast 20 Kilo abnahmen.

Proteinpulver für Shakes
Ich rate dringend zur Verwendung eines hochwertigen, hypoallergenen Proteinpulvers aus Reis, Erbsen, Hanf, Chia oder Soja. Die Grundsubstanzen haben teilweise eine entzündungshemmende und entgiftende Wirkung. Sojaproteine aus Vollsoja mit Isoflavonen können Blutzucker und Cholesterin senken.[13, 14] Ein Proteinshake eignet sich sowohl zum Frühstück als auch zwischendurch, stabilisiert den Blutzucker und heilt die Leber. Passende Rezepte finden Sie im Rezeptekapitel (siehe Seite 408 bis 410).

Ergänzungsmittel für das Spezialprogramm

Falls Ihr Selbsttest ergeben hat, dass Sie das Spezialprogramm ins Auge fassen sollten, brauchen Sie zusätzlich zu den Mitteln aus dem Basisprogramm noch weitere Substanzen. Im Zusammenspiel mit den bereits genannten Stoffen werden dadurch Blutzuckerstabilität und Insulinempfindlichkeit weiter verbessert.

Behalten Sie die Einnahme dieser Mittel bitte mindestens ein Jahr bei. Danach sollten Sie die Labortests wiederholen, die Checklisten noch einmal durchgehen und zusammen mit Ihrem Arzt Ihre Fortschritte begutachten. Sofern Ihre Laborwerte im erwünschten Bereich liegen und Ihre Symptome sich gebessert haben, reichen die Empfehlungen für das Basisprogramm danach völlig aus.

Nehmen Sie bis dahin zusätzlich (falls in guter Qualität von zuverlässigen Anbietern erhältlich):

- 180 bis 360 mg Akazien-Hopfen-Extrakt, morgens und abends
- 1000 mg Bockshornkleesamen-Extrakt mit mindestens 70 Prozent löslichen Fasern, morgens und abends
- 150 mg Bittermelonenextrakt *(Momordica charantia)*, morgens und abends
- 100 mg Gymnema-sylvestre-Blattextrakt, standardisiert auf 25 Prozent gymnemische Säuren, morgens und abends

Einzelne Ergänzungsmittel für das Spezialprogramm

Lassen Sie mich diese Substanzen noch etwas näher erläutern.

Akazie und Hopfen

In Hopfen wurden neue Substanzen ermittelt, die wichtige Signalfunktionen für die Gensteuerung regulieren, die sogenannten Proteinkinasen. Die reduzierten Iso-Alphasäuren (RIAA) aus Hopfen und Akazien – auch als selektive Kinasereaktionsmodulatoren (SKRMs) bezeichnet – konnten in klinischen Untersuchungen Insulinempfindlichkeit und Fettstoffwechsel verbessern.[15]

Bockshornklee, Bittermelone und Gymnema-Blatt

Bei fortgeschrittener Diapositas empfehle ich Bockshornklee, Bittermelone und Gymnema.[16, 17] Bockshornklee wird in der indischen Küche und im Nahen Osten gern verwendet. Er enthält 4-Hydroxyisoleucin, eine Substanz, welche die Insulinfunktion verbessert, Triglyzeride senkt und das HDL-Cholesterin anhebt. Bittermelone trägt durch ihre Phytonährstoffe zur Blutzuckersenkung bei Diabetes bei. Gymnema wird in der Heilkunde des Ayurveda zur Blutzuckersenkung verwendet und kann Reparatur- oder Heilungsprozesse der Bauchspeicheldrüse erleichtern.

Weitere Ergänzungsmittel bei Problemen im Zusammenhang mit Diapositas

Bestimmte Ergänzungsmittel können auch bei der Behandlung typischer Begleiterscheinungen von Diapositas von Nutzen sein. Ohne Rücksprache mit dem Arzt sollten Sie *keinesfalls* Ihre Medikamente absetzen. Dennoch können diese Ergänzungsmittel Ihnen helfen, die nachfolgend aufgeführten Probleme zu überwinden.

Erhöhte Blutfettwerte (»Cholesterinspiegel«)
Roter Reis (Monascus purpureus)
Fermentierter, pulverisierter roter Reis verdankt seine positiven Eigenschaften dem Schimmelpilz *Monascus purpureus*. In der Traditionellen Chinesischen Medizin (TCM) wird er seit Jahrhunderten eingesetzt. Inzwischen weiß man, dass er sich positiv auf die Zusammensetzung der Blutfette auswirkt.[18]

- Zweimal täglich 1200 mg, morgens und abends

Pflanzliche Sterole
Auch natürliche Sterole aus Pflanzen unterstützen einen gesunden Cholesterinspiegel.[19] Pflanzliche Sterole bilden eine eigene Klasse unter den Phytonährstoffen und wirken hoch konzentriert noch besser.

- Zweimal täglich eine Kapsel mit je 500 bis 700 mg gemischten Sterolen, morgens und abends

Hoher Blutdruck

Hohen Blutdruck bekämpfen Sie in erster Linie mit Fischöl und Magnesium, die bereits bei den Basisempfehlungen besprochen wurden, und mit Coenzym Q10.[20] (Mehr über CoQ10 siehe Kapitel »Individuelle Maßnahmen« – Woche 6) Diese Substanzen sind ein wichtiger Baustein der Diapositasbehandlung. Zusätzlich eignet sich:

Weißdornblattextrakt

Weißdorn stärkt nachweislich die Herzmuskelfunktion und die Durchblutung des Herzens. Bei Diabetikern senkt er zudem den Blutdruck.[21]

- Zweimal täglich 200 bis 300 mg, morgens und abends

Blutverdünner

Diapositas-Patienten wird zur Blutverdünnung gern Azetylsalizylsäure empfohlen, was manch einem durchaus helfen mag. Allerdings besteht hierbei ein erhöhtes Risiko für Schlaganfälle und Magendarmblutungen. Deshalb rate ich lieber zu weniger riskanten, natürlichen Blutverdünnern.

Nattokinase

Ein Enzym aus fermentiertem Soja (Natto), das in der traditionellen japanischen Küche verzehrt wird. Nattokinase unterstützt die gesunde Durchblutung und Blutgerinnung.[22] Außerdem erhält es die Blutgefäße gesund.

- Zweimal täglich 100 mg, morgens und abends

Lumbrokinase

Eines der wenigen blutverdünnenden (fibrinolytischen) Ergänzungsmittel im Handel. Lumbrokinase sorgt für eine normale Blutkoagulation.[23]

- Zweimal täglich 20 mg, morgens und abends

Regeln für die Einnahme von Ergänzungsmitteln

Wer Ergänzungsmittel verwendet, sollte drei Dinge im Kopf behalten.

1. Immer zu den Mahlzeiten oder kurz vorher einnehmen. Die Einnahme nach dem Essen kann teilweise den Magen irritieren. Falls es dennoch zu Magenproblemen kommt, sollten Sie mit einem Arzt sprechen und die Verdauungsprobleme beheben, auf denen die Unverträglichkeit beruhen könnte.
2. Fischöl wird kurz vor einer Mahlzeit eingenommen. So verhindern Sie einen eventuell aufsteigenden Fischgeschmack. Sie können Fischölkapseln auch einfrieren, damit sich die Kapsel erst im Darm auflöst.
3. Wann immer möglich sollten Sie auf Kapseln zurückgreifen, die normalerweise leichter zu schlucken sind. Wem auch bei Kapseln das Schlucken schwerfällt, kann sie öffnen und den Inhalt über das Essen streuen oder in einen Shake rühren. Tabletten können Sie zerstoßen und mit Nahrung oder etwas Apfelmus einnehmen. Bestimmte Nährstoffe gibt es auch in Pulverform oder flüssig.

Medikamente intelligent einsetzen

In der Diapositasbehandlung werden derzeit diverse Arzneimittelgruppen eingesetzt. Eine der wichtigsten Studien der Medizin, das »Diabetespräventionsprogramm«, stellte fest, dass Arzneimittel nicht annähernd so gut wirken wie Veränderungen der Lebensweise.[24] Dieser Effekt war selbst zehn Jahre nach Ende der Studie noch nachweisbar. Wer dem in diesem Buch vorgestellten Programm folgt, wird in der Regel immer weniger Medikamente benötigen oder diese irgendwann ganz absetzen oder durch die vorgestellten natürlichen Alternativen ersetzen können. Dennoch sollten Sie die existierenden Arzneimittel kennen.

Die einzige Medikation, die ich gelegentlich für sinnvoll erachte, ist Metformin. Es ist gut verträglich, schon lange auf dem Markt und gründlich erforscht. Zahlreiche andere Medikamente gehen mit ernsthaften Nebenwirkungen einher oder verschlimmern die Problematik, indem sie den Insulinspiegel und damit auch das Herzinfarkt- und Sterberisiko erhöhen. Wieder andere Mittel werden zwar gern verschrieben, sind aber nur von begrenztem Nutzen und bergen erhebliche Risiken, die ich gleich besprechen werde. Deshalb versuche ich, möglichst ohne sie auszukommen. Ernährung, Bewegung, Ergänzungsmittel und Stressabbau helfen immer deutlich schneller und nachhaltiger als Medikamente.

Tabletten zur Senkung des Blutzuckers verschlimmern die Lage und verbessern sie nicht, weil sie die Bauchspeicheldrüse dazu animieren, noch mehr Insulin auszuschütten. Manche aktuell erhältlichen Mittel sind noch relativ jung und müssen ihre langfristige Wirksamkeit und Unschädlichkeit erst noch beweisen. Dabei denke ich gern an einen Satz, den ich vor Jahren in einem medizinischen Leitartikel las: »Ein neues Medikament verwenden Sie am besten gleich bei Markteinführung – bevor die Nebenwirkungen einsetzen.« Wir hatten einfach schon zu viele Arzneimittelskandale.

Medikamente können einzeln oder kombiniert eingesetzt werden. Die wichtigsten Gruppen für die Diabetesbehandlung sind:

Diabetes-Medikation

Biguanide, insbesondere Metformin, zählen zu den besten Medikamenten zur Verbesserung der Insulinempfindlichkeit. Sie tragen zur Blutzuckersenkung bei, indem sie die Zellen besser auf Insulin ansprechen lassen.

Thiazolidinedione, darunter Rosiglitazon und Pioglitazon, sind neue Wirkstoffe, welche die Glukoseaufnahme durch die Zellen verbessern, indem sie die Insulinempfindlichkeit verstärken. Gleichzeitig wirken sie entzündungshemmend und verbessern den Stoffwechsel, indem sie die PPAR beeinflussen, spezielle Zellrezeptoren, die an der Stoffwechselsteuerung beteiligt sind. Doch zu den bekannten Nebenwirkungen gehören Gewichtszunahme und Leberschäden. Rosiglitazon war ein Erfolgsschlager gegen Diabetes, bis Ende 2010 die Zulassung entzogen wurde, weil es das Herzinfarktrisiko erhöhte und von 1999 bis 2010 rund 47 000 Menschen dem Herztod erliegen ließ. Deshalb bin ich bei der Verschreibung solcher Mittel immer sehr vorsichtig.

Sulfonylharnstoffe sind ältere Wirkstoffe wie Glipizid, Glyburid und Glimepirid, von denen ich dringend abrate. Diese Mittel senken zwar kurzfristig den Blutzucker, erhöhen aber langfristig die

Insulinproduktion. In Amerika verlangt die Arzneimittelbehörde einen ausdrücklichen Warnhinweis, dass solche Mittel das Herzinfarktrisiko erhöhen – und genau das möchte man doch eigentlich verhindern. Kurz gesagt behandeln diese Substanzen eher die Symptome als die Ursache.

Alpha-Glukosidase-Hemmer wie Acarbose und Miglitol können die Zucker- und Kohlenhydrataufnahme im Darm hemmen. Das mag zwar mitunter hilfreich sein, aber ich halte PGX-Fasern in dieser Hinsicht für weitaus wirkungsvoller.

Im Labor konnte auch Touchi-Extrakt aus schwarzen Sojabohnen Alpha-Glukosidase blockieren, das Enzym, das im Darm Kohlenhydrate in einfachere Zuckerformen zerlegt. Auch die Verstoffwechselung bestimmter Zuckerarten verlief damit langsamer. Ich empfehle meinen Diapositas-Patienten gern 300 mg vor jeder Mahlzeit.

Incretine sind das Allerneueste. Sie bewirken eine Insulinausschüttung durch Stimulierung der GLP-1-Rezeptoren oder eine Hemmung des Enzyms DPP-4, das normalerweise das GLP-1 zerlegt. Dadurch bleibt der Blutzucker unten. Über 58 Prozent der damit behandelten Patienten wird übel, und 22 Prozent müssen sich übergeben. Auch so kann man seinen Blutzucker senken. Langzeitstudien für eine vernünftige Risikoeinschätzung sind derzeit nicht verfügbar. Eine große Studie (NAVIGATOR) ergab, dass die Incretin-Behandlung die Risiken, die mit Prädiabetes einhergehen, nicht wirksam senken konnte.[25] Ein Jahr nach Behandlungsbeginn waren Insulin und Blutzucker höher als zuvor. Angesichts dieser Datenlage verwende ich solche Substanzen nicht.

Insulin ist der letzte Ausweg, wenn alles andere versagt, denn Insulingaben bewirken leider eine Gewichtszunahme und erhöhen das Cholesterin und den Blutdruck.

Klug kombiniert sind diese Arzneimittel durchaus hilfreich. Viele gehen allerdings mit Risiken einher, die vermeidbar sind, sobald ein Patient Ernährung und Lebensweise so umstellt, dass die wahren Ursachen der Erkrankung angegangen werden.

Es gibt noch einige andere Medikamente, die bei Diapositas gern verordnet werden.

Cholesterinsenker
Niacin (Vitamin B₃) ist eine sehr nützliche Substanz. Unter ärztlicher Aufsicht kann es in hoher Dosierung (1000 bis 2000 mg) effektiv die Triglyzeride senken und das HDL erhöhen – wozu Statine nicht sonderlich gut in der Lage sind. Eine Niacintherapie muss jedoch sorgfältig überwacht werden, weil dabei Leberschäden auftreten können. Wenn wir HDL und Triglyzeride durch Ernährung und Lebensumstellung allein nicht in den Griff bekommen, greife ich am liebsten auf Niacin zurück. Im Gegensatz zu Statinen erhöht es nämlich die Partikelgröße des Cholesterins und lässt die Anzahl der Partikel zurückgehen. Untersuchungen ergaben auch, dass es den Plaqueabbau in den Arterien begünstigt.[26] Einige Studien zeigten, dass Plaques auch zurückgehen, wenn niedrig dosierte Statine mit Niacin kombiniert werden; andere Studien konnten keinen entsprechenden Effekt feststellen.

Statine senken nachweislich das LDL-Cholesterin und das Herzinfarkt- und Sterberisiko – aber nur bei Hochrisikopatienten. Sie können jedoch weder die Größe der Fettpartikel entscheidend vergrößern noch Triglyzeride absenken oder das HDL-Cholesterin vermehren. Zudem lassen sie offenbar den Insulinspiegel ansteigen und erhöhen das Diabetesrisiko um rund neun Prozent.[27] Natürliche Statine aus fermentiertem rotem Reis hingegen wirken meiner Erfahrung zufolge ohne derartige Nebenerscheinungen. Eine unbeabsichtigte, aber erfreuliche Nebenwirkung von Statinen ist die Senkung der Entzündungsbereitschaft. Dagegen gibt es allerdings bessere Methoden wie eine entsprechende Ernährung, mehr Bewegung, Fischöl und Vitaminpräparate.

Blutverdünner und entzündungshemmende Mittel

Azetylsalizylsäure (ASS). Viele Diapositas-Patienten neigen zu Entzündungen und haben gerinnungsfreudiges, klebriges Blut. Dagegen wurde bisher gern niedrig dosierte Azetylsalizylsäure empfohlen (80 mg pro Tag). Diese Basistherapie kann hilfreich sein, ist jedoch keineswegs risikolos. Es können Magendarmblutungen sowie Schlaganfälle durch Hirnblutung auftreten. Natürliche Blutverdünner sind zum Beispiel Fischöl, Nattokinase und Lumbrokinase (siehe Seite 303 f.).

Blutdrucksenkende Mittel

Eine Senkung des Blutdrucks ist bei Diapositas von großer Bedeutung. In der Regel sinkt der Blutdruck bereits durch die Ernährungs- und Lebensumstellung des vorgestellten Programms. Falls Sie zusätzlich blutdrucksenkende Mittel einnehmen müssen, gibt es ein paar Dinge zu berücksichtigen.

ACE-Hemmer, Angiotensin-Rezeptorblocker und Diuretika können den Blutdruck zuverlässig senken; die ersten beiden verzögern zudem das Fortschreiten einer Nierenschädigung. Von Betablockern rate ich eher ab, weil sie die Zuckeraufnahme durch die Zellen behindern – die Zellen nehmen Studien zufolge rund 25 Prozent weniger Zucker auf. Natürliche Alternativen zur Senkung eines hohen Blutdrucks sind Weißdorn, Fischöl, Coenzym Q10 und Magnesium (siehe Seite 303).

Letztlich kommt es bei Bluthochdruck darauf an, die Ursache zu behandeln, und das ist zumeist Insulinresistenz. Weitere behandelbare Ursachen, die vielfach übersehen werden, sind obstruktive Schlafapnoe (Atemaussetzer im Schlaf durch Verlegung der Luftwege), Magnesium- oder Kaliummangel, zu wenig Omega-3-Fette sowie Blei- oder Quecksilbervergiftung.

4.
Woche 3: Entspannung und Heilung

In dieser Woche konzentrieren wir uns auf Methoden, mit denen Sie auf »Pause« drücken und gründlich entspannen.

Stress hat einen erheblichen Einfluss auf unseren Zuckerhaushalt. Er löst Insulinresistenz aus, lässt das Bauchfett wachsen, erhöht die Entzündungsbereitschaft und kann damit letztlich Diabetes erzeugen.[1] Deshalb sind regelmäßige Entspannungsübungen lebenswichtig – ob Tiefenatmung, progressive Muskelrelaxation, Yoga, Phantasiereisen, Gebete, ein heißes Bad, Sport, Meditation, Massage, Biofeedback, Hypnose oder Sex.

Aktiv werden: Entspannungstechniken

Die meisten Menschen wissen nicht, wie man sich wirklich entspannt. Echte Entspannung ist in unserer Gesellschaft eher verpönt. Doch aktives Entspannen ist eine Überlebenstechnik, die sich erlernen lässt und gesund und glücklich macht. Heilungs-, Reparatur-, Erneuerungs- und Regenerationsprozesse laufen im Zustand der Entspannung ab. Dazu müssen wir das parasympathische Nervensystem aktivieren, also unsere Entspannungsreaktion.[2]

Viele Kulturen haben Techniken entwickelt, die den Geist entspannen und den Körper heilen. Zwei davon stelle ich an dieser Stelle vor, damit auch Sie leichter entspannen können.

Bauchatmung

Mithilfe von Tiefenatmung, mitunter auch als Bauchatmung oder Zwerchfellatmung bezeichnet, können wir fast augenblicklich entspannen. Diese Technik ist zudem überall und jederzeit einsetzbar. Ich empfehle, mindestens fünfmal am Tag bewusst tief durchzuatmen: einmal beim Aufwachen, vor jeder Hauptmahlzeit und vor dem Schlafengehen. Natürlich steht es Ihnen frei, auch mehr zu tun. Wann immer Sie sich gestresst oder überrumpelt vorkommen – tief durchatmen.

So fällt die Übung leichter:

1. Lockern Sie nach Möglichkeit Ihre Kleidung und nehmen Sie eine bequeme Haltung ein. Vielleicht können Sie sich auf dem Boden ausstrecken, es sich im Bürostuhl gemütlich machen oder einfach nur aufrecht sitzen.
2. Schließen Sie die Augen und konzentrieren Sie sich eine kurze Weile nur auf Ihren Atem.
3. Legen Sie nun eine Hand auf den Bauch und eine Hand auf die Brust. Nehmen Sie wahr, ob sich beim Atmen die Brust oder der Bauch bewegt. Wenn Sie tief durchatmen, sollte sich der Bauch stärker bewegen als die Brust. Falls das nicht von selbst gelingt, sollten Sie Ihren Körper langsam und sanft umstellen. Danach legen Sie beide Hände neben sich oder auf den Knien ab, je nachdem, ob Sie liegen oder sitzen.
4. Atmen Sie nun durch die Nase tief in den Bauch ein und zählen Sie dabei bis vier. Lassen Sie sich ruhig Zeit.
5. Halten Sie den Atem an und zählen Sie dabei bis zwei.
6. Atmen Sie langsam und gleichmäßig durch den Mund aus und zählen Sie dabei bis sechs.

7. Kurze Pause (bis eins zählen).
8. Diese Übung insgesamt zehnmal wiederholen.

Sie können die Übung auch durch ein »Mantra« ergänzen, ein entspannendes Wort, auf das Sie sich während der Übung konzentrieren. Wählen Sie einen Begriff, der das Loslassen unterstützt – wie »Entspannen«, »Loslassen« oder »Frieden« –, und wiederholen Sie es bei jedem Ausatmen.

Sie können die Entspannungsphase auch ausdehnen. Empfehlenswert sind möglichst sechs bis zehn Minuten Zwerchfellatmung pro Tag.

Visualisieren

Die meisten Stressauslöser im heutigen Leben stammen aus unserem Inneren und sind damit hausgemacht. Glauben Sie nicht jedem dummen Einfall, der Ihnen durch den Kopf geht! Unser sympathisches Nervensystem reagiert mehr auf unsere Gedanken – auf das, was wir für wahr halten – als auf reale, äußere Stressreize. Ein Grund dafür ist, dass unsere Einbildungskraft sich gern vergaloppiert. Wir zerbrechen uns den Kopf über Probleme, die wir nicht lösen können, malen uns Weltuntergangsszenarien aus und sehen nur halb leere Gläser. Häufig glauben wir an die negativen Geschichten, die wir selbst erfinden, leben dementsprechend und suchen nur nach Beweisen, die solche selbstzerstörerischen Vorstellungen über unser Leben untermauern.

Wenn unsere Phantasie uns jedoch ängstigen kann, können wir sie logischerweise auch umgekehrt dazu benutzen, uns zu beruhigen. Wir können unsere Vorstellung auch auf ein gelasseneres Befinden richten.

Mit der folgenden Visualisierungsübung fällt das Entspannen leichter. Prägen Sie sich die Übung gut ein. Am besten nehmen Sie den Text auf oder lassen ihn von jemandem sprechen, dessen Stimme Sie gern hören.

1. Lockere deine Kleidung und nimm eine bequeme Haltung ein. Lehn dich im Stuhl nach hinten oder leg dich auf das Bett oder auf den Boden. Schließe die Augen und atme tief durch wie bei der Zwerchfellatmung. Spüre, wie der Atem langsam kommt und geht. Lass den Körper zur Ruhe kommen. Nimm wahr, wie deine Muskeln sich entkrampfen und die Spannung um deine Augen und im Kopfbereich nachlässt.
2. Denke an einen friedlichen, entspannenden Ort, den du einmal sehr erfüllt verlassen hast. Rufe dir jede Einzelheit ins Gedächtnis. Vielleicht ist es ein Strand, ein strahlender Herbstwald oder der Gipfel eines Berges, oder du sitzt in einer schönen alten Kirche. In jedem Fall ist es ein Ort, an dem du dich entspannen kannst.
3. Während du dieser Vorstellung nachgehst, nimmst du wahr, wie sich dein Körper anfühlt: Entspannen sich deine Füße und deine Beine? Wird dein Bauch weich? Sind die Arme schwer und ohne Spannung? Wie fühlt sich deine Brust an? Was ist mit Kopf und Nacken? Sind auch sie völlig gelöst? Wandere in Ruhe durch den ganzen Körper und prüfe, wo du noch angespannt bist. Wenn du Spannungen findest, ermunterst du deinen Körper zum Loslassen und öffnest dich.
4. Nimm dir Zeit für deine Atmung. Ist sie tief, langsam und kraftvoll? Fühlst du, wie der Atem deinen ganzen Körper erfüllt? Wenn nicht, atme tiefer durch, damit du dich beim Atmen von innen »massieren« und deinen Körper entspannen kannst.

5. Verweile an diesem Ort tiefer Entspannung, solange du willst. Wenn du fertig bist, bewege zuerst die Finger und die Zehen. Dann öffne deine Augen, steh auf und widme dich dem Tag. Versuche, dir das entspannte Gefühl den ganzen Tag zu erhalten.

Aktiv werden: Medienfasten

Meine Freundin Linda Stone, die bei Apple und Microsoft für das Management tätig war, hat interessante Entdeckungen über die Auswirkungen der Medien auf unser Nervensystem gemacht. Der durchschnittliche Amerikaner verbringt aktuell täglich etwa 8,5 Stunden vor einem Bildschirm. Dabei überfluten unseren Verstand unzählige negative oder unwichtige Informationen, die uns tatsächlich dick und zuckerkrank machen können. Außerdem rauben sie uns den Atem.

Linda sagt, dass die Bildschirmzeit die normale Atmung verändert, und spricht von »E-Mail-Apnoe« – vor dem Fernseher, dem Bildschirm und anderen Medien, selbst Zeitschriften oder dem Radio, stockt uns der Atem.

Sie erklärt diesen Prozess folgendermaßen:

»Die Entwicklung des Gesundheitszustands der Nation entspricht der Allgegenwärtigkeit von Kommunikationstechnologie und Fernsehen. Mindestens zwei Faktoren tragen zur E-Mail-Apnoe bei: schlechte Körperhaltung und Erwartungshaltung. Die Erwartungshaltung führt dazu, dass wir einatmen. Ob gerade E-Mails eintreffen oder wir uns von einem Film oder einer Show aufwühlen lassen, das Ergebnis bleibt gleich – wir holen Luft, atmen aber zumeist nicht vollständig wieder aus.

Unsere Atembewegungen sind entscheidend für die Ausrichtung unserer Aufmerksamkeit, für unser Wohlbefinden und vor allem für die Sauerstoffversorgung und Ernährung unseres Körpers über Lymph- und Blutkreislauf. Wer den Atem anhält, unterstützt unwillkürlich den Kampf-oder-Flucht-Reflex, also impulsives Verhalten, die Ausschüttung von Stresshormonen und eine eingeschränkte Verdauung und Ausscheidung.

Das Erlernen einer guten Atemtechnik ist deshalb schon im Kindesalter ebenso wichtig wie Bewegung und gute Ernährung.«

Ich empfehle im Rahmen des Umstellungsprogramms ein einwöchiges Medienfasten, das heißt:

- Kein Computer (außer, wenn er für die Arbeit unverzichtbar ist).
- Kein Fernsehen, kein Kino.
- Keine Zeitschriften oder Bücher, abgesehen von einer Stunde entspannendem Schmökern vor dem Schlafengehen und diesem Buch hier.
- Kein Surfen, weder Facebook noch Twitter, keine SMS und kein Smartphone. Es werden nur eingehende Anrufe angenommen, und Sie dürfen sich nur mit Ihrer Gruppe in Verbindung setzen (in Maßen).

Falls Sie Angst haben, dadurch wichtige Ereignisse zu verpassen, können Sie einmal am Tag gut informierte Freunde fragen. Sie werden staunen, wie viel Zeit plötzlich für alles Mögliche bleibt, was Ihnen neue Energie schenkt – einkaufen, kochen, gut essen, entspannen, schlafen, Kontakte mit Freunden und mit der Familie.

Danach entscheiden Sie ganz bewusst, welche Medien und Geräte in Ihrem Leben Raum einnehmen dürfen.

Tagebuchübung: Den Tag abschließen
Nehmen Sie sich jeden Abend 20 Minuten Zeit, um den Tag in Ruhe durchzugehen. Machen Sie beim Schreiben keine langen Pausen. Wenn Sie nicht wissen, was Sie schreiben sollen, schreiben Sie eben: »Ich weiß nicht, was ich schreiben soll«, bis Ihnen etwas einfällt. Ein Tagebuch trägt nachweislich sehr zum Entspannen bei.

Aktiv werden: Genügend Schlaf

Die Datenlage ist eindeutig: Schlafmangel oder schlechter Schlaf schaden dem Stoffwechsel, wecken Appetit auf Zucker und Kohlenhydrate, lassen uns mehr essen und steigern das Risiko für Herzerkrankung, Diabetes und vorzeitiges Ableben. Ausreichendes und gutes Schlafen ist für die Gesundheit von grundlegender Bedeutung und die einfachste Methode, den Blutzucker zu stabilisieren und abzunehmen.

Räumen Sie Ihrem Schlaf daher einen hohen Stellenwert ein. Früher glaubte auch ich, ein Arzt sei nun einmal ein »Halbgott in Weiß« und dass ich deshalb nicht dieselben Bedürfnisse hätte wie jeder andere Mensch auf der Welt. Ich blieb lange auf und machte Überstunden, ohne mir ausreichend Ruhepausen zu gönnen.

Dummerweise ist unser Leben voller äußerer Reize, die auf uns einwirken, bis wir ins Bett gehen. So stellt sich kein erholsamer Schlaf ein. Wenn wir spät zu Abend essen, noch E-Mails beantworten, im Internet surfen oder arbeiten, bis wir im Bett noch schnell die Nachrichten über all die Katastrophen und das Leid in der Welt ansehen, ist es kein Wunder, dass wir nicht gut schlafen.

Sinnvoller ist, zwei Stunden vor dem Schlafengehen eine Pause einzulegen. Ein ausgiebiges Einschlafritual – eine besondere Abfolge von Tätigkeiten, die Sie abends tun – kann dem Körper zu tiefer, heilsamer Nachtruhe verhelfen.

Jeder von uns schleppt in einem gewissen Umfang posttraumatischen Stress mit sich herum (oder eher traumatischen Stress, denn bei vielen ist die Stresssituation höchst aktuell). Die Wirkungen von Stress und traumatischen Erfahrungen oder Bildern auf den Schlaf wurden gründlich erforscht. Mit meinen Vorgaben für einen guten, normalen Schlaf könnte diese Stressform bald der Vergangenheit angehören.

Vielleicht dauert es ein paar Wochen oder Monate, doch diese 20 Faktoren werden Ihre biologischen Rhythmen wieder in Balance bringen.

1. *Regelmäßiger Schlafrhythmus.* Gehen Sie jeden Tag um die gleiche Zeit ins Bett und stehen Sie auch immer um die gleiche Zeit auf.
2. *Im Bett wird nur geschlafen und geliebt.* Nicht mehr lesen (höchstens zur Entspannung) oder fernsehen.
3. *Ästhetische, den Schlaf fördernde Umgebung* mit freundlichen, ruhigen Farben ohne viel Ablenkung.
4. *Dunkelheit und Ruhe.* Verwenden Sie notfalls eine Schlafbrille und Oropax.
5. *Kein Koffein.* Tagsüber hält es vielleicht wach, aber nachts beeinträchtigt es den Schlaf.

6. *Kein Alkohol.* Alkohol erleichtert zwar das Einschlafen, beeinträchtigt aber die Schlafqualität.
7. *Mindestens 20 Minuten Sonnenlicht am Tag, am besten gleich morgens.* Sonnenlicht erreicht über die Augen das Gehirn, wo daraufhin bestimmte Stoffe und Hormone wie Melatonin ausgeschüttet werden, die für einen erholsamen Schlaf, gute Laune und gesundes Altern lebenswichtig sind.
8. *In den drei Stunden vor dem Schlafen nichts mehr essen.* Eine größere Mahlzeit vor dem Einschlafen stört den Nachtschlaf.
9. *Nach dem Abendessen keine größeren körperlichen Anstrengungen mehr.* Bewegung regt den Körper an und erschwert das Einschlafen.
10. *Sorgen von der Seele schreiben.* Schreiben Sie eine Stunde vor der Bettzeit alles nieder, was Ihnen Sorgen bereitet, und planen Sie, was Sie am nächsten Tag dagegen tun könnten. Das klärt die Gedanken und ermöglicht einen tiefen, erholsamen Schlaf.
11. *Ein heißes Bad mit Aromasalzen.* Ein warmes Bad erhöht die Körpertemperatur, entspannt die Muskeln, nimmt körperlichen und seelischen Stress und macht angenehm müde. Wenn Sie 200 bis 400 Gramm Bittersalz (Epsomsalz; Magnesiumsulfat), 50 bis 100 Gramm Backpulver (Natriumbicarbonat) und zehn Tropfen Lavendelöl in das Badewasser geben, wird das Magnesium über die Haut aufgenommen, das Backpulver tut dem Säurehaushalt gut, und der Lavendel lässt das Stresshormon Kortisol absinken – all das unterstützt einen gesunden Nachtschlaf.
12. *Vor dem Schlafen massieren lassen oder gründlich dehnen.* Das entspannt den Körper und erleichtert das Einschlafen.

13. *Warmer Bauch.* Ein warmer Bauch erhöht die Temperatur der Körpermitte und stellt die körpereigene Chemie auf Schlafen ein. Hilfreich sind ein Wärmekissen, eine Wärmflasche oder eine Wärmedecke.
14. *Medikamente prüfen.* Beruhigungsmittel werden zwar zur Behandlung von Schlafstörungen eingesetzt, führen langfristig aber zu Abhängigkeit und stören den natürlichen Schlafrhythmus. Auch Antihistamine, stimulierende Mittel, Erkältungsmittel, Steroide und koffeinhaltige Kopfschmerztabletten können den Schlaf irritieren.
15. *Kräuter verwenden.* Eine Stunde vor dem Schlafen 300 bis 600 mg Passionsblume oder 320 bis 480 mg Baldrianwurzelextrakt einnehmen. Oder Sie trinken eine Tasse Baldriantee.
16. *Abends 200 bis 400 mg Magnesiumcitrat oder -glycinat einnehmen.* Das entspannt Nerven und Muskeln. Wer zu Verstopfung neigt, nimmt Magnesiumcitrat; wer eher Durchfall entwickelt, sollte zu Magnesiumglycinat greifen.
17. *Andere Ergänzungsmittel und Kräuter ausprobieren.* Hilfreich sind mitunter Kalzium, Theanin (eine Aminosäure aus grünem Tee), GABA, 5-HTP und Magnolie.
18. *Ein bis drei Milligramm Melatonin am Abend.* Melatonin stabilisiert den Schlafrhythmus, muss allerdings ärztlich verordnet werden.
19. *Eine CD mit entspannender oder meditativer Musik oder geführten Entspannungsübungen* kann das Einschlafen unterstützen. Hilfreich sind auch die bereits vorgestellten Atem- und Visualisierungsübungen.
20. *Sprechen Sie mit Ihrem Arzt.* Wenn Sie trotz aller Bemühungen immer noch Schlafprobleme haben, sollten Sie mit dem

Arzt zusammen ermitteln, woran das liegt. Denkbare Ursachen sind Lebensmittelunverträglichkeiten, Schilddrüsenprobleme, Schwermetallvergiftungen, chronische Erschöpfung, Stress und Depressionen sowie Schlafstörungen, die im Schlaflabor diagnostizierbar sind.

Letztlich geht es darum, jeden Tag ausreichend guten Schlaf und mindestens fünf Minuten Entspannung zu finden. Eine halbe Stunde Tiefenentspannung oder Yoga pro Tag kann Wunder wirken! Gönnen Sie sich diese Zeit.

5.

Woche 4: Bewegung mit Spaß und Köpfchen

Mit 64 Jahren wog Geoff fast 140 Kilo, hatte Diabetes, Bluthochdruck, ein krankes Herz und diverse andere Gesundheitsprobleme, gegen die er Medikamente schluckte. Bei einem Vortrag hörte er mich sagen, dass es nur sehr wenige 80-Jährige mit 140 Kilo und praktisch keinen 90-Jährigen dieses Gewichts auf der Welt gebe. Daraufhin fragte er mich betreten, ob ich ihm helfen könnte. Ich bejahte – unter der Bedingung, dass er alles täte, was ich von ihm verlange (wobei ich genau weiß, dass die meisten Menschen höchstens halb so gut essen und halb so viel trainieren, wie ich empfehle). Geoff befolgte *alles*. Bis er mit dem Programm begann, hatte er es als sportliche Herausforderung betrachtet, sich den Bauch vollzuschlagen. Jetzt steigerte er sich langsam auf 45 Minuten Ausdauertraining und eine Viertelstunde Dehnübungen pro Tag sowie dreimal pro Woche eine halbe Stunde Krafttraining. Ein Jahr später wog er nur noch die Hälfte seines Ausgangsgewichts. Mit dem Übergewicht war er seinen Diabetes, sein Herzproblem und alle Medikamente losgeworden.

Bewegung ist vermutlich die wichtigste Medizin zur Behandlung von Diapositas und anderen Erkrankungen und geradezu ein Allheilmittel, das mehr Leben retten könnte als alle Antibiotika und Impfstoffe zusammen. Wenn man Bewegung verschreiben könnte, würden wir uns alle einen Vorrat davon anlegen und uns morgen zur Ruhe setzen. Wissenschaftler nennen körperliche Betätigung die »Multipille«, weil man damit praktisch alles behandeln kann.[1]

Sport vermag vieles, zum Beispiel:

- Muskeln und Zellen reagieren besser auf Insulin.
- Der Blutzucker wird stabilisiert und gesenkt.
- Gewicht und Bauchfett nehmen ab.
- Der Appetit geht zurück, ebenso die Gier nach bestimmten Lebensmitteln.
- Der Blutdruck sinkt.
- Triglyzeride und LDL-Cholesterin gehen zurück.
- Das HDL-Cholesterin steigt an.
- Entzündungen gehen zurück (zu messen anhand von CRP und anderen entzündlichen Zytokinen wie IL-6).
- Eine diapositasbedingte Fettleber erholt sich.[2]
- Anzahl und Funktion der Mitochondrien steigen an. Das beschleunigt den Stoffwechsel und lässt uns länger leben.
- Verbesserung der Genexpression: Es werden Gene angeschaltet, die unsere Insulinempfindlichkeit verbessern und Diapositas entgegenwirken.
- Normalisierung der Sexualhormone bei Männern und Frauen.
- Vorbeugung und Korrektur einer erektilen Dysfunktion, die bei Männern oft auf Diapositas zurückgeht.[3]

- Bessere Laune und Konzentration, weil neue Verbindungen zwischen den Gehirnzellen entstehen, die Energie insgesamt ansteigt und Schlaf und Verdauung verbessert werden.

Aktiv werden: Ausdauer- und Krafttraining kombinieren

Aktuellen Untersuchungen zufolge hilft eine Kombination aus aerobem Ausdauertraining (Herzfunktion) und Krafttraining (Muskelaufbau) bei Diapositas und Übergewicht am allerbesten.[4]

Ausdauertraining mit Spaß

Im Idealfall sollten Sie täglich mindestens eine halbe Stunde zu Fuß gehen. Ihr Ziel sind 10 000 Schritte pro Tag. Verwenden Sie ruhig einen Schrittzähler; manche Krankenkassen geben die Geräte günstig ab.

Bei starker Diapositas ist mehr und längere Aktivität ratsam. Wählen Sie eine Sportart, die Ihnen auf Dauer Spaß macht, zum Beispiel Walken, Radfahren, Tanzen, Schwimmen, Ballspiele oder Trampolinspringen. Um Diapositas unter Kontrolle zu bekommen, sind vielfach bis zu 60 Minuten Training erforderlich, und zwar fünf- bis sechsmal pro Woche bei 70 bis 85 Prozent des Maximalpulses (siehe Kasten Seite 326). Etwas körperliche Aktivität ist gut, mehr ist besser. Fangen Sie mit fünf Minuten pro Tag an und steigern Sie die Belastung allmählich. Dazu brauchen Sie in erster Linie ein Paar gute Schuhe. Bei Herzproblemen oder längerer Inaktivität sprechen Sie bitte vorher mit Ihrem Arzt.

Intervalltraining: Auf Touren kommen

Mit Intervalltraining können Sie in *kürzerer Zeit* den Stoffwechsel aktivieren, den ganzen Tag mehr Kalorien verbrennen und mehr abnehmen. Sie wechseln dabei zwischen leichter, mittlerer und heftiger Anstrengung. Es geht darum, vorübergehend in den anaeroben Bereich zu gelangen (in dem die Zellen ohne Sauerstoff Kalorien verbrennen) und die Zielherzfrequenz zu übertreffen.

Wenn Sie das normale Ausdauertraining zwei- oder dreimal pro Woche durch eine halbe Stunde Intervalltraining ersetzen, profitieren Sie trotz weniger Zeitaufwand noch mehr. Es funktioniert mit vielen Sportarten und besteht aus:

- Fünf Minuten aufwärmen.
- Zehnmal den Puls für 30 Sekunden auf die Intervallfrequenz anheben und dann wieder für 90 Sekunden auf die Zielherzfrequenz absenken (siehe Kasten Seite 326).
- Am Ende fünf Minuten abwärmen.

Viele meiner Leser konnten mit Intervalltraining ausgezeichnete Erfolge erzielen.

Krafttraining: Für eine starke Muskulatur

Krafttraining trägt unter anderem zur Erhaltung und zum Aufbau der Muskulatur bei und damit natürlich auch zum allgemeinen Blutzucker- und Energiestoffwechsel. Einer der wichtigsten Faktoren für Alterung und Diapositas ist der Muskelabbau *(Sarkopenie)*. Unsere Muskeln verbrennen die meisten Kalorien, doch mit schlaffen, von Fett marmorierten Muskeln werden wir insulinresistent und altern schneller.

> ### Berechnung der optimalen Herzfrequenz (Puls)
>
> **Die Zielherzfrequenz** liegt bei 70 bis 85 Prozent der maximalen Herzfrequenz.
>
> - 220 minus Lebensalter _____ = geschätzte maximale Herzfrequenz (Puls)
> - Maximalpuls x 0,70 = Mäßige Belastung
> - Maximalpuls x 0,85 = Hohe Belastung
>
> **Hinweis:** Falls Sie Medikamente, wie zum Beispiel Betablocker, einnehmen, gilt diese Gleichung nicht.
>
> **Die Intervallherzfrequenz** darf 85 bis 90 Prozent des Maximalpulses erreichen.
>
> - Maximalpuls x 0,85 = Mäßige Belastung
> - Maximalpuls x 0,90 = Hohe Belastung
>
> Am besten ermitteln Sie mit einem Pulsmesser, ob Sie sich im erwünschten Bereich bewegen.

Muskeln lassen sich auf vielerlei Weise aufbauen – mit Hanteln, Therabändern, Medizinbällen, Fitnessgeräten oder dem eigenen Körpergewicht (Kampfsport, Yoga oder Pilates). Ich persönlich bevorzuge Yoga, weil ich dabei drei Fliegen mit einer Klappe schlage: Krafttraining, Dehnung und Entspannung. Poweryoga und Sauna verbessern zudem die Entgiftung. Anfangs brauchen Sie sicher Anleitung, bis Sie alle Übungen beherrschen, dann aber sollten Sie Ihr Programm dreimal pro Woche durchführen.

Beweglich bleiben durch Dehnübungen
Dehn- oder Yogaübungen erhalten die Beweglichkeit und beugen Verletzungen oder Schmerzen durch andere Aktivitäten vor. Bestimmte Arten von Yoga verbinden aerobes Training, Krafttraining und Dehnen zu einer kompletten Trainingseinheit. Vor und nach Ihren Übungen sollten Sie sich mindestens fünf Minuten dehnen und zweimal pro Woche den ganzen Körper 30 bis 60 Minuten gründlich dehnen.

So viel Bewegung muss sein

Während des Programms müssen Sie mindestens 30 Minuten zügig gehen oder walken. Mehr hilft mehr, und für manche Menschen ist es besonders wichtig, das aerobe Training weiter auszubauen. Fangen Sie mit täglichem Walken an. Wenn Sie dann intensiveres Training wünschen (wozu ich dringend rate), halten Sie sich an die folgenden Empfehlungen:

- *Anstrengendere aerobe Einheiten einlegen.* Treiben Sie Ihren Puls bis zu sechsmal pro Woche auf 70 bis 80 Prozent Ihres Maximalpulses hoch.
- *Intervalltraining ausprobieren.* Legen Sie zwei- bis dreimal pro Woche kürzere Trainingseinheiten (30 Minuten) ein, und peppen Sie durch kurze, heftige Anstrengung Ihr aerobes Programm auf. So werden Sie schneller fit.
- *Krafttraining einbauen.* Ob Sie Hanteln stemmen oder Yoga machen, zwei- bis dreimal pro Woche sollte Krafttraining auf dem Stundenplan stehen.
- *Beweglich bleiben.* Vor und nach dem Training mindestens fünf

Minuten dehnen und nach Möglichkeit zweimal pro Woche 30 bis 60 Minuten den ganzen Körper gründlich dehnen.

Sportvereine, Krankenkassen und Fitnessstudios bieten geeignete Kurse und Programme unter fachmännischer Anleitung an. Ideen gibt es viele. Fassen Sie sich ein Herz, und kommen Sie in Gang.

Aktiv werden: Spiel und Spaß

Ich gestehe, ich hasse Sport. Spiel und Spaß, ja, aber Sport? Sie werden mich nie im Fitnessstudio antreffen.

Dennoch halte ich mich fit und kann Ihnen nur empfehlen, alles auszuprobieren, was Ihnen Spaß machen könnte. Gymnastik und Gerätetraining können Sie sich für die Tage aufheben, an denen nichts anderes möglich ist.

Meine Lieblingsbetätigungen sind:

- Die Rolläden herunterlassen, Lieblingsmusik anstellen und nach Herzenslust lostanzen.
- Eine Runde Tennis, Squash, Basketball, Volleyball, Fußball.
- Mit Kindern herumtoben.
- Regelmäßiges Training im Verein mit anderen auf dem gleichen Niveau.
- Mit Freunden walken, joggen oder tanzen. Vielleicht hat jemand aus Ihrem engeren Team Lust, gemeinsam Sport zu treiben.
- Im Freien laufen, wandern, Rad fahren, skaten oder Ski fahren. Das tut Körper und Seele gut.
- Die Jahreszeiten einbeziehen. Im Winter können Sie Skilanglauf machen oder Schneeschuhwanderungen, im Sommer ins Schwimmbad gehen oder im Meer schwimmen.

- Unterricht nehmen. In der Gruppe fällt vieles leichter, ob Yoga, Tanzen, Zumba, Aerobic oder anderes.
- Möglichst viel Abwechslung, am besten täglich oder zumindest wöchentlich.

Tagebuchübung: Warum treiben Sie keinen Sport?
Womit reden Sie sich heraus?

- Ich habe keine Zeit.
- Ich hasse Sport.
- Ich kann das nicht.
- Ich bin viel zu müde für Sport.
- Sport ist mir peinlich.
- Ich habe Verletzungen oder Angst, mich zu verletzen.
- Draußen ist es zu kalt (oder zu heiß).
- Das Fitnessstudio oder ein Sportkurs ist mir zu teuer.
- In der Schule haben sich im Sport alle über mich lustig gemacht.
- Es ist zu viel Aufwand.
- Ich komme nicht gern ins Schwitzen.
- Ich habe Angst vor einem Herzinfarkt oder einem Schlaganfall. (In diesem Fall sollten Sie mit Ihrem Arzt sprechen.)

Sind das faule Ausreden, oder ist etwas Wahres daran? Meist sind die Hauptgründe eher mangelnde Motivation, ungute Gefühle oder eine geringe Selbstachtung. Trägheit ist nur schwer zu überwinden, und anfangs kommen vielleicht unangenehme Gefühle und Überzeugungen auf. Doch wenn Sie sich erst einmal aufraffen, werden Sie irgendwann den Sport für Ihr Wohlbefinden brauchen.

6.
Woche 5: Giftfrei leben

Umweltgifte schaden Ihrem Körper und unserer Erde. Leider enthalten Nahrung, Wasser, Luft, unsere Häuser und sogar Körperpflegeprodukte häufig Giftstoffe. Die Verbindung zwischen Umweltgiften, Fettleibigkeit und Diabetes, aber auch vielen anderen chronischen und entzündlichen Erkrankungen ist mittlerweile belegt. Deshalb ist es an der Zeit, die persönliche und allgemeine Giftbelastung zurückzuschrauben. Beim Thema Umweltschutz denken wir häufig nur daran, wie wir die Zerstörung unseres Planeten und die Ausrottung zahlreicher Tier- und Pflanzenarten verhindern können. Doch der Mensch ist selbst Teil dieses Ökosystems, und unsere Körper sind zu Sondermülldeponien geworden. *Der menschliche Körper wäre aus Sicherheitsgründen für den Verzehr nicht mehr zugelassen.*

Die meisten der über 80 000 neuen chemischen Verbindungen und Giftstoffe, die seit 1900 auf den Markt gekommen sind, wurden nie auf ihre Sicherheit überprüft. Wir verwenden sie, und im Laufe von Jahrzehnten stellt sich ihre Gefährlichkeit heraus, wie zum Beispiel bei Zigaretten, DDT, Dioxinen, Weichmachern in Kunststoffflaschen oder Bisphenol A in Babyfläschchen und Dosen. Vernünftiger wäre es, etwas erst dann zu verwenden, wenn es sich als unbedenklich erwiesen hat. Angesichts der aktuellen Gesetzgebung rate ich also zur Vorsicht – in Ihrem eigenen Interesse.

Überlegen Sie, wo im Alltag Giftstoffe vorkommen könnten und was Sie dagegen tun können. Potenzielle Quellen sind:

1. Nahrung
2. Wasser
3. Stoffwechsel (Vergiftung von innen)
4. Umweltgifte und Schwermetalle im Büro, am Arbeitsplatz, in Körperpflegeprodukten und Putzmitteln
5. Elektromagnetische Strahlung

Aktiv werden: Lieber Bioprodukte wählen
Achten Sie bei der Ernährung auf schadstofffreie oder zumindest schadstoffarme Produkte. Mit steigender Nachfrage werden Bioprodukte auch günstiger.

Obst und Gemüse. Halten Sie Ausschau nach regionalen Erzeugnissen der Saison, möglichst aus Bioanbau. Wenn das nicht möglich ist, beachten Sie Warnhinweise der Verbraucherzentralen oder der Presse zu Pestizid- oder Schwermetallbelastungen. Obst und Gemüse aus konventionellem Anbau können je nach Herkunftsland stark belastet sein. Auffällig sind immer wieder einmal Erdbeeren, Nektarinen, Pfirsiche, Trauben, Paprika und Salat. Wählen Sie insbesondere bei Produkten, die häufig wegen Pestiziden aufgefallen sind, möglichst die Biovariante und waschen Sie frische Ware vor dem Verzehr unter fließendem Wasser.

Fleisch. Kaufen Sie Fleisch von Weidetieren aus hormonfreier, antibiotikaarmer Aufzucht, die nur Gras gefressen haben, oder von freilaufenden Hühnern, Gänsen und Enten. In Tierfett können sich Schadstoffe und Arzneimittelrückstände anreichern. Tiere aus naturnaher Haltung haben sowohl in Bezug auf die Zusammensetzung der Fettsäuren als auch in Bezug auf die Schadstoffbelastung ein anderes Fett als Tiere aus Mastviehhaltung. Kaufen Sie das beste Fleisch, das Sie sich leisten können.

Fisch. Große Raubfische (Schwertfisch, Thunfisch, Hai) und Fische aus belasteten Flüssen (Aale) lagern leider vielfach hohe Mengen Quecksilber und andere Schadstoffe ein. Weniger kritisch sind kleinere Fische oder solche, die nur in sehr sauberem Wasser gedeihen, beispielsweise Sardinen, Hering und Lachs, aber auch Shrimps und Jakobsmuscheln. Achten Sie auf Fische aus nachhaltigem, bestandsschonendem Fischfang, für den es spezielle Gütesiegel gibt.

Aktiv werden: Sauberes Trinkwasser

Der menschliche Körper besteht zum größten Teil aus Wasser. Die Zellen schwimmen darin. Auch die Entgiftung erfolgt weitgehend in wässriger Form (Wasser, Harn). Schon an der Universität habe ich gelernt, dass Verdünnung das beste Mittel zur Entgiftung ist.

Wasser ist das ideale Getränk (und war bis in jüngster Zeit auch der wichtigste Durstlöscher des Menschen). Wir profitieren ganz erheblich von sechs bis acht Gläsern reinem Wasser pro Tag, schon deshalb, weil wir häufig Durst mit Hunger verwechseln und bei Dehydrierung müde werden.

Wenn Ihr Urin dunkel oder deutlich gelb ist, trinken Sie nicht ausreichend Wasser. Der Urin müsste klar oder allenfalls leicht gelblich erscheinen (außer kurz nach der Einnahme von Vitaminen, weil Riboflavin – Vitamin B_2 – den Urin leuchtend gelb färbt).

Auch Verstopfung beruht häufig auf einer unzureichenden Wasserzufuhr. Wer sich ballaststoffreich ernährt oder zusätzlich Fasern einnimmt, braucht viel Wasser, damit der Stuhl nicht knochentrocken wird.

Vor 40 Jahren paddelte ich als junger Bursche mit dem Kanu durch die Wildnis Kanadas. Wenn ich Durst hatte, steckte ich einfach den Kopf in einen See oder Bach und trank das wunderbare, reine Wasser dort. Heute würde ich das nicht mehr wagen. Flüsse und Seen enthalten im Durchschnitt knapp 40 schädliche Bestandteile wie Krankheitserreger, Pestizide, Kunststoffe, Schwermetalle, Chlor, Fluor, Arzneimittelrückstände und andere Giftstoffe.[1] Was glauben Sie, wohin all die Beruhigungsmittel und die Empfängnisverhütungsmittel verschwinden, wenn wir ihre Reste über den Urin ausscheiden? Chemikalien aus Düngemitteln und Industrie sickern bis ins Grundwasser. Mancherorts taugt das Leitungswasser nicht mehr als Trinkwasser. In Gegenden, wo mittels »Fracking« Gas aus dem Boden gewonnen wird, gelangt ein wahrer Giftcocktail ins Trinkwasser, und die Menschen können ihr Leitungswasser mit einem Streichholz in Brand setzen. Das sind zwar amerikanische Auswüchse, aber Fracking wird mittlerweile auch in Europa betrieben, heftig bekämpft von lokalen Bürgerinitiativen. Informieren Sie sich bei Ihrem Wasserwerk über die Trinkwasserqualität, die dort regelmäßig überprüft werden muss.

Trinkwasser aus Flaschen ist leider nicht immer eine Alternative, denn Kunststoffflaschen können Phtalate oder Bisphenol A enthalten, giftige Substanzen aus der Petrochemie.

Am besten filtern Sie Ihr Wasser selbst und nehmen es dann in Flaschen aus rostfreiem Stahl oder Glas mit. Die besten Filtermethoden sind schlichte Kohlefilter oder Osmosesysteme, die dem Wasser in einem mehrstufigen Prozess Gifte entziehen. Die Anfangsinstallation ist zwar teuer, aber langfristig lohnt sich diese Lösung.

Aktiv werden: Wasserhaushalt in Schwung bringen und entgiften

Ihr Körper ist klug. Er weiß, wie man Gifte loswird. Sie müssen ihn dabei nur ein wenig unterstützen. Jeden Tag bemüht sich der Körper unablässig, Giftstoffe über Leber, Urin, Schweiß und Atem auszuscheiden. Ohne Atmung wird man vom selbst erzeugten Kohlendioxid innerhalb von vier Minuten ohnmächtig und stirbt. Ohne Wasser zu lassen, erliegt der Mensch binnen einer Woche einer Harnvergiftung, und wenn die Leber ihre Funktion einstellt, tritt der Tod innerhalb von einem Monat ein. Ohne Schwitzen, ob durch Sport oder Sauna, werden wir insbesondere die organischen Schadstoffe und Schwermetalle nicht los, die sich mit der Zeit im Körper ansammeln.

Sie brauchen also eine umfassende Entgiftung.

1. *Wasser lassen.* Trinken Sie sechs bis acht Gläser pro Tag, damit der Urin klar bleibt.
2. *Stuhlgang.* Der Darm sollte ein- bis zweimal am Tag aktiv sein (bei Verstopfung lesen Sie bitte in Kapitel 7, Woche 6, Schritt 4 nach). Ergänzendes Magnesiumcitrat, Vitamin C und Fasern (zum Beispiel gemahlener Leinsamen und acht Gläser Wasser pro Tag) sollten das Problem beheben.
3. *Schwitzen.* Regelmäßiges, kräftiges Schwitzen beim Sport, im Dampfbad und in der Sauna ist sehr gesund (bitte beachten Sie die Regeln für Saunagänge in Kapitel 7, Woche 6, Schritt 5).

4. *Pranayama (Atemübungen aus dem Yoga).* Erlernen und üben Sie Tiefenatmung über die Techniken für die Bauchatmung (siehe Kapitel »Woche 3: Entspannung und Heilung«).

Aktiv werden: Umweltgifte reduzieren

Kaum jemand überschaut die tägliche Belastung durch Chemikalien, Kunststoffe, Schwermetalle, aber auch Schimmel aus Nahrung, Wasser, Luft, Haus, Arbeitsplatz und Hobby. Reinigungsmittel, Pflanzenschutzmittel oder Make-up werden häufig bedenkenlos eingesetzt.

Ich habe eine Liste mit Dingen zusammengestellt, mit denen wir häufig in Kontakt kommen. Alle Risiken lassen sich nicht ausschalten, doch mehr Bewusstsein vermag eine ganze Menge. Bei Reinigungsmitteln, Körperpflege und den wichtigsten häuslichen Luftverschmutzern hat der Verbraucher die Wahl. Erkundigen Sie sich nach möglichen Alternativen.

Zu Hause

- Zimmerpflanzen filtern Schadstoffe aus der Luft.
- Staub, Schimmel, flüchtige organische Bestandteile (die aus synthetischen Teppichen, Möbeln und Farben ausgasen) und andere Quellen häuslicher Luftverschmutzung lassen sich mit Luftfiltern und Ionisierern binden.
- Heizungen, Gasthermen, Boiler und ähnliche Geräte regelmäßig warten lassen und darauf achten, dass sie kein hochgiftiges Kohlenmonoxid (CO) abgeben. Wer einen Gasherd, einen Ofen oder einen Kamin betreibt, sollte unbedingt CO-Melder installieren.
- Setzen Sie sich möglichst selten grellem, fluoreszierendem Licht

aus. Wählen Sie lieber Leuchten mit Tageslichtspektrum, LED-Lampen oder Kerzen.

Der eigene Körper
- Essen nicht in der Mikrowelle garen. Dabei entstehen mehr AGEs (stark verzuckerte Substanzen) im Essen, die den oxidativen Stress, Entzündungen und Diapositas erhöhen.[2] Verwenden Sie die Mikrowelle bitte nur zum Aufwärmen.
- Kein Wasser aus phtalathaltigen Kunststoffflaschen. Filtern Sie Ihr Leitungswasser, oder trinken Sie Wasser aus Glasflaschen oder Flaschen aus rostfreiem Stahl.
- Nicht mit Holzkohle grillen. Dabei entstehen krebserregende aromatische Kohlenwasserstoffe.
- Bei der Körperpflege auf ungiftige Substanzen achten (schädlich sind zum Beispiel aluminiumhaltige Deos oder Shampoos). Es gibt zahlreiche Anbieter mit umwelt- und hautfreundlichen Alternativen.
- Cremes, Sonnenschutzmittel und Kosmetika sollten frei von Paraben, Petrochemikalien, Blei und anderen Giften sein. Viele dieser Chemikalien gelangen über die Haut in den Körper. Was Sie nicht essen würden, gehört auch nicht auf die Haut.
- Setzen Sie sich auch sonst möglichst wenig Umweltgiften aus (Gartenchemikalien, chemische Reinigung, Abgase, Passivrauchen).

Informieren Sie sich gründlich über Umweltbelastungen und wie man ihnen aus dem Weg gehen kann. Was Sie Ihren Kindern nicht geben würden, ist auch für Erwachsene nicht gesund. Natürlich kann man nicht gleich das ganze Haus umkrempeln, aber wenn

Sie jede Woche einen Schritt weiterkommen, ist schon viel gewonnen.

Aktiv werden: Elektrosmog reduzieren

Viele Menschen sorgen sich wegen der unsichtbaren Wirkungen elektromagnetischer Strahlung.[3] Drahtlos verbunden zu sein bedeutet, dass wir unablässig von unsichtbaren Energiewellen umgeben sind, deren Harmlosigkeit keineswegs belegt ist.

Zu diesem Thema werden kontroverse Debatten geführt. Eine aktuelle Studie aus dem *JAMA* ergab, dass der Anstieg des Zuckerstoffwechsels im Gehirn während der Nutzung eines Handys sich nicht durch dessen Hitzeentwicklung erklären lässt.[4] Elektromagnetische Wellen werden zunehmend mit Krebs und anderen Gesundheitsproblemen in Verbindung gebracht.[5] Die neuen, drahtlosen Technologien werden von Milliarden Menschen genutzt und sind aus dem Alltag nicht wegzudenken, doch wenn wir strahlungsarme Geräte bevorzugen oder unsere Häuser entsprechend abschirmen, können wir die Risiken verringern. Was nicht erwiesenermaßen schädlich ist, ist nicht zwangsläufig unschädlich.

Schützen Sie sich mit folgenden Maßnahmen vor Elektrosmog:

- Kinder und Schwangere sollten nicht mit dem Handy telefonieren.
- Bewahren Sie Ihr Handy nicht in Kopfnähe auf und spielen Sie darauf auch keine Spiele und Ähnliches. Schalten Sie es ab, wenn Sie es nicht brauchen.
- Wenn das Handy eingeschaltet ist, wenn Sie sprechen, SMS schreiben oder etwas herunterladen, sollte das Handy möglichst mindestens eine Handbreit Abstand vom Körper haben.

- Telefonieren Sie über die Freisprechfunktion. Headsets, ob drahtlos oder verkabelt, können immer noch Strahlen weiterleiten.
- Das Handy nicht im Bereich der Hüfte bei sich tragen. In den Hüftknochen entstehen 80 Prozent unserer roten Blutkörperchen, und das Knochenmark reagiert besonders empfindlich auf elektromagnetische Wellen. Die Nähe zu den Genitalien kann auch die Fruchtbarkeit beeinträchtigen.
- Drahtlose und WiFi-fähige Geräte nach Möglichkeit durch verkabelte Geräte ersetzen (Telefon, Internet, Konsolen, Tastaturen und so weiter).
- Möglichst viel Abstand vom Bildschirm halten und Flachbildschirme verwenden. Gehen Sie nicht drahtlos ins Internet, besonders mit dem Laptop.
- Schlafbereich und Bereiche, an denen Sie entspannen, sollten wenig Elektrosmog ausgesetzt sein.
    - Der Radiowecker sollte mindestens drei Armlängen Abstand vom Kopf haben. Sie können auch eine batteriebetriebene Uhr verwenden. Sonstige Elektrogeräte sollten während des Schlafs in mindestens sechs Armlängen Abstand stehen.
    - Wasserbetten, elektrische Heizdecken und Metallrahmen ziehen elektromagnetische Strahlen an. Schlafen Sie lieber in einem Bett mit Holzrahmen oder auf Futons.
    - Beim Kochen mit dem Elektroherd bevorzugt die hinteren Platten verwenden.

Informieren Sie sich umfassend über die Gefahren des Elektrosmogs und Ihre Möglichkeiten, sich davor zu schützen.

7.

Woche 6: Individuelle Maßnahmen

Bei vielen Menschen reichen sechs Wochen gesunde Ernährung bereits aus, um chronische Symptome zu heilen. Nachdem Sie zusätzlich nun auch Ergänzungsmittel nehmen, bewusst für Entspannung und Bewegung sorgen und Umweltgifte Stück für Stück ausschalten, können Sie sicher schon erhebliche gesundheitliche Fortschritte verzeichnen. Falls Sie zu den 80 Prozent der Teilnehmer gehören, denen diese Umstellungen ausreichen, können Sie zufrieden sein. Die restlichen 20 Prozent haben jedoch nach wie vor erhebliche Beschwerden, nehmen nicht ab, oder ihr Blutzucker reagiert nicht ausreichend auf die Umstellung. In diesem Fall könnten in den sieben Kernsystemen des Körpers weitere Ungleichgewichte vorliegen. Dieses Kapitel hilft Ihnen, Ihre persönlichen Problembereiche zu finden. Damit sind die Möglichkeiten der Selbstbehandlung im Bereich der funktionellen Medizin ohne persönliche Hilfe durch einen entsprechend ausgebildeten Arzt jedoch ausgeschöpft.

Ich möchte Ihnen helfen, möglichst umfassend für sich selbst zu sorgen. In der Regel reicht das für die Betroffenen aus. Wenn Sie aktuell ärztlich verordnete Medikamente einnehmen, sollten Sie den Umfang der geplanten oder bestehenden Selbstmedikation stets mit Ihrem Arzt besprechen. Nur er kann beurteilen, welche Wechselwirkungen entstehen können und ob Arzneimittel unter diesen Umständen möglicherweise reduziert werden können.

Viele Gesundheitsprobleme lassen sich jedoch auch ohne ärztliche Hilfe lösen, wenn man die richtigen Informationen hat. Wenn Sie die zusätzlichen Maßnahmen in diesem Kapitel Schritt für Schritt umsetzen, durchlaufen Sie letztlich das gleiche Programm, das ich täglich erfolgreich mit meinen Patienten durchführe.

Kehren Sie jetzt noch einmal zu Teil II dieses Buches zurück, und gehen Sie alle Fragebögen durch. Wenn Sie diese Fragen bereits eingangs beantwortet haben, hat die Umstellung vermutlich schon einige Veränderungen bewirkt, und Sie erreichen nicht mehr dieselbe Punktzahl. Anhand der aktuellen Ergebnisse können Sie das Programm noch gezielter auf Ihren Körper zuschneiden. Das geht so:

1. Füllen Sie die Fragebögen aus, und stellen Sie fest, bei welchen Systemen Selbsthilfe oder ärztlicher Rat angezeigt ist.
2. Tragen Sie Ihre Ergebnisse in die nachfolgende Tabelle ein.
3. Halten Sie das Basisprogramm weitere sechs Wochen durch, und setzen Sie in dieser Zeit dort zusätzliche Maßnahmen um, wo Ihr Ergebnis nach wie vor Selbstbehandlung oder medizinische Behandlung erfordert.

Testergebnisse

Test	Punktzahl	Selbsthilfe oder Arzt?
Schritt 1: Besser essen		
Magnesium		
Vitamin D		
Essenzielle Omega-3-Fette		
Schritt 2: Hormone ausbalancieren		
Schilddrüse		
Sexualhormone		
Schritt 3: Entzündungen eindämmen		
Entzündungsbereitschaft		
Schritt 4: Verdauung regulieren		
Verdauung		
Schritt 5: Gifte ausscheiden		
Giftstatus		
Schritt 6: Stoffwechsel ankurbeln		
Energiestoffwechsel		
Oxidativer Stress		
Schritt 7: Zur Ruhe kommen		
Stress und Adrenalin		

Das weitere Vorgehen

Möglicherweise stellen Sie überrascht fest, wie stark sich Ihr Ergebnis in nur sechs Wochen verändert hat. In diesem Fall sind Sie bereits auf dem besten Weg, gesund zu werden.

Wenn Sie jedoch nicht auf allen Ebenen Verbesserungen spüren, könnten bei Ihnen tiefer sitzende Probleme dahinterstecken, die zusätzliche Maßnahmen erfordern.

Falls Ihr Ergebnis für einen bestimmten Bereich nach wie vor Behandlungsbedarf anzeigt, sollten Sie dieses Kapitel jetzt noch einmal durchgehen. Wenn also die Entzündungsbereitschaft mehr als sieben Punkte ergibt, lesen Sie »Schritt 3: Entzündungen eindämmen« und beziehen die dort erwähnten Schritte in Ihr Programm mit ein. In sechs Wochen gehen Sie die entsprechenden Testfragen ein drittes Mal durch. Wenn Sie danach immer noch nicht das gewünschte Ergebnis erzielen oder ärztliche Hilfe benötigen, sollten Sie einen Arzt aufsuchen, der sich auf funktionelle oder integrative Medizin spezialisiert hat und Ihnen gezielt zur Seite stehen kann.

Falls Sie in mehr als einem Bereich zusätzliche Maßnahmen benötigen, halten Sie sich weitere sechs Wochen an das Programm und befolgen für jeden Schritt, wo Sie eine hohe Punktzahl erreicht haben, die entsprechenden Empfehlungen. Nehmen Sie sich die einzelnen Bereiche schrittweise in der nachfolgend aufgeführten Reihenfolge vor, und führen Sie nur alle drei Tage eine neue Maßnahme ein.

1. Verdauung regulieren. Häufig rühren Gesundheitsprobleme und Entzündungen vom Darm her. Fangen Sie deshalb mit der Verdauung an. Die Ergebnisse können erstaunlich sein.

2. Entzündungen eindämmen
3. Besser essen
4. Gifte ausscheiden
5. Hormone ausbalancieren
6. Stoffwechsel ankurbeln
7. Zur Ruhe kommen

Auf diese Weise dauert es zwar ein wenig länger, doch ich möchte Sie ermuntern, diese Schritte nacheinander durchzugehen. Es lohnt sich!

In den folgenden Abschnitten biete ich weitere Maßnahmen an, um die wichtigsten Körpersysteme ins Gleichgewicht zu bringen. Die Empfehlungen umfassen weitere Ernährungsumstellungen, zusätzliche Ergänzungsmittel und im Einzelfall Arzneimittel. Dabei habe ich mich jeweils auf einige Vorschläge beschränkt. Ein erfahrener Arzt, der Sie persönlich betreut, wird unter Umständen weitere Behandlungen anraten und dazu auch weitere Tests durchführen.

Die Zusatzmaßnahmen sind in der ursprünglichen Reihenfolge der sieben Schritte aufgeführt, also nicht in der Reihenfolge, in der Sie aktuell vorgehen sollten.

Schritt 1: Besser essen

Ihr wichtigstes Instrument ist Ihre Gabel, denn Essen ist die beste Medizin. Doch im Einzelfall reicht mitunter auch die gesündeste Ernährung nicht aus, um bestimmte Nährstoffmängel zu überwinden.

Die Ernährungsempfehlungen aus Woche 1 (wie, wo und was Sie essen sollten) sowie die Ergänzungsmittel aus Woche 2 greifen bei Diapositas optimal ineinander.

Falls Ihre Punktzahl jedoch auf einen Mangel an Magnesium, Vitamin D oder Omega-3-Fetten hindeutet, sollten Sie bestimmte Lebensmittel bevorzugen.

Magnesiummangel

Ab vier Punkten im Magnesiumtest brauchen Sie:

- dunkelgrünes Blattgemüse
- Hülsenfrüchte (Bohnen in jeder Form)
- Nüsse, insbesondere Mandeln

Außerdem können Sie eines der folgenden Mittel einnehmen (nicht beide!):

- 300 mg Magnesiumcitrat, zweimal täglich, morgens und abends.
- 240 mg Magnesiumglycinat, zweimal täglich, morgens und abends.

Wenn Sie zu Verstopfung neigen, verwenden Sie Magnesiumcitrat (wird der Stuhl zu weich, reduzieren Sie die Dosis). Wenn Sie eher zu weichem Stuhl oder Durchfall tendieren, nehmen Sie Magnesiumglycinat.

Vitamin-D-Mangel

Wenn der Vitamin-D-Test mehr als drei Punkte ergeben hat, essen Sie mehr

- Makrele, Hering
- Steinpilze, Shiitake-Pilze

Vitamin D₃ sollten Sie ärztlich verordnen lassen. Insbesondere aber sollten Sie Ihren Körper jeden Tag zwischen 10 und 14 Uhr eine Viertelstunde der Sonne aussetzen und dabei die Sonnencreme auf das Gesicht beschränken. Da diese kostenlose Prophylaxe nur im Sommer ausreicht, empfehle ich zusätzliche Vitamin-D-Einnahmen zur Optimierung der Versorgung. Viele Menschen brauchen 2000 bis 5000 Einheiten Vitamin D₃ pro Tag.

Mangel an essenziellen Omega-3-Fetten

Bei mehr als vier Punkten im Omega-3-Test sollten Sie täglich folgende Produkte reichlich verzehren:

- Sardinen, Hering, Wildlachs, Makrele
- Leinsamen, Walnüsse

Zusätzlich zu meinen Empfehlungen für die Ergänzungsmitteleinnahme beim Basis- und Spezialprogramm brauchen Sie mehr Fischöl:

- Zweimal täglich 1000 mg EPA/DHA extra. Ich empfehle dabei ein hoch konzentriertes Produkt mit 720 mg EPA/DHA pro 1000 mg Kapsel, damit Sie insgesamt weniger Kapseln brauchen. Viele Fischöle enthalten nur 300 mg EPA/DHA pro Kapsel.

Schritt 2: Hormone ausbalancieren

Die Frage, wie man seine Stresshormone in den Griff bekommt, wird im Kapitel »Entspannung und Heilung« (Woche 3), besprochen. An dieser Stelle möchte ich mich auf Schilddrüse und Sexualhormone beschränken, die Blutzucker und Gewicht beeinflussen.

Schilddrüse

Selbsthilfe
Bei jedem zehnten Mann und jeder fünften Frau arbeitet die Schilddrüse nicht ausreichend. Die Hälfte dieser Fälle wird nicht diagnostiziert. Viele Patienten, die Schilddrüsenersatzhormone einnehmen, werden zudem nicht ausreichend behandelt. Mit zu wenig Schilddrüsenhormon können Sie Blutzucker, Cholesterin und Gewicht nicht vernünftig regulieren. Deshalb ist es bei Diapositas so wichtig, neben einer vollwertigen Ernährung und Ergänzungsmitteln auch einen optimalen Status des Schilddrüsenhormons zu erreichen.

Ab vier Punkten beim Fragebogen zur Schilddrüse können Sie diesem Organ mit folgenden Lebensmitteln auf die Sprünge helfen:

- Algen (Jodversorgung)
- Fisch, besonders Sardinen und Lachs (Jod, Omega-3-Fette und Vitamin D)
- Löwenzahnblätter (Vitamin A)
- Hering, Muscheln und Paranüsse (Selen)

Bestimmte Lebensmittel können die Schilddrüsenfunktion beeinträchtigen. So kann Gluten beispielsweise eine Autoimmunreaktion gegen die Schilddrüse auslösen, wurde aber im Rahmen der Ernährungsumstellung bereits ausgeschaltet.

Auch sojahaltige Produkte können der Schilddrüse schaden.

Studien ergaben, dass traditionelle, fermentierte Sojagerichte (wie Tofu, Tempeh, Miso oder Edamame) in normalen Mengen unschädlich sind.[1] Problematisch ist vielmehr das gentechnisch veränderte Pseudosoja, das als Restprodukt der Sojaölherstellung in Sojawürsten, Proteinriegeln und anderen vorgefertigten Produkten Verwendung findet. In dieser Form kann Soja die Schilddrüse angreifen. Meiden Sie daher derartige Lebensmittel.

Kritisch ist in diesem Zusammenhang auch Fluorid,[2] weil es während der Erzeugung von Schilddrüsenhormonen mit Jod wetteifert. Kaufen Sie daher lieber fluoridfreie Zahnpasta und filtern Sie Ihr Wasser gemäß den Vorgaben aus Kapitel »Giftfrei leben« (Woche 5).

Ärztliche Hilfe
Ärzte testen die Schilddrüsenfunktion nicht immer vollständig, sondern beschränken sich auf den TSH-Wert. Ohne die Werte für freies T_3, freies T_4 und Schilddrüsenantikörper werden bestimmte Schilddrüsenprobleme leicht übersehen. Zudem wird zur Behandlung bevorzugt das inaktive T_4-Hormon verwendet, obwohl die meisten Menschen auf eine Kombination aus dem aktiven (T_3) und dem inaktiven (T_4) Hormon besser reagieren.

Wenn Sie glauben, dass Sie gründlichere Tests oder eine andere Schilddrüsenersatzhormonbehandlung brauchen könnten, sprechen Sie bitte mit Ihrem Arzt.

Sexualhormone

Selbsthilfe
Wenn Sie als Frau im Fragebogen zu den Sexualhormonen mehr als neun Punkte oder als Mann mehr als vier Punkte erzielt haben,

können die folgenden Lebensmittel Ihnen (Männern *und* Frauen) bei der Regulierung Ihres Hormonspiegels helfen.

- Traditionelle Lebensmittel aus Vollsoja wie Tofu, Tempeh, Miso, Natto und Edamame, die Isoflavone enthalten.
- Gemahlener Leinsamen, zwei Esslöffel pro Tag (mit Lignanen).

Frauen sollten zusätzlich zu den Empfehlungen aus dem Basisprogramm Folgendes einnehmen:

- **Nachtkerzenöl.** Eine essenzielle Omega-6-Fettsäure (Gamma-Linolensäure; GLA). Morgens und abends je 1000 mg.
- **Mönchspfeffer / Keuschlammextrakt** *(Vitex agnus castus).* Der Extrakt kann zur Regulierung der Hormonausschüttung der Hirnanhangdrüse und des Zyklus beitragen und PMS-Symptome lindern.[3] Zweimal täglich 100 mg, morgens und abends.
- **Sägepalme.** Normalerweise wird dieses Mittel für die Prostata empfohlen, doch es blockiert auch ein Enzym, das zu erhöhter Testosteronausschüttung führt, und kann damit bei Frauen Gesichtsbehaarung und Akne entgegenwirken. Zweimal täglich 320 mg, morgens und abends.

Männer sollten neben den Präparaten des Basisprogramms folgende Mittel verwenden:

- **Arginin.** Die Aminosäure Arginin erzeugt Stickoxid – wie die bekannte blaue Pille, aber ohne die Kopfschmerzen und die blauen Punkte. Zweimal täglich 700 mg, morgens und abends.

- **Tribulusfrucht.** Eine Pflanze aus dem Ayurveda zur Verbesserung der Sexualfunktion. Zweimal täglich 1000 mg, morgens und abends.
- **Ginseng.** Damit kurbeln auch die Chinesen die Sexualfunktion an. Zweimal täglich 200 mg standardisierter Extrakt mit acht Prozent (16 mg) Ginsenosiden, morgens und abends.

Ärztliche Hilfe

Mitunter ist eine Behandlung mit bioidentischen Hormonen angezeigt. Männern empfehle ich gern äußerlich anwendbare Testosteroncremes oder -gels, die den Aufbau von Muskelmasse und den Gewichtsverlust erleichtern, die Insulinempfindlichkeit erhöhen, Energie und sexuelles Verlangen steigern und die Erektion verbessern. Frauen können von einer Hormonersatztherapie profitieren. Sprechen Sie mit Ihrem Arzt.

Schritt 3: Entzündungen eindämmen

Die wichtigsten Entzündungsursachen, die Diapositas begünstigen, sind erstens zuckerreiche, stark verarbeitete Lebensmittel in Kombination mit sitzender Lebensweise und zweitens unbemerkte Lebensmittelunverträglichkeiten oder Allergien, insbesondere auf Gluten und Milchprodukte. Denken Sie an den Dominoeffekt von Zucker – er treibt das Insulin in die Höhe, was die Speicherung von Bauchfett begünstigt. Diese Bauchfettzellen erzeugen tonnenweise Entzündungsmoleküle, die den ganzen Körper beeinträchtigen und die Insulinresistenz und Gewichtszunahme weiter fördern. Aber auch Umweltgifte, Bakterien und Stress tragen zu Entzündungen bei.

Meine Programme sind rundum entzündungshemmend aufgebaut. Eine vollwertige, zuckerarme Ernährung mit vielen Omega-3-Fetten und pflanzlichen Nährstoffen, aber auch Bewegung,[4] Multivitaminpräparate,[5] Fischöl, Vitamin D und Stressabbau wirken Entzündungen auf natürliche Weise entgegen.

Dennoch bleibt mitunter eine Entzündungsneigung bestehen, und dann müssen Sie – auf eigene Faust oder mit dem Arzt – die Ursache finden. Die Hauptursachen bestehen meist in falscher Ernährung und Bewegungsmangel. Es gibt jedoch noch viele weitere Faktoren, die sich nur über gezielte Tests ermitteln lassen. Verborgene Ursachen sind beispielsweise Viren, Parasiten oder Bakterien, deren Symptome auf Anhieb schwer einzuordnen sind, Schimmelpilze (in Wänden, feuchten Kellerräumen oder im Bad), bestimmte Medikamente (zum Beispiel die *Pille)* oder Schwermetalle (wie Quecksilber) und Pflanzenschutzmittel (Pestizide).

Selbsthilfe
Wenn Sie im Entzündungstest mehr als sechs Punkte erzielen, sollten Sie ergänzend folgende Schritte durchführen:

- Nach den ersten sechs Wochen noch strenger Diät halten. Streichen Sie neben Gluten und Milchprodukten auch die häufigsten übrigen Allergene: Eier, Hefe, Mais, Erdnüsse, Zitrusfrüchte und Soja. Führen Sie diese Lebensmittel nach ausreichender Karenzzeit Schritt für Schritt wieder ein. Besprechen Sie Ihr Vorhaben mit einer Ernährungsberaterin oder mit Ihrem Arzt.
- Verwenden Sie mehr aromatische Kräuter und Gewürze wie Kurkuma, Rosmarin und Ingwer.
- Probieren Sie ein Curcumin-Präparat. Der gelbe Farbstoff, der

auch in Curry vorkommt, ist ein ausgezeichneter Entzündungshemmer und auch in Kombination mit Ingwer und Rosmarin erhältlich. Nehmen Sie zweimal am Tag 200 mg, morgens und abends.

Ärztliche Hilfe
Bei auffällig hohen Punktzahlen sollten Sie mit Ihrem Arzt besprechen, welche weiteren Tests und Behandlungsmöglichkeiten ratsam sind, um Entzündungen, Allergien, unerkannten Infektionen und Giftstoffen auf die Schliche zu kommen.

Schritt 4: Verdauung regulieren

Eine der überraschendsten Entdeckungen der letzten zehn Jahre ist der Zusammenhang von Darmproblemen mit Fettleibigkeit und Diabetes. Dabei stellte sich erstaunlicherweise heraus, dass zwei zentrale Darmprobleme zu Übergewicht und Diabetes beitragen, nämlich eine übermäßig durchlässige Darmwand und die falsche Darmflora (siehe auch: Teil II, Schritt 4, ab S. 160). Wenn die Darmwand durch Arzneimittel, Fehlernährung, Allergene, unverträgliche Proteine (Gluten / Milchprodukte) und eine unausgewogene Darmflora geschädigt wird, können unverdaute Nahrungspartikel und Proteine hindurchgelangen und Entzündungen verursachen, was wiederum Gewichtszunahme und Insulinresistenz nach sich zieht.

Das Verdauungssystem in Ordnung zu bringen ist keine besondere Kunst. Eine Normalisierung kann nicht nur Gewichtsverlust und die Heilung von Diapositas einleiten, sondern auch viele andere chronische Gesundheitsprobleme wie Erschöpfung, Gemütserkrankungen, Kopfschmerzen, Arthritis, Autoimmunerkrankungen und anderes beseitigen.

Ein gesunder Darm lässt unerwünschte Bakterien nicht gedeihen und Allergene nicht durch die Darmwand gelangen. Dadurch gehen Entzündungen und Appetit zurück, und Sie nähren nicht mehr mit jedem Bissen die falschen Bakterien. Am Ende dürfen Sie mehr essen und wiegen trotzdem weniger! Bei sehr starker bakterieller Besiedelung oder bei Parasiten-, Wurm- oder Hefepilzbefall führen Labortests und ärztliche Behandlung zum Ziel.

Selbsthilfe
Wer im Verdauungstest mehr als acht Punkte erreicht, kann Folgendes tun:

- Streichen Sie sechs Wochen lang alle Lebensmittel, die gären und Darmgase erzeugen (Bohnen, Getreide, alle Zuckerarten und künstlichen Süßungsmittel, besonders Zuckeralkohole). Damit hungern Sie die unerwünschten Bakterien aus.
- Langsam essen, gut kauen und zum Essen hinsetzen. Das unterstützt eine gesunde Verdauungstätigkeit.
- Verdauungsenzyme und Magensäure unterstützen die Zerlegung der Nahrung und beugen Allergien und Stärkegärung vor (siehe unten).
- Probiotika (erwünschte Darmbakterien) liefern gesunde Darmbakterien und hemmen Entzündungen (siehe unten).
- Die Nährstoffe L-Glutamin und Quercetin reparieren den Darm und können zusätzlich eingenommen werden (siehe unten).
- Wenn es überhaupt nicht besser wird, sprechen Sie bitte mit Ihrem Arzt.

Ergänzungsmittel für den Darm
Meine Empfehlungen lauten:

Enzyme
- Dreimal täglich (zu jeder Hauptmahlzeit) je zwei Kapseln mit diversen pflanzlichen Verdauungsenzymen zur Zerlegung von Proteinen, Fetten und Kohlenhydraten.

Salzsäure
- Zu viel Magensäure kann Reflux und andere Symptome erzeugen, doch bei zu wenig Magensäure bekommen wir Blähungen, können die Nahrung nicht ausreichend abbauen und neigen zu unerwünschter Hefepilz- und Bakterienbesiedelung.

  Die Einnahme eines Säureblockers könnte bereits Teil des Problems sein. Vielleicht können Sie Ihr Sodbrennen auch durch Ernährungsumstellung und andere Vorschläge aus diesem Buch in den Griff bekommen und das Medikament nach Rücksprache mit Ihrem Arzt absetzen.

  Betain oder Magensäurepräparate sollten nur mit Bedacht und unter ärztlicher Aufsicht eingesetzt werden. Wenn Sie wie unten beschrieben vorgehen, können diese Mittel jedoch sehr hilfreich sein, solange Ihr Darm abheilt.

- Nehmen Sie zunächst eine Kapsel oder Tablette zu Beginn jeder Hauptmahlzeit. Erhöhen Sie die Dosis um eine Kapsel pro Mahlzeit, bis Sie ein warmes Gefühl im Magen haben. Dann gehen Sie auf die letzte vorherige Dosis zurück (vor dem Wärmegefühl). Bleiben Sie ein bis zwei Monate dabei. Danach setzen Sie das Mittel ab und überlegen, wie es Ihnen geht.

Probiotika

Diese essenziellen Bakterien unterstützen einen gesunden Darm. Minderwertige Nahrung, zu viele Medikamente und Stress stören die normale, gesunde Darmflora. Unerwünschte Bakterien können Giftstoffe abgeben und lokale Entzündungen und Gewichtszunahme bewirken.[6] Beides löst Entzündungen im ganzen Körper aus. Meiner Ansicht nach sind Probiotika angesichts der Stressfaktoren, denen unser Darm ausgesetzt ist, für die meisten Menschen langfristig sinnvoll.

Man bekommt die gefriergetrockneten Bakterien in Form von Pulver, Tabletten und Kapseln. Es sollte sich stets um ein Kombinationsprodukt mit zahlreichen verschiedenen Organismen handeln. Wer keine Milchprodukte verträgt, sollte dies bei der Wahl des Präparats bedenken.

- Nehmen Sie zweimal täglich ein Breitspektrum-Probiotikum (mindestens 10 bis 20 Milliarden Bakterien), morgens und abends.

Nährstoffe für die Darmzellen

Zink, Omega-3-Fette, Vitamin A und andere Nährstoffe, die den Darm heilen, gehören bereits zum Basisprogramm. Hilfreich sind aber auch andere Substanzen.

Die Aminosäure L-Glutamin nährt die Zellen der Darmschleimhaut. Normalerweise wird ein Pulver verwendet, häufig in Kombination mit anderen Bestandteilen, welche ebenfalls die Darmreparatur begünstigen. Quercetin ist ein entzündungshemmender Stoff, der das Darmgleichgewicht fördert.

- Zweimal täglich 2500 mg L-Glutamin, morgens und abends.
- Zweimal täglich 500 mg Quercetin, morgens und abends.

Ärztliche Hilfe
In meiner Praxis zählt die Diagnose und Heilung von Darmproblemen zu den wichtigsten Maßnahmen. Die meisten konventionell ausgebildeten Mediziner kennen sich mit der Diagnose einer zu durchlässigen Darmwand oder von Lebensmittelunverträglichkeiten zu wenig aus und wählen nicht die passenden Tests zur Ermittlung wuchernder Darmbakterien, Hefepilze oder Parasiten. Dabei existieren sichere, wirksame Medikamente gegen diese Probleme, mit denen es den Betroffenen schnell wieder besser geht. Wenn Sie im Verdauungstest mehr als 13 Punkte erreicht haben oder ein Problem vermuten, sollten Sie einen Arzt für funktionelle Medizin aufsuchen.

Schritt 5: Gifte ausscheiden

Giftstoffe sind meist unsichtbar. Sie befinden sich in der Luft, im Wasser und in unserer Nahrung und sammeln sich Tag für Tag unablässig im Körper an. Eine hohe Toxinbelastung kann das Abnehmen behindern oder den Stoffwechsel so schädigen, dass eine Plateauphase eintritt.

Möglichst giftfrei zu leben (siehe Woche 5) ist ein Eckpfeiler unserer Gesundheit, der zu Gewichtsabnahme und zur Vorbeugung gegen Diabetes beiträgt. Manche Menschen haben jedoch so viele organische Schadstoffe in Form von Pestiziden, PCB, Pthalaten, Flammschutzmitteln und anderem, aber auch Schwermetalle wie Quecksilber, Blei und Arsen eingelagert, dass sie bei der Entgiftung zusätzliche Hilfe benötigen. Sinnvoll sind eine entgiftende Ernährung, Ergänzungsmittel, Kräuter, Sauna und mitunter Chelate zur Ausleitung von Schwermetallen (nur unter ärztlicher Aufsicht). Wenn Ihr Entgiftungstest zu weiteren Maßnahmen rät, sollten Sie Ihr Programm folgendermaßen erweitern.

Selbsthilfe
Dem Körper wohnt seine eigene Weisheit inne, und er möchte Gifte ausschwemmen. Angesichts der allgemeinen Umweltbelastung sollte jeder wissen, wie er der körpereigenen Entgiftung auf die Sprünge helfen kann. Das ist gar nicht so schwer.

Wenn Sie im Fragebogen zur Entgiftung mehr als sechs Punkte erzielt haben, dann:

- Essen Sie mehr Kreuzblütler-Gemüse (Brokkoli, Grünkohl, Weißkohl und so weiter), Knoblauch, Kurkuma und Eier und trinken Sie grünen Tee. Diese Lebensmittel enthalten Nährstoffe, welche die Entgiftung fördern, und sollten täglich auf dem Speiseplan stehen. Entgiftend wirken außerdem Koriander, Sellerie, Petersilie, Löwenzahnblätter, Zitronen- und Orangenschale, Granatapfel und Rosmarin.
- Nehmen Sie Glutathion- und Entgiftungs-Booster, zum Beispiel N-Acetylcystein (NAC), Mariendistel und Vitamin C (siehe unten).
- Regelmäßig in der Sauna schwitzen (siehe unten).

Ergänzungsmittel für die Entgiftung
Sie können alle drei Substanzen einnehmen oder nur NAC, das ich für das Wichtigste halte.

- Die Aminosäure *N-Acetylcystein (NAC)* lässt den Glutathionspiegel deutlich ansteigen und wird deshalb in der Notfallmedizin bei Leberversagen nach Paracetamolvergiftung eingesetzt. Nehmen Sie zweimal täglich 600 mg, morgens und abends.
- *Mariendistel* ist ein altes Heilmittel für die Leber und regt ebenfalls die Glutathionerzeugung an. Nehmen Sie zweimal täglich 175 mg standardisierten Extrakt, morgens und abends.
- Gepufferte *Ascorbinsäure (Vitamin C)* ist besonders hilfreich, wenn verstärkt Gifte ausgeschieden werden sollen. Nehmen Sie zweimal täglich 1000 mg, morgens und abends. Zu viel kann Durchfall bewirken; dann sollten Sie weniger nehmen.

Wärme (Hyperthermische Therapie)

Seit vielen hundert Jahren dienen Saunagänge und Wärmeanwendungen auf der ganzen Welt zur Reinigung von Körper und Geist. Die amerikanische Umweltschutzagentur befand eine Saunatherapie kürzlich für hilfreich, um Schwermetalle (Blei, Quecksilber, Cadmium) und fettlösliche Chemikalien (PCBs, PBBs und HCBs) auszuscheiden.[7] Typ-2-Diabetiker haben damit zudem eine bessere Lebensqualität.[8] Regelmäßige Saunagänge senken den Blutdruck, helfen beim Abnehmen und sind gut gegen Stress. Ich betrachte Sauna immer als den passenden Sport für Faulpelze.

Zur sicheren Entgiftung sollten Sie folgende Regeln beachten. Ein intensiveres Programm muss vom Arzt oder Heilpraktiker überwacht werden.

- Falls Sie diverse Arzneimittel benötigen oder chronisch krank sind, sollten Sie eine Schwitztherapie nur nach vorheriger Rücksprache mit dem Arzt durchführen.

- Trinken Sie vor der Sauna oder dem Dampfbad mindestens einen halben Liter reines Wasser.
- Nach der Sauna oder dem Dampfbad wieder einen halben Liter Wasser trinken.
- Fangen Sie mit drei Saunagängen pro Woche an und steigern Sie die Zahl der Besuche auf fünf bis sieben.
- Beginnen Sie die Behandlung mit zehn Minuten und steigern Sie die Länge an jedem weiteren Tag um fünf Minuten. Das Maximum liegt bei 30 bis 45 Minuten und einer Sauna- oder Dampftemperatur unter 65 Grad Celsius. Alle zehn Minuten sollten Sie kalte Güsse oder eine kalte Dusche einschieben.
- Eine noch intensivere Entgiftung erreichen Sie durch tägliche Saunagänge über einen Zeitraum von sechs Wochen. Anschließend reichen zur Erhaltung wöchentliche Saunabesuche völlig aus.
- Wenn Sie häufiger als drei- bis viermal pro Woche in die Sauna gehen, empfehle ich ein zusätzliches Multimineralpräparat, weil Sie so viel ausschwitzen. Sie brauchen keine weiteren Vitamine, sondern Mineralien wie Zink, Magnesium, Kalium, Natrium und Kalzium, die Sie beim Schwitzen verlieren.
- Infrarotsaunas wirken auch bei geringeren Temperaturen und werden oft besser vertragen. Meine eignet sich für die ganze Familie.
- Nach der Sauna oder dem Dampfbad alle ausgeschwitzten Gifte gründlich entfernen, am besten zum Schluss mit heißem Wasser, Seife und vielleicht sogar einer Bürste.
- Wenn Gifte freigesetzt werden, reagieren manche Menschen mit Hautausschlägen, Kopfschmerzen, Erschöpfung, Übelkeit, Darmproblemen, Verwirrtheit oder Gedächtnisstörungen. Bei

derartigen Nebenwirkungen hilft gepuffertes Vitamin C, oder Sie ziehen einen Arzt oder Heilpraktiker zu Rate.

Ärztliche Hilfe

Falls Ihrem Testergebnis nach ärztliche Hilfe erforderlich ist, sollten Sie sich möglicherweise auf Schwermetalle wie Quecksilber oder Blei testen lassen und sich einer Behandlung mit Ergänzungsmitteln, Infusionen und Chelaten unterziehen.

Meiner Beobachtung nach weisen über 80 Prozent der Patienten in meiner Praxis (die zugegebenermaßen kränker sind als der Durchschnitt) eine überdurchschnittlich hohe Quecksilberbelastung auf, 40 Prozent sogar stark erhöhte Werte. Der Körper speichert Schwermetalle in Organen und Gewebe ab, so dass Blutuntersuchungen wenig aussagekräftig sind. Ich empfehle daher einen speziellen Test mit Chelatbildnern wie DMSA oder DMPS, die auch eingelagertes Quecksilber und andere Metalle zum Vorschein bringen und ein besseres Bild von der Gesamtbelastung des Körpers vermitteln. Zur Ausleitung von Schwermetallen und organischen Giftstoffen bestehen verschiedene Möglichkeiten. Eine Behandlung kann das Abnehmen und die Heilung von Diapositas maßgeblich beeinflussen.

Schritt 6: Stoffwechsel ankurbeln

Schon mit dem Basisprogramm tun Sie viel für Ihren Stoffwechsel, denn Ihre Ernährung beruht dabei auf zahlreichen Pflanzen, die reich an Antioxidantien sind. Hinzu kommen Faktoren wie Bewegung, geringere Giftbelastung und weniger Entzündungen. Durch gezielte Ergänzung von Substanzen, welche die Mitochondrien schützen und Oxidationsprozesse bremsen, können wir unseren Energieumsatz optimal aktivieren.

Wenn Sie beim Stoffwechseltest mehr als sechs Punkte erzielt haben, sollten Sie die folgenden Schritte durchführen.

Ergänzungsmittel für mehr Energie und weniger Oxidation

Bei den meisten Menschen mit Diapositas arbeiten die Mitochondrien unzureichend und brauchen Hilfe, um Kalorien und Fett zu verbrennen. Stress, eingelagerte Gifte und Zellalterung erfordern eine besondere Nährstoffversorgung in Form von Ergänzungsmitteln, die nicht nur die Funktion der Mitochondrien neu anregt, sondern sie auch vor Schädigung schützt. Besonders gut erforscht ist Alphaliponsäure,[9] die der wichtigste Nährstoff für Gewichtsabbau, Blutzuckerregulierung und Schutz vor diabetischen Nervenschäden durch eine verbesserte Mitochondrienfunktion ist. Deshalb gehört diese Substanz bereits zur Grundversorgung. Bei fortgeschrittener Diapositas sind oft höhere Dosen erforderlich. Ergänzen Sie daher Ihre Medikation um folgende Mittel:

- 300 bis 600 mg Alphaliponsäure, zweimal täglich, morgens und abends vor den Mahlzeiten.
- 300 bis 500 mg L-Carnitin, zweimal täglich, morgens und abends. L-Carnitin unterstützt die Fettverbrennung in den Mitochondrien.[10] Außerdem hilft es bei diabetischer Neuropathie.
- 100 mg CoQ10 einmal täglich (zum Frühstück). Coenzym Q10 trägt zur Senkung des Nüchternspiegels von Insulin und Glukose bei und verbessert Blutdruck und Status der Antioxidantien.[11]

- 400 mg Resveratrol, zweimal täglich, morgens und abends. Resveratrol kommt in dunkelblauen Trauben vor. Es verbessert die Insulinfunktion[12] durch seine Wirkung auf die Sirtuine, die wichtigsten Gene zur Stoffwechselsteuerung.[13] Außerdem wird vermutet, dass es die Alterung hinauszögert.
- Aktuelle Forschungen ergaben, dass verzweigtkettige Aminosäuren (BCAAs) zur Verbesserung der Mitochondrienfunktion, der Insulinempfindlichkeit und zur Entstehung neuer Mitochondrien beitragen.[14] Außerdem fördern sie Muskelumfang, körperliche Ausdauer und Koordination und konnten im Tierversuch sogar die Lebensdauer verlängern. Die Ergebnisse basieren auf einem deutschen Präparat. Sie nehmen zweimal täglich ein Päckchen (5,5 Gramm), in Wasser aufgelöst.

Ärztliche Hilfe
Ein Arzt für funktionelle Medizin kann organische Säuren im Urin messen und daraus auf Mitochondrienfunktion und oxidativen Stress schließen. Eventuell wird er zusätzliche Mittel wie D-Ribose, Kreatin, Glutathion und Arginin empfehlen.

Schritt 7: Zur Ruhe kommen

Stress ist ein unvermeidlicher Bestandteil unseres Lebens, dem wir nicht aus dem Weg gehen können. Die anschließend erforderliche umfassende Entspannung des Nervensystems erfolgt jedoch leider nicht von allein. Das Gegengift gegen chronischen Stress lehrt uns niemand, und deshalb greifen wir bei unserer Suche zu Alkohol, betäuben unsere Sinne mit Zucker und leeren Kalorien oder verkriechen uns hinter dem Fernseher oder dem Computer. All das sind Fehlreaktionen, die das Problem nur verschlimmern. Wir haben keine Ahnung, wo der persönliche »Pause«-Schalter sitzt und wie man ihn betätigt – dabei ist er der Schlüssel zur Gesundheit.

Der moderne Mensch ist unablässig Stress ausgesetzt, bis der Kortisolspiegel dauerhaft erhöht bleibt. Das ist eine schlechte Nachricht, weil viel Kortisol die Bildung von Bauchfett und den Verlust von Muskeln provoziert, uns hungrig macht, den Appetit auf Süßes erhöht und Diabetes auslöst.

Den persönlichen »Pause«-Schalter muss jeder selbst finden, doch es gibt viele ausgezeichnete Methoden, die uns dabei unterstützen können. Entspannung ist die Voraussetzung für einen langfristig gesunden Stoffwechsel und muss Teil unseres Alltags sein.

Wer im Fragebogen zu Stress und Adrenalin mehr als sieben Punkte erreicht hat, könnte folgende Schritte hilfreich finden.

Selbsthilfe

- Falls Sie sich noch keiner Gruppe angeschlossen oder eine Gruppe gegründet haben, suchen Sie sich *jetzt* Unterstützung – notfalls auch online. Im Idealfall finden Sie Menschen aus Ihrer Umgebung. Lesen Sie im Kapitel »Gemeinsam geht es besser« nach, wie gesundheitsfördernd die Macht der Gemeinschaft ist, und werden Sie aktiv!
- Fahnden Sie nach den Ursachen für Ihren persönlichen Stress, ob sozial, seelisch oder körperlich. Gehen Sie die Tagebuchübungen zu Energiegewinn und Energieverlust noch einmal durch (siehe Seite 206 und 207). Die Übungen aus Teil IV, Woche 3, Kapitel »Entspannung und Heilung«, sind ein guter Anfang. Ansonsten können professionelle Psychotherapeuten,

Entspannungstherapeuten, Heilpraktiker oder Ärzte Ihnen weiterhelfen.
- Ein erfahrener Mentor, Trainer oder Coach kann ebenfalls dazu beitragen, ein erfüllteres Leben zu führen und Hindernisse gezielt zu überwinden.
- Probieren Sie neben Bauchatmung, geführten Meditationen, Yoga oder Dehnübungen weitere Entspannungstechniken aus, zum Beispiel ein heißes Bad oder Saunagänge (siehe Seiten 311–314, 327 sowie Seite 357 und 358). Entspannungs-CDs erleichtern das Erlernen von Atemübungen, Phantasiereisen und Ähnlichem.
- Sie können Stress auch mit bestimmten Kräutern entgegenwirken (siehe unten).

Ich kenne zahlreiche Methoden, zur Ruhe zu kommen, und habe viele davon auch meinen Patienten empfohlen. Sie müssen selbst herausfinden, was Ihnen persönlich zusagt. Bitte nehmen Sie sich die nötige Zeit dafür!

Ergänzungsmittel und Kräuter gegen Stress

Stress kann Nährstoffe rauben, die für eine umfassende Entspannung des Nervensystems unerlässlich sind, zum Beispiel Magnesium, B-Vitamine und Vitamin C. Mit den Empfehlungen des Basisprogramms bekommen Sie jedoch genug davon.

Adaptogene sind pflanzliche Bestandteile, welche die Stressreaktion modulieren und damit bestimmten negativen Auswirkungen von chronischem Stress entgegenwirken.[15] Am häufigsten empfehle ich ein Kombinationspräparat aus Cordyceps, Rosenwurz (Rodiola) und asiatischem Ginsengwurzelextrakt.[16] Bei Einnahme zu den Mahlzeiten kann Ginseng den Blutzucker senken und die Insulinfunktion verbessern.

Ergänzen Sie Ihre Ernährung bei besonderer Stressbelastung um folgende Präparate:

- 400 mg Cordyceps (mit Cordycepin und Adenosin), zweimal täglich, morgens und abends
- 50 mg Rosenwurz-Extrakt (standardisiert auf 1 % [0,5 mg] Salidrosid), zweimal täglich, morgens und abends
- 200 mg asiatischer Ginsengwurzelextrakt (standardisiert auf 8 % [16 mg] Ginsenoside), zweimal täglich, morgens und abends.

Ärztliche Hilfe

Manche meiner Patienten brauchen weitere Unterstützung zur Bewältigung von chronischem Stress, beispielsweise eine Therapie oder vorübergehend Medikamente, um schwierige Lebensphasen durchzustehen. Dann überweise ich sie an einen erfahrenen Psychotherapeuten oder Psychiater oder empfehle ein Coaching. Wenden Sie sich bei schwerwiegenden Problemen unbedingt an Ihren Arzt.

8.
Checklisten für Woche 1 bis 6

An dieser Stelle finden Sie eine kurze Zusammenfassung der wichtigsten Stichworte für jede einzelne Woche sowie Checklisten, an denen Sie sich im jeweiligen Stadium orientieren können. Lesen Sie immer erst die Zusammenfassung. Danach gehen Sie täglich die aktuelle Checkliste durch und haken ab, was Sie erledigt haben. Natürlich können Sie die Liste dafür auch vorher kopieren und so tagsüber mitführen.

Woche 1: Essen ist gesund

Gute Ernährung ist im Grunde einfach: Bestimmte Dinge sollten Sie meiden, von anderen brauchen Sie mehr. Zur Erinnerung:

Das hat auf dem Tisch und in der Küche nichts verloren:
1. Zucker in jeglicher Form
2. Mehl in jeglicher Form (auch glutenfrei)
3. Stark verfeinerte Lebensmittel
4. Gluten und Milchprodukte
5. Im Spezialprogramm: Getreide, stärkereiches Gemüse und Obst (bis auf 125 Gramm Beeren pro Tag)

Das ist erwünscht:
1. Hochwertige, frische Lebensmittel
2. Mahlzeiten mit geringer Auswirkung auf den Blutzucker
3. Nahrung mit reichlich pflanzlichen Nährstoffen
4. Langsam verwertbare Kohlenhydrate
5. Omega-3-Fette und anderes gesundes Fett
6. Hochwertiges Protein
7. Kräuter und heilsame Gewürze
8. Drei Hauptmahlzeiten und zwei Zwischenmahlzeiten
9. Achtsames Essen

Checkliste Woche 1

Eine Stunde vor dem Frühstück aufstehen. Verschaffen Sie sich Bewegung, ob Spaziergang oder Yoga.	☐
Frühstück. Proteinshake, Eier oder eines der Frühstücksrezepte aus dem Rezeptteil.	☐
Protokoll. Was haben Sie gegessen? Wie ging es Ihnen dabei?	☐
Zweites Frühstück. Eine Handvoll Nüsse und ein Stück Obst.	☐
Protokoll. Was haben Sie gegessen? Wie ging es Ihnen dabei?	☐
Mittag. Probieren Sie eine der Blitzmahlzeiten (siehe Seiten 219 und 220) oder etwas aus dem Rezeptteil.	☐
Protokoll. Was haben Sie gegessen? Wie ging es Ihnen dabei?	☐
Kaffeezeit. Jetzt gibt es etwas anderes, vielleicht eine halbe Avocado mit Zitronensaft, Salz und Pfeffer oder Hummus mit Gemüsestreifen. Nehmen Sie etwas aus dem Rezeptteil.	☐
Protokoll. Was haben Sie gegessen? Wie ging es Ihnen dabei?	☐
Abendessen. Auch hier passt eine der Blitzmahlzeiten (siehe Seiten 219 und 220) oder etwas aus dem Rezeptteil.	☐

Checkliste Woche 1

Protokoll. Was haben Sie gegessen? Wie ging es Ihnen dabei? Überlegen Sie, welchen Einfluss Ihre Ernährungsumstellung auf den heutigen Tag hatte. Haben sich Energie und Konzentrationsvermögen verbessert? Wie geht es Ihnen körperlich? Wie geht es Ihnen insgesamt? ☐

Woche 2: Stoffwechseloptimierung durch Ergänzungsmittel

Ergänzungsmittel sind ein wichtiger und wirkungsvoller Bestandteil der Diapositasbehandlung. Die meisten Menschen sind gesundheitlich auf sie angewiesen. Auch wenn es zunächst verwirrend erscheinen mag, müssen Sie sich nur wenige Dinge einprägen:

1. Wir haben zu wenige Nährstoffe im Körper.
2. Jeder sollte ein gutes Multivitaminpräparat, Fischöl, Vitamin D und Magnesium zu sich nehmen. Die meisten brauchen auch ein Probiotikum.
3. Diapositas-Patienten brauchen mehr Unterstützung.
4. Im Basisprogramm sollte man zusätzlich Alphaliponsäure, Chrompolynicotinat, Biotin, Zimt, Grünteekatechine und PGX einnehmen.
5. Im Spezialprogramm kommen zusätzlich die Extrakte von Akazie, Hopfen, Bockshornkleesamen, Bittermelone und Gymnema-Blatt hinzu.
6. PGX wird *vor* den Mahlzeiten genommen; alles andere nehmen Sie je zur Hälfte zum Frühstück und zum Abendessen.

Der Sechs-Wochen-Aktionsplan

Checkliste Woche 2

Eine Stunde vor dem Frühstück aufstehen. Verschaffen Sie sich Bewegung.	☐
Frühstück. Proteinshake, Eier oder eines der Frühstücksrezepte aus dem Rezeptteil.	☐
Ergänzungsmittel. Die nötigen Präparate zum Frühstück einnehmen.	☐
Protokoll. Was haben Sie gegessen? Wie ging es Ihnen dabei?	☐
Zweites Frühstück. Vorschläge finden Sie im Rezeptteil (siehe Seiten 415 bis 419).	☐
Protokoll. Was haben Sie gegessen? Wie ging es Ihnen dabei?	☐
Mittag. Probieren Sie eine der Blitzmahlzeiten (siehe Seiten 219 und 220) oder etwas aus dem Rezeptteil.	☐
Protokoll. Was haben Sie gegessen? Wie ging es Ihnen dabei?	☐
Kaffeezeit. Vorschläge finden Sie im Rezeptteil (siehe Seiten 415 bis 419).	☐
Protokoll. Was haben Sie gegessen? Wie ging es Ihnen dabei?	☐
Abendessen. Auch hier passt eine der Blitzmahlzeiten (siehe Seiten 219 und 220) oder etwas aus dem Rezeptteil.	☐
Ergänzungsmittel. Die nötigen Präparate zum Abendessen einnehmen.	☐
Protokoll. Was haben Sie gegessen? Wie ging es Ihnen dabei? Überlegen Sie, welchen Einfluss Ihre Ernährungsumstellung auf den heutigen Tag hatte. Haben sich Energie und Konzentrationsvermögen verbessert? Wie geht es Ihnen körperlich? Wie geht es Ihnen insgesamt?	☐

Woche 3: Entspannung und Heilung

Entspannung ist wichtig, um langfristig gesund zu bleiben. Stress spielt bei der Blutzuckerregulierung eine zentrale Rolle – hier hilft Entspannung. Unterstützen Sie die Heilung von Körper und Seele durch den täglichen Einsatz von Entspannungstechniken, zum Beispiel:

1. Nehmen Sie sich jeden Tag Zeit für echte Entspannung.
2. Fünfmal am Tag Bauchatmung einschieben.
3. Einmal in dieser Woche eine Visualisierung durchführen.
4. Eine Woche Medienfasten einlegen.
5. Den einen oder anderen Tipp für besseren Schlaf umsetzen (siehe Seite 317 bis 321).

Checkliste Woche 3

Eine Stunde vor dem Frühstück aufstehen. Verschaffen Sie sich Bewegung. ☐

Entspannen. Beginnen Sie den Tag mit Bauchatmung. Wenn Sie mehr Zeit haben, können Sie auch eine Visualisierung oder einige Yogaübungen durchführen. Die Entspannungsphase können Sie auch vor dem Abendessen oder vor dem Schlafen einschieben. ☐

Frühstück. Proteinshake, Eier oder eines der Frühstücksrezepte aus dem Rezeptteil. ☐

Ergänzungsmittel. Die nötigen Präparate zum Frühstück einnehmen. ☐

Protokoll. Was haben Sie gegessen? Wie ging es Ihnen dabei? ☐

Zweites Frühstück. Vorschläge finden Sie im Rezeptteil (siehe Seiten 415 bis 419). ☐

Der Sechs-Wochen-Aktionsplan

Checkliste Woche 3

Protokoll. Was haben Sie gegessen? Wie ging es Ihnen dabei? ☐

Direkt vor dem Mittagessen. Bauchatmung durchführen. ☐

Mittag. Probieren Sie eine der Blitzmahlzeiten (siehe Seiten 219 und 220) oder etwas aus dem Rezeptteil. ☐

Protokoll. Was haben Sie gegessen? Wie ging es Ihnen dabei? ☐

Kaffeezeit. Vorschläge finden Sie im Rezeptteil (siehe Seiten 415 bis 419). ☐

Protokoll. Was haben Sie gegessen? Wie ging es Ihnen dabei? ☐

Direkt vor dem Abendessen. Bauchatmung durchführen. ☐

Abendessen. Auch hier passt eine der Blitzmahlzeiten (siehe Seiten 219 und 220) oder etwas aus dem Rezeptteil. ☐

Ergänzungsmittel. Die nötigen Präparate zum Abendessen einnehmen. ☐

Protokoll. Was haben Sie gegessen? Wie ging es Ihnen dabei? Überlegen Sie, welchen Einfluss Ihre Ernährungsumstellung auf den heutigen Tag hatte. Haben sich Energie und Konzentrationsvermögen verbessert? Wie geht es Ihnen körperlich? Wie geht es Ihnen insgesamt? ☐

Vor dem Schlafengehen. Bauchatmung durchführen und eine zweite Methode zur Tiefenentspannung ausprobieren, zum Beispiel ein heißes Bad oder Yogaübungen. ☐

Woche 4: Bewegung mit Spaß und Köpfchen

Für Gesundheit, Gewicht und Blutzuckerregulierung ist Bewegung unverzichtbar. Sie haben einen Körper und müssen ihn fordern, um gesund zu bleiben. Die gute Nachricht ist, dass Fitness nicht nur auf dem Laufband zu erreichen ist. Wenn Sie ein paar einfache Dinge beachten, werden Sie sehen, dass Sport durchaus Spaß machen kann.

1. Täglich zu Fuß gehen.
2. Puls messen.
3. Einen Schrittzähler verwenden.
4. Intervalltraining ausprobieren.
5. Übungen für das Krafttraining hinzufügen.
6. Dehnen.
7. Spielen!

Checkliste Woche 4

Eine Stunde vor dem Frühstück aufstehen. Verschaffen Sie sich Bewegung. ☐

Entspannen. Beginnen Sie den Tag mit Bauchatmung. Wenn Sie mehr Zeit haben, können Sie auch eine Visualisierung oder einige Yogaübungen durchführen. ☐

Dehnen. Mindestens zweimal pro Woche den ganzen Körper 30 bis 60 Minuten gründlich dehnen. ☐

Frühstück. Proteinshake, Eier oder eines der Frühstücksrezepte aus dem Rezeptteil. ☐

Ergänzungsmittel. Die nötigen Präparate zum Frühstück einnehmen. ☐

Der Sechs-Wochen-Aktionsplan

Checkliste Woche 4

Protokoll. Was haben Sie gegessen? Wie ging es Ihnen dabei?	☐
Zweites Frühstück. Vorschläge finden Sie im Rezeptteil (siehe Seiten 415 bis 419).	☐
Protokoll. Was haben Sie gegessen? Wie ging es Ihnen dabei?	☐
Direkt vor dem Mittagessen. Bauchatmung durchführen.	☐
Mittag. Probieren Sie eine der Blitzmahlzeiten (siehe Seiten 219 und 220) oder etwas aus dem Rezeptteil.	☐
Protokoll. Was haben Sie gegessen? Wie ging es Ihnen dabei?	☐
Kaffeezeit. Vorschläge finden Sie im Rezeptteil (siehe Seiten 415 bis 419).	☐
Protokoll. Was haben Sie gegessen? Wie ging es Ihnen dabei?	☐
Später Nachmittag. Möglichst täglich 30 Minuten Bewegung einschieben (mit Walking beginnen).	☐
Direkt vor dem Abendessen. Bauchatmung durchführen.	☐
Abendessen. Auch hier passt eine der Blitzmahlzeiten (siehe Seiten 219 und 220) oder etwas aus dem Rezeptteil.	☐
Ergänzungsmittel. Die nötigen Präparate zum Abendessen einnehmen.	☐
Protokoll. Was haben Sie gegessen? Wie ging es Ihnen dabei? Überlegen Sie, welchen Einfluss Ihre Ernährungsumstellung auf den heutigen Tag hatte. Haben sich Energie und Konzentrationsvermögen verbessert? Wie geht es Ihnen körperlich? Wie geht es Ihnen insgesamt?	☐
Vor dem Schlafengehen. Bauchatmung durchführen und eine zweite Methode zur Tiefenentspannung ausprobieren, zum Beispiel ein heißes Bad oder Yogaübungen.	☐

Woche 5: Giftfrei leben

Umweltgifte sind ein ernsthaftes Problem, nicht nur für unsere Erde, sondern zunehmend auch für uns persönlich. Mit ein paar einfachen Veränderungen tun Sie sich und der Umwelt gleichzeitig einen Gefallen.

1. Saubere Bioprodukte aus nachhaltigem Anbau oder von Tieren aus artgerechter Freilandhaltung verzehren.
2. Sauberes, gefiltertes Wasser trinken.
3. Reichlich trinken, auf regelmäßigen Stuhlgang achten, ausreichend schwitzen und tief durchatmen (siehe Seite 334 f.).
4. Chemikalien und Schwermetalle aufspüren und meiden.
5. Elektrosmog und Strahlung reduzieren.

Checkliste Woche 5	
Eine Stunde vor dem Frühstück aufstehen. Verschaffen Sie sich Bewegung.	☐
Entspannen. Beginnen Sie den Tag mit Bauchatmung. Wenn Sie mehr Zeit haben, können Sie auch eine Visualisierung oder einige Yogaübungen durchführen.	☐
Dehnen. Mindestens zweimal pro Woche den ganzen Körper 30 bis 60 Minuten gründlich dehnen.	☐
Gefiltertes Wasser trinken. Trinken Sie mindestens acht große Gläser (250 ml) pro Tag.	☐
Heller Urin, Stuhlgang, Schwitzen, Atmen. Achten Sie auf diese vier Elemente (siehe Seite 334 f.).	☐
Frühstück. Proteinshake, Eier oder eines der Frühstücksrezepte aus dem Rezeptteil.	☐

Der Sechs-Wochen-Aktionsplan

Checkliste Woche 5

Ergänzungsmittel. Die nötigen Präparate zum Frühstück einnehmen.	☐
Protokoll. Was haben Sie gegessen? Wie ging es Ihnen dabei?	☐
Zweites Frühstück. Vorschläge finden Sie im Rezeptteil (siehe Seiten 415 bis 419).	☐
Protokoll. Was haben Sie gegessen? Wie ging es Ihnen dabei?	☐
Direkt vor dem Mittagessen. Bauchatmung durchführen.	☐
Mittag. Probieren Sie eine der Blitzmahlzeiten (siehe Seiten 219 und 220) oder etwas aus dem Rezeptteil.	☐
Protokoll. Was haben Sie gegessen? Wie ging es Ihnen dabei?	☐
Kaffeezeit. Vorschläge finden Sie im Rezeptteil (siehe Seiten 415 bis 419).	☐
Protokoll. Was haben Sie gegessen? Wie ging es Ihnen dabei?	☐
Später Nachmittag. Möglichst täglich 30 Minuten Bewegung einschieben (mit Walking beginnen).	☐
Direkt vor dem Abendessen. Bauchatmung durchführen.	☐
Abendessen. Auch hier passt eine der Blitzmahlzeiten (siehe Seiten 219 und 220) oder etwas aus dem Rezeptteil.	☐
Ergänzungsmittel. Die nötigen Präparate zum Abendessen einnehmen.	☐
Protokoll. Was haben Sie gegessen? Wie ging es Ihnen dabei? Überlegen Sie, welchen Einfluss Ihre Ernährungsumstellung auf den heutigen Tag hatte. Haben sich Energie und Konzentrationsvermögen verbessert? Wie geht es Ihnen körperlich? Wie geht es Ihnen insgesamt?	☐
Vor dem Schlafengehen. Bauchatmung durchführen und eine zweite Methode zur Tiefenentspannung ausprobieren, zum Beispiel ein heißes Bad oder Yogaübungen.	☐

Woche 6: Individuelle Maßnahmen

Es klingt kompliziert, ist aber ganz einfach. Um das Programm individuell zuzuschneiden, halten Sie sich an zwei Prinzipien:

- Räumen Sie aus dem Weg, was Ihre Selbstregulierung stört (Stress, Giftstoffe, Allergene, Bakterien und Krankheitserreger, falsche Ernährung).
- Ergänzen Sie Ihr Leben um Elemente, die Ihre Selbstregulierung fördern (unverfälschte Lebensmittel, Nährstoffe, Hormone, Schlaf, Rhythmus, saubere Luft, sauberes Wasser, Bewegung, Liebe, Gemeinschaft, Sinn und Zweck).

Auf diese Weise findet der Körper zu seinem natürlichen Gleichgewicht zurück.

Im Kapitel »Individuelle Maßnahmen« habe ich die einzelnen Schritte zur Individualisierung des Programms genau erklärt. Um dieses Kapitel sinnvoll zu nutzen, sollten Sie jetzt:

1. Noch einmal die Checklisten aus Teil II durchgehen.
2. Die neue Punktzahl ermitteln und eintragen (siehe Seiten 340 und 341).
3. Für jeden Bereich, in dem individuelle Maßnahmen oder ärztliche Behandlung ratsam erscheinen, gehen Sie die Anweisungen im Kapitel »Individuelle Maßnahmen« durch. In vielen Fällen verschwinden die meisten Beschwerden bereits während der ersten sechs Wochen des Programms von selbst.
4. Setzen Sie Ihr Programm mit den zusätzlichen Maßnahmen weitere sechs Wochen fort.

Der Sechs-Wochen-Aktionsplan

Checkliste Woche 6

Eine Stunde vor dem Frühstück aufstehen. Verschaffen Sie sich Bewegung. ☐

Entspannen. Beginnen Sie den Tag mit Bauchatmung. Wenn Sie mehr Zeit haben, können Sie auch eine Visualisierung oder einige Yogaübungen durchführen. ☐

Dehnen. Mindestens zweimal pro Woche den ganzen Körper 30 bis 60 Minuten gründlich dehnen. ☐

Gefiltertes Wasser trinken. Trinken Sie mindestens acht große Gläser (250 ml) pro Tag. ☐

Heller Urin, Stuhlgang, Schwitzen, Atmen. Achten Sie auf diese vier Elemente (siehe Seite 334 f.). ☐

Individuelle Maßnahmen. Achten Sie auf die für Sie nötigen Schritte aus dem Kapitel »Individuelle Maßnahmen«. ☐

Frühstück. Proteinshake, Eier oder eines der Frühstücksrezepte aus dem Rezeptteil. ☐

Ergänzungsmittel. Die nötigen Präparate zum Frühstück einnehmen. ☐

Protokoll. Was haben Sie gegessen? Wie ging es Ihnen dabei? ☐

Zweites Frühstück. Vorschläge finden Sie im Rezeptteil (siehe Seiten 415 bis 419). ☐

Protokoll. Was haben Sie gegessen? Wie ging es Ihnen dabei? ☐

Direkt vor dem Mittagessen. Bauchatmung durchführen. ☐

Mittag. Probieren Sie eine der Blitzmahlzeiten (siehe Seiten 219 und 220) oder etwas aus dem Rezeptteil. ☐

Protokoll. Was haben Sie gegessen? Wie ging es Ihnen dabei? ☐

Kaffeezeit. Vorschläge finden Sie im Rezeptteil (siehe Seiten 415 bis 419). ☐

Protokoll. Was haben Sie gegessen? Wie ging es Ihnen dabei? ☐

Checkliste Woche 6

Später Nachmittag. Möglichst täglich 30 Minuten Bewegung einschieben.	☐
Direkt vor dem Abendessen. Bauchatmung durchführen.	☐
Abendessen. Auch hier passt eine der Blitzmahlzeiten (siehe Seiten 219 und 220) oder etwas aus dem Rezeptteil.	☐
Ergänzungsmittel. Die nötigen Präparate zum Abendessen einnehmen.	☐
Protokoll. Was haben Sie gegessen? Wie ging es Ihnen dabei? Überlegen Sie, welchen Einfluss Ihre Ernährungsumstellung auf den heutigen Tag hatte. Haben sich Energie und Konzentrationsvermögen verbessert? Wie geht es Ihnen körperlich? Wie geht es Ihnen insgesamt?	☐
Vor dem Schlafengehen. Bauchatmung durchführen und eine zweite Methode zur Tiefenentspannung ausprobieren, zum Beispiel ein heißes Bad oder Yogaübungen.	☐

Wie geht es weiter?

Nachdem Sie nun das gesamte Programm bewältigt haben, erfahren Sie im Kapitel »So bleiben Sie gesund«, wie Sie die bisherigen Veränderungen dauerhaft erhalten und Ihr Leben lang gesund bleiben. Dabei geht es auch um den Umgang mit häufigen Hindernissen und um die Frage, was Sie tun können, wenn es Ihnen trotz all Ihrer Bemühungen nicht deutlich besser geht.

9.
So bleiben Sie gesund

Den Abschluss Ihres Programms würden Sie am liebsten mit einem echten Festmahl feiern: Pizza, Tiramisu und dazu ein Bier oder ein paar Gläser Rotwein.

Dieser Versuchung sollten Sie widerstehen. Nach einer derart radikalen Ernährungsumstellung könnte eine so üppige Portion ungesunder Lebensmittel Ihren Körper schlichtweg überfordern und unangenehme Reaktionen provozieren. Wenn Sie wirklich schwach werden, sollten Sie es langsam angehen und sorgfältig entscheiden, was Sie möchten. Es könnte nämlich sein, dass Sie eine lehrreiche (und schmerzhafte) Lektion über Ernährung ernten.

In diesem Kapitel geht es darum, wie Sie das Programm so anpassen, dass die Grundpfeiler der Umstellung langfristig durchzuhalten sind.

Richtig essen

Halten Sie sich weiterhin an die Grundprinzipien zur Ernährung. Dazu gehören:
- Möglichst wenig Zucker, Mehl und stark verarbeitete Lebensmittel.
- Jede Mahlzeit beinhaltet hochwertige, unverfälschte Kohlenhydrate, Proteine und Fette.

- Eine normale Mahlzeit sollte zu 50 Prozent aus Gemüse, zu 25 Prozent aus hochwertigem, magerem Protein und zu 25 Prozent aus Vollkorngetreide bestehen (Prinzip 50-25-25).
- Die Mahlzeiten entsprechend unserer natürlichen biologischen Rhythmen einnehmen, also ein proteinreiches Frühstück genießen und zwei bis drei Stunden vor dem Schlafen nichts mehr essen.
- Suchtmittel wie Koffein und Alkohol nur in Maßen.

Es gibt nur zwei Lebensmittelgruppen, bei denen Sie mit der Wiedereinführung vorsichtig sein sollten, nämlich Gluten und Milchprodukte. Die Entscheidung liegt ganz bei Ihnen.

Option 1: Verzicht auf Milchprodukte und Gluten

Sie können bedenkenlos ohne Gluten und Milchprodukte auskommen. Unabhängig von der Propaganda der Lebensmittelkonzerne können Sie auch ohne diese Produkte gesund bleiben. Wenn der Verzicht auf Gluten und Milchprodukte Ihnen guttut, bleiben Sie dabei, oder gestatten Sie sich allenfalls gelegentlich bewusst eine kleine Menge.

Wenn Ihr Stoffwechsel sich neu eingependelt hat und die Ernährungs- und Lebensumstellung geschafft ist, wird es Zeit für mehr Flexibilität. Nach wie vor rate ich in jeder Hinsicht zu Mäßigung. Selbst wenn Sie auf Gluten, Milchprodukte oder anderes langfristig verzichten möchten, kommt garantiert wieder ein Zeitpunkt, wo Sie zugreifen möchten oder gar müssen. Sofern dieser neuerliche Kontakt bei Ihnen keine lebensbedrohlichen Reaktionen auslöst und Sie nicht zu den seltenen Menschen zählen, die dadurch in eine Fressspirale geraten, schadet es Ihnen nicht.

Was zählt, ist Ihr persönliches Gefühl. Hören Sie auf Ihren Körper. Im Gleichgewicht zu bleiben und gesunden Rhythmen zu folgen sind wichtige Faktoren für die lebenslange Gesundheit.

Option 2: Milchprodukte und Gluten wieder einführen

Die meisten Menschen werden Wert darauf legen, Milchprodukte und glutenhaltiges Getreide wieder essen zu dürfen. Aus meiner Sicht sollten Sie zumindest prüfen, ob diese Lebensmittel zu Ihren Symptomen beigetragen haben oder nicht. Gehen Sie dabei langsam und systematisch vor.

1. Mit Milchprodukten beginnen.
2. Drei Tage lang mindestens zwei- bis dreimal täglich ein Milchprodukt verzehren.
3. Mindestens 72 Stunden die körperliche Reaktion beobachten (das wird gleich noch genauer erläutert).
4. Falls eine Reaktion eintritt, alle Milchprodukte sofort absetzen.
5. Drei Tage abwarten.
6. Jetzt probieren Sie Gluten. Gehen Sie genauso vor wie bei den Milchprodukten: Sie verzehren drei Tage lang mindestens zwei- bis dreimal täglich ein glutenhaltiges Produkt, beobachten mindestens 72 Stunden, wie Sie darauf reagieren, und hören bei unerwünschten Reaktionen wieder auf.

Was für Reaktionen dürfen Sie erwarten? Menschen sind verschieden, und es können viele schwer greifbare Reaktionen auftreten. Am häufigsten zeigen sich:

- Gewichtszunahme
- Heißhunger
- Wassereinlagerungen
- verschleimte Nase
- verschleimte Bronchien
- Kopfschmerzen
- Benommenheit (»wie benebelt«)
- Gedächtnisstörungen
- Stimmungsveränderungen (Traurigkeit, Angst oder Wut)
- Schlafprobleme
- Gelenkschmerzen
- Muskelschmerzen
- Schmerzen insgesamt
- Müdigkeit
- Hautprobleme (Akne)
- Verdauungsprobleme (Aufstoßen, Blähungen, Durchfall, Verstopfung, Reflux)

Solche Reaktionen können unmittelbar nach dem Verzehr, aber auch mit bis zu 72 Stunden Verzögerung einsetzen. Wenn nach 72 Stunden keine derartige Reaktion aufgetreten ist, dürfte der Genuss von gluten- und/oder milchhaltigen Produkten für Sie unproblematisch sein.

Falls Sie Reaktionen beobachten, empfehle ich Ihnen, für zwölf Wochen vollständig auf die jeweilige Nahrungsgruppe (Milchprodukte oder glutenhaltiges Getreide) zu verzichten. Bei den meisten Menschen reicht dieser Zeitraum aus, um die Entzündung abflauen und den Darm ausheilen zu lassen. Danach können Sie die entsprechenden Nahrungsmittel vermutlich wieder zu sich nehmen, sollten sich jedoch dabei möglichst auf ein Minimum beschränken (maximal ein- bis zweimal pro Woche), damit Sie nicht erneut in einen Teufelskreis geraten.

Wer nach zwölf Wochen strikter Meidung immer noch auf diese Lebensmittel reagiert, sollte dauerhaft die Finger davon lassen oder aber einen Arzt, Ernährungsberater oder Diätberater aufsuchen, der Erfahrung im Umgang mit Lebensmittelallergien hat.

Für das Protokollieren eventueller Symptome reicht eine einfache Tabelle aus:

Datum	Neu eingeführtes Lebensmittel	Symptome

Falls Sie nach zwölf Wochen (sechs Wochen Basisprogramm und weitere sechs Wochen mit individuellen Maßnahmen) immer noch eine hohe Punktzahl in der Entzündungs-Checkliste aufweisen, bestehen bei Ihnen unter Umständen noch weitere Unverträglichkeiten, nicht nur gegenüber Gluten und Milchprodukten. In solchen Fällen sollten Sie eine gezielte Suchdiät durchführen, mit deren Hilfe verdächtige Lebensmittel abgesetzt und schrittweise wieder eingeführt werden. Lassen Sie sich von Ihrem Arzt, einer Ernährungsberaterin, einem Diätcoach oder einer Heilpraktikerin entsprechend beraten und begleiten, bis Sie genau wissen, worauf Sie empfindlich reagieren.

Ergänzungsmittel weiter einnehmen

Ich rate Ihnen dringend dazu, weiterhin die Ergänzungsmittel aus dem Basisprogramm einzunehmen. Wenn wir in einer giftfreien Umgebung leben würden, uns ausschließlich von frischen, vollwertigen Nahrungsmitteln ernähren würden, keinen chronischen Stress hätten und so oft entspannen könnten, wie wir es bräuchten, ausreichend Bewegung bekämen und in eine gute Gemeinschaft eingebettet wären – dann bräuchten wir keine Ergänzungsmittel. Aber in einer solchen Welt leben wir nicht mehr. Halten Sie sich an die Empfehlungen für Ergänzungsmittel. Damit stellen Sie Ihrem Körper viele wichtige Substanzen für dauerhafte Gesundheit zur Verfügung.

Ein Hinweis an alle Teilnehmer des Spezialprogramms

Wer das Spezialprogramm durchläuft, darf Vollkorn und Obst anschließend wieder einführen. Falls bei Ihnen individuelle Maßnahmen erforderlich sind, warten Sie damit insgesamt zwölf Wochen (sechs Wochen Basisprogramm und weitere sechs mit individuellen Maßnahmen). Beginnen Sie danach mit kleinen Portionen (maximal eine Handvoll Vollkorn und Obst pro Tag). Beobachten Sie in diesem Zeitraum sorgfältig, wie Ihr Gewicht und Ihr Blutzucker auf diese Lebensmittel reagieren. Wenn sich hier eine Verschlechterung zeigt, verzichten Sie so lange auf Getreide und Obst, bis Ihr Stoffwechsel sich vollständig erholt hat.

Teilnehmer des Spezialprogramms nehmen ihre Ergänzungsmittel noch mindestens ein Jahr lang in der erweiterten Form. Nach einem Jahr wiederholen Sie die Laboruntersuchungen, die Sie vor Beginn des Programms durchgeführt haben, gehen alle Fragebögen noch einmal durch und prüfen Ihre Fortschritte. Sobald Ihre Werte im erwünschten Bereich sind und Ihre Symptome sich gebessert haben, können Sie die zusätzlichen Mittel absetzen und sich auf das beschränken, was man im Basisprogramm benötigt.

Wer entsprechend den Empfehlungen individuelle Maßnahmen ergriffen hat, bleibt drei bis sechs Monate bei diesen Mitteln und geht danach die Testfragen noch einmal durch. Im Einzelfall brauchen Sie die Zusatzstoffe möglicherweise länger. Sofern Ihre Ergebnisse nicht mehr im behandlungsbedürftigen Bereich liegen (ob durch Selbsthilfe oder auf ärztlichen Rat), können Sie diese zusätzlichen Ergänzungsmittel absetzen. Falls weiterhin Probleme bestehen, sollten Sie einen Mediziner zu Rate ziehen, der sich in funktioneller Medizin auskennt.

Täglich entspannen

Wer an dieser Stelle überlegen muss, was eigentlich aus dem Entspannungsprogramm wird, hat es bisher wahrscheinlich ignoriert. Tägliche Entspannung ist für die Gesundheit unverzichtbar. Halten Sie stressbedingte Probleme in Schach, indem Sie die Entspannungstechniken fortsetzen, die Sie bereits in Ihren Tagesablauf integriert haben, und allmählich weitere Elemente hinzufügen.

Regelmäßig bewegen

Bewegung ist ein weiterer Baustein, den Sie sich erhalten sollten. Wahrscheinlich werden Sie mit der Zeit sogar das Bedürfnis haben, Ihre sportliche Betätigung auszubauen. Wenn Sie bisher nicht in Bewegung waren, machen schon 30 Minuten tägliches Walken einen großen Unterschied. Sobald Sie jedoch abnehmen und in Form kommen, brauchen Sie neue Herausforderungen, damit Sie das Erreichte stabilisieren und noch gesünder werden.

Erweitern Sie Ihr Programm um Intervall- und Krafttraining (siehe Kapitel »Bewegung mit Spaß und Köpfchen«). Vergessen Sie dabei bitte keinesfalls Spiel und Spaß – damit bewegen Sie Ihren Körper auf immer neue, lustvolle Weise. Selbst ausgesprochene Sportmuffel können Dinge finden, die nicht nur guttun, sondern sogar Spaß machen.

Ansonsten ist ein möglichst naturnahes, giftfreies Leben ebenfalls eine gute Methode, die eigene Gesundheit, aber auch die unserer Kinder und unserer Erde zu schützen. Setzen Sie Stück für Stück möglichst viele der Ratschläge aus dem Kapitel »Giftfrei leben« um.

Vorher-Nachher-Check

Sobald Sie die Schritte im Kapitel »Individuelle Maßnahmen« weitere sechs bis zwölf Wochen durchgearbeitet haben, gehen Sie jeden Test, in dem sich ursprünglich ein Ungleichgewicht abzeichnete, noch einmal durch. Viele Beschwerden dürften verschwunden sein, so dass die zusätzlichen Maßnahmen jetzt abgesetzt werden können.

Andernfalls setzen Sie Ihr persönliches Programm in der aktuellen Form weiter fort. Natürlich können Sie jederzeit auch einen ganzheitlich orientierten oder auf funktionelle Medizin spezialisierten Arzt um Hilfe bitten.

Laboruntersuchungen

Am besten lassen Sie Ihr Programm ärztlich überwachen. Gehen Sie alle zwei bis drei Monate Ihre Laborwerte durch und lassen Sie auffällige Ergebnisse überprüfen. Später sind diese Untersuchungen meist nur noch ein- bis zweimal im Jahr sinnvoll. Mit der Zeit erkennen Sie, wie Ihr Körper funktioniert und wie Sie ihn unterstützen können, anstatt ihn zu belasten. Dann benötigen Sie immer seltener ärztliche Hilfe.

Und wenn alles nicht hilft?

Es ist nicht zu leugnen: In unserer modernen Welt gesund zu werden und zu bleiben ist ein geradezu heroisches Unterfangen. Es ist Ihre eigene kleine Heldenreise. Sie müssen die Klippen der schädlichen Inhaltsstoffe umschiffen, an jeder Ecke geschickt platzierten Versuchungen widerstehen, Marketingtricks durchschauen, die unmittelbar an fest verankerte Überlebensimpulse appellieren, Menschen zurückweisen, die Ihnen aus falsch verstandener Freundlichkeit (oder Neid) etwas aufdrängen wollen, und zahllose Ablenkungen im Internet, im Fernsehen und über andere Medien ignorieren.

Deshalb müssen wir unsere Überlebensfähigkeiten schulen und eine eigene Strategie gegen derartige Hindernisse entwickeln. Wer sein persönliches Minenfeld rechtzeitig erkennt und entschärft, verliert nicht so leicht den Mut und erzielt bessere Ergebnisse.

Wenn das Programm nicht greift, liegt dies meist an den folgenden fünf Gründen.

1. Ernährungsfehler

Viele Menschen reden sich ein, sie würden wenig Zucker, wenig Mehl und wenig Kohlenhydrate essen, obwohl das bei Licht betrachtet nicht stimmt. Manches beginnt schleichend, zum Beispiel zu viel zuckerreiche Früchte oder ein kohlenhydratreiches Frühstück wie eine Schale Haferflocken. Solche Dinge gelten als gesund, sind es aber nicht für jeden. Halten Sie sich an das Spezialprogramm – sechs Wochen kein Getreide, kein Obst, kein stärkereiches Gemüse –, und warten Sie ab, was passiert.

Schreiben Sie genau auf, was Sie essen, und gehen Sie es aufmerksam durch. Lesen Sie auch weiterhin die Listen der Inhaltsstoffe, oder essen Sie (noch besser) nur frische Produkte ohne Etikett.

2. Zu wenig oder falsche Bewegung

Wenn Sie bisher wenig aktiv waren, kann schon wenig Bewegung anfangs eine große Wirkung erzielen. Je mehr Fortschritte Sie jedoch machen, desto mehr Anstrengung ist erforderlich, um weiterhin im gleichen Maße zu profitieren. Ein bisher inaktiver Mensch mit einem Gewicht von 150 Kilo gerät schon durch einen Gang um den Block aus der Puste, während ein Marathonläufer erst nach den ersten fünfzehn Kilometern einen ähnlichen Belastungsgrad erreicht.

Sobald Sie besser in Form sind, können Sie sich intensiver und länger betätigen und mit Intervalltraining beginnen, um Gewicht, Blutzucker und Insulin noch besser zu regulieren. Im Kapitel »Bewegung mit Spaß und Köpfchen« ist erklärt, wie ein Intervalltraining abläuft. Und wenn Sie bisher noch keine Kraftübungen eingebaut haben, dürfen Sie jetzt loslegen: 20 Minuten, zwei- bis dreimal pro Woche.

3. Unerkannte Lebensmittelunverträglichkeiten und Glutenintoleranz oder Zöliakie

Der sechswöchige Verzicht auf Gluten und Milchprodukte ist ein wichtiger Eckpfeiler des Programms. Manche Menschen haben jedoch noch weitere Lebensmittelallergien oder -unverträglichkeiten, die nur durch eine umfassende Suchdiät feststellbar sind. Damit können Sie herausfinden, ob bestimmte Lebensmittel Ihre persönliche Entzündungsbereitschaft erhöhen.

4. Schadstoffbelastung

Oftmals gehen körperliche Probleme auf die Einlagerung von organischen Schadstoffen oder Schwermetallen zurück. Die Ursache kann sowohl in einer übermäßigen Belastung als auch in einer genetischen Veranlagung liegen, welche die Ausscheidung erschwert, aber auch in einer Kombination aus beiden Faktoren. Betroffene benötigen eine gezielte Ausleitung und Saunagänge. Danach wird die Entgiftung durch Ergänzungsmittel wie N-Acetylcystein, Mariendistel und Vitamin C angeregt, wie im Kapitel »Individuelle Maßnahmen« beschrieben.

Die Ausleitung von Schwermetallen ist eine medizinische Behandlung, die nur ein erfahrener Arzt durchführen darf.

5. Einzelne Schritte überspringen

Für viele Menschen sind die individuellen Maßnahmen aus Woche 6 der Schlüssel zur vollständigen Heilung. Da die Regulierung persönlicher biochemischer Anforderungen oder des eigenen Stoffwechsels meist weder beim Arzt noch in den Medien zur Sprache kommt, herrscht vielfach die Meinung, man könnte diesen Teil des Programms problemlos überspringen. Das stimmt jedoch nicht.

Das vorgestellte Basisprogramm für eine Ernährungs- und Lebensumstellung reicht in 80 Prozent der Fälle aus, um Diapositas erfolgreich zu bekämpfen. Manch einer braucht jedoch zusätzliche Unterstützung.

Womöglich brauchen Sie Hilfe durch einen erfahrenen Mediziner. Schließlich könnten Ihren gesundheitlichen Problemen weitere Faktoren zugrunde liegen, zum Beispiel eine gestörte Darmflora oder eine Schilddrüsenunterfunktion. Die vollständige Heilung ist dann erst nach Behandlung dieser Ursachen möglich.

Dennoch sind Sie auf dem besten Weg zu mehr Gesundheit, und darum möchte ich Sie ermuntern, mit anderen zusammen für eine gesündere Welt aktiv zu werden.

Teil V

Es ist Ihr Leben

Willst du schnell vorankommen, reise allein.
Willst du weit kommen, reise mit anderen.
   - Afrikanisches Sprichwort

1.
Alle Macht dem Verbraucher

In den letzten hundert Jahren geriet unsere Gesundheit geradezu in Geiselhaft. Unser aktuelles Umfeld – Lebensmittelangebot, soziales Umfeld, Familie, Schule, Arbeitsplatz, Gesundheitssystem und gesetzliche Vorgaben – erschwert vielfach gesunde Entscheidungen, anstatt sie zu erleichtern. Eine schlechte Wahl wird deshalb schnell zur Gewohnheit. Mit den richtigen Informationen, gegenseitiger Unterstützung und gemeinsamem Handeln ist ein gesünderes Leben jedoch durchaus möglich.

Es sind die zahllosen kleinen Entscheidungen am Tag, die unsere kollektive Gesundheit verändern und nebenbei positive Auswirkungen auf die wirtschaftliche Lage, den Klimawandel und Umweltbelastungen haben. Wir können damit Familien, Gemeinden und Glaubensgemeinschaften stärken und dem um sich greifenden Übergewicht sowie chronischen Krankheiten etwas entgegensetzen.

Der Druck der Verbraucher kann erhebliche Veränderungen bewirken und sogar die Produktionsweise und damit die Umweltbelastung beeinflussen.

Aktiv werden: Gesunde Familien

Sie können selbst entscheiden, was in Ihr Haus gelangt. Selbst kleine Veränderungen können auf die Gesundheit und das Glück Ihrer Familie, aber auch auf Lebensmittelindustrie, Landwirtschaft und Marketing eine große Wirkung haben.

- *Zu Hause essen.* 1900 nahmen wir nur zwei Prozent aller Mahlzeiten außer Haus ein. 2010 waren es 50 Prozent. Wir klagen über zu wenig Zeit zum Kochen, verbringen jedoch mehr Zeit damit, Kochshows anzusehen, als selbst in der Küche zu stehen.
- *Gemeinsam essen.* Decken Sie auch für eine bescheidene Mahlzeit liebevoll den Tisch und setzen Sie sich gemeinsam hin. Das gemeinsame Essen sollte von Zuwendung und Großzügigkeit geprägt sein, damit wir dabei auftanken und miteinander in Verbindung treten können.
- *Einen Garten anlegen.* Frisch aus dem eigenen Garten schmeckt Gemüse doppelt so gut, hat noch alle Nährstoffe und ist absolut umweltfreundlich erzeugt. Für Tomaten und frische Kräuter reicht sogar ein Balkon.
- *Umweltfreundlich einkaufen, kompostieren, recyclen.* Nehmen Sie eigene Einkaufstaschen mit und geben Sie Papier, Konserven und Flaschen ins Recycling. Vielleicht können Sie sogar damit beginnen, selbst zu kompostieren?

Aktiv werden: Gesundheit vor Ort

In den Innenstädten gibt es häufig weit und breit keinen Gemüsehändler, dafür aber einen Fastfood-Anbieter, Schnellimbiss oder Bäcker neben dem anderen.

- **Zusammenschließen.** Kleine Gruppen wirken als Katalysatoren, die vieles vereinfachen. Schließen Sie sich mit Freunden,

Kollegen, Nachbarn oder Gemeindemitgliedern zusammen und beschreiben Sie den Weg zu mehr Gesundheit im Team.
- **Virtuelle Gruppen.** Auf Facebook und in anderen sozialen Netzwerken sind neue Gruppen schnell ins Leben gerufen.
- **Einen Kochclub gründen.** Laden Sie sich einmal pro Woche mit anderen Familien und Freunden abwechselnd zu gesunden, leckeren Mahlzeiten ein.

Aktiv werden: Der Werbung die kalte Schulter zeigen

Ein amerikanisches Kind verbringt täglich (!) im Durchschnitt siebeneinhalb Stunden vor einem Bildschirm und wird dabei mit milliardenschwerer Werbung für nährstoffmäßig minderwertige Lebensmittel überflutet.[1] Übergewichtige Kinder verzehren die Hälfte ihrer Mahlzeiten vor dem Fernseher.

- *Sorgen Sie dafür, dass insbesondere die Kinder möglichst wenig Werbung für flüssige Kalorien, Fastfood, Süßwaren, Knabberartikel und Fertigmahlzeiten sehen.* In meinen Augen sollte Lebensmittelwerbung, die sich an Kinder richtet, vollständig verboten werden, so wie es in über 50 Ländern auf der Welt bereits durchgesetzt wurde. Selbstbeschränkungen reichen nicht aus. Folgen wir lieber dem Beispiel von Australien, England, den Niederlanden und Schweden!
- *Irreführende Werbung verbieten.* Nicht alles, was als »gesund« beworben wird, ist auch empfehlenswert. Fettarme Produkte sind häufig reich an Kohlenhydraten, und ein wenig Knuspermüsli macht den gezuckerten Fruchtjogurt ebenso wenig »gesund«, wie der Energy-Drink wirklich Flügel verleiht.

- *Medienfasten.* Verabreden Sie mit der Familie, am Arbeitsplatz oder in der Schule eine oder zwei Wochen »Medienfasten«.
- *Die Schule als sicherer Hafen.* Schüler sollten in der Schule nur Lebensmittel kaufen können, die der Gesundheit und der optimalen Hirnfunktion guttun.
- *Veränderungen im Schulumfeld anstoßen.* Achten Sie darauf, dass sich im nahen Umkreis von Schulen keine Fastfood- und Junkfood-Anbieter ansiedeln.
- *Schulgärten anlegen.* Hier können Kinder lernen, wie ihre Nahrung wächst, und vielfältige Geschmackserfahrungen mit frischen, selbst angebauten Gemüse- und Obstsorten machen.
- *Ernährungs- und Hauswirtschaftsunterricht fördern.* Fragen Sie nach, ob die Kinder an Ihrer Schule einen »Ernährungsführerschein« machen können und wie gesunde Ernährung in den Lehrplan eingebettet ist. Vielleicht können Sie die Lehrkräfte gezielt unterstützen.
- *Schulküchen einrichten oder wiederbeleben.* An allen Schularten sollten grundlegende Kochkenntnisse Teil des Lehrplans sein.

Aktiv werden: Gesunde Arbeitsplätze

Arbeitsplätze sind häufig wenig gesundheitsfördernd. In der Kantine locken Pommes frites und gekühlte Limonaden mit reichlich Zucker und Koffein, in der Cafeteria sind gesunde Snacks Mangelware, in der Schublade lagern Schokolade und Kekse, und obendrein setzt der Stress der Gesundheit zu. E-Mails und Smartphones sorgen dafür, dass wir uns rund um die Uhr im Dienst fühlen. Der Personalleiter eines großen Unternehmens erzählte mir von Plänen, den Angestellten im Urlaub den E-Mail-Zugriff (auf das Firmenkonto) zu sperren.

- *Gesundheitslotsen am Arbeitsplatz finden und fördern.* Solche Mitarbeiter können zum Beispiel interne Selbsthilfegruppen anleiten, in denen die Kollegen sich gemeinsam um ein gesünderes Leben bemühen.
- *Bessere Ernährung durch gezielte Angebote in der Cafeteria.* Statt gezuckerter Müsli- oder Schokoriegel sollte mehr echte, frische Nahrung bereitstehen. Schließen Sie sich mit Kollegen zusammen und kochen Sie umschichtig – das spart Kosten, hält gesund und stärkt das Gemeinschaftsgefühl.
- *Finanzielle Anreize für die Teilnahme an Gesundheitsangeboten.* Steve Burd von der Supermarktkette Safeway's belohnte die Teilnahme der Mitarbeiter an »Gesundheitsmaßnahmen« zur Lebensumstellung auch finanziell.[2] Die Einführung eines derartigen Programms in ganz Amerika könnte das Gesundheitssystem um 550 Milliarden Dollar pro Jahr entlasten.
- *Selbsthilfegruppen aktiv unterstützen.* Inzwischen begreifen auch Unternehmen, dass man in gesundes Leben investieren sollte, um gezielt Kosten zu dämpfen. *Präsentismus* – lange Anwesenheit, ohne erhöhte Produktivität – kostet eine Firma schnell doppelt bis dreimal so viel wie die direkten Arbeitgeberanteile zur Krankenversicherung, denn die langen Anwesenheitszeiten führen zu Ausfällen infolge von Fettleibigkeit und depressiven Symptomen wie Erschöpfung, Benommenheit und Motivationsverlust.

Aktiv werden und darüber reden

Ein einzelner Schritt von einem einzelnen Menschen erzeugt noch keine Lawine. Aber Mutter Teresa sagte einmal: »*Es gibt keine großen Taten, nur kleine Taten, die mit viel Liebe getan werden.*«

Ein Schritt, eine Entscheidung, eine Veränderung auf einmal.
Ein Wort, eine Aktion, eine Stimme auf einmal.

Setzen Sie sich in Bewegung und finden Sie Gleichgesinnte. Dann ergibt sich der nächste Schritt vielleicht von selbst.

Das Ende einer Ära:
Schluss mit Diapositas

Wenn wir den aktuellen Entwicklungen nicht aktiv entgegentreten, wird jedes dritte amerikanische Kind im Laufe seines Lebens an Diabetes erkranken. 2020 dürfte jeder Zweite an Diapositas leiden, doch 90 Prozent der Betroffenen ahnen nicht einmal, was mit ihnen los ist. Dabei ist dieses enorme Gesundheitsproblem zu praktisch 100 Prozent vermeidbar.

Wir brauchen nicht noch mehr Belege. Das Diabetes-Präventionsprogramm wurde nach zehn Jahren erneut überprüft und ausgewertet. Zusammen mit der aktuellen *Look-Ahead*-Studie, bei der es um intensive Veränderungen der Lebensweise durch Gruppenbehandlung geht, beweist es, dass derartige Umstellungen Diabetes weitaus wirksamer vorbeugen können als jedes Medikament. Selbst bei Prädiabetes und manifestem Diabetes ist es die sinnvollste Behandlungsstrategie.

Die Datenlage ist eindeutig. Wir haben längst ausreichend Informationen zur Lösung des Problems, und dennoch steht der nächste nationale Diabetesplan noch nicht. Weltweit kämpfen wir gegen Aids, Malaria und Tuberkulose, doch wenn es um ein Problem geht, das mehr Todesopfer fordert als all diese Infektionskrankheiten zusammen, herrscht beredtes Schweigen.

Ich hoffe, dass meinen Lesern bewusst wird, welche Macht sie haben, ihre Gene und ihre Gesundheit durch geschickte Ernährung zu beeinflussen, aber auch, wie sie ihren Stoffwechsel mit Ergänzungsmitteln optimieren, dem Körper Bewegung und tiefe Entspannung verschaffen und insgesamt giftfreier leben können.

Sie haben es in der Hand, gesundheitliche Probleme abzuwenden, indem Sie darauf achten, dass Ihr Körper bestmöglich funktionieren kann.

Darüber hinaus können Sie gezielt aktiv werden und mit anderen zusammen Ernährung und Lebensweise so verändern, dass die meisten chronischen Krankheiten, die so viel Leid nach sich ziehen und Wirtschaft und Sozialsystem derart belasten, verhindert oder geheilt werden. Dazu brauchen wir keine bahnbrechenden Erkenntnisse mehr. Wir müssen nur umsetzen, was wir bereits wissen, damit unsere Kinder und Enkel in einer Welt ohne Diapositas aufwachsen können – gesund und lebensfroh.

Es geht um Sie persönlich, um Ihr Umfeld und um die Gesellschaft als Ganzes.

Und es geht mit jedem Einzelnen los.

Teil VI

Guten Appetit!

»Deine Nahrung möge deine Medizin sein und die Medizin deine Nahrung.«
– Hippokrates

1.
Ihr Ernährungsplan im Überblick

Was Sie bisher gelernt haben, reicht eigentlich völlig aus, um das Programm erfolgreich zu absolvieren. Viele Menschen wünschen sich jedoch genauere Essenspläne und Rezepte.

Mithilfe der kulinarischen Ideen von Deb Morgan von Kripalu Kitchen habe ich daher einen Zwei-Wochen-Plan zusammengestellt, an dem Sie sich während des gesamten Programms orientieren können. Grundsätzlich können Sie die Gerichte beliebig gegen andere austauschen. Hier wurden die Tagesmenüs beispielhaft so zusammengestellt, dass sie einfach umzusetzen sind.

Die ersten 14 Tage halten Sie sich ganz schlicht an den Plan. Nach diesen zwei Wochen haben Sie bereits ein Gefühl dafür entwickelt, was Ihr Körper braucht. Ab diesem Stadium können Sie die Rezepte für die restlichen vier Wochen nach Lust und Laune tauschen.

Für die Wochenpläne habe ich zudem eine Einkaufsliste angehängt, anhand derer Sie alles zusammenstellen können, was Sie für diese wohlschmeckenden, nahrhaften Mahlzeiten brauchen (siehe Seiten 476 bis 479).

Je nach persönlicher Vorliebe oder Kultur lassen sich viele Lebensmittel austauschen. Fleisch und Eier können Sie durch vegane oder vegetarische Produkte wie Tofu, Tempeh oder andere pflanzliche Proteine ersetzen. Solange Sie sich insgesamt an faserreiche, nährstoffreiche Nahrungsmittel halten, werden Sie dieselben Erfolge verbuchen.

Im Basisprogramm sind alle genannten Rezepte erlaubt, im Spezialprogramm die meisten (ein paar Anpassungen sind im Einzelfall erforderlich). Auch Vorschläge für appetitliche Salate sind enthalten (siehe Seiten 473 und 474).

Mithilfe des Plans wird Ihnen der Abschied vom Diabetes leicht fallen. Genießen Sie diese Phase!

Speiseplan für Woche 1

Tag 1

FRÜHSTÜCK: *Nach Wahl (siehe Frühstücksvorschläge)*
SNACK: *Nach Wahl (siehe Snack-Vorschläge)*
MITTAGS: *Lachssalat im Mangoldwrap (siehe Seite 420)*
ABENDS: *Linsenpfanne mit Huhn auf geröstetem Quinoa mit Grünkohl und Mandeln (siehe Seiten 439 f. und 440 f.)*

Tag 2

FRÜHSTÜCK: *Nach Wahl (siehe Frühstücksvorschläge)*
SNACK: *Nach Wahl (siehe Snack-Vorschläge)*
MITTAGS: *Weiße-Bohnen-Salat mit Walnusspesto (siehe Seiten 421 und 422)*
ABENDS: *Wildreispilaw mit Gojibeeren (siehe Seite 443)*

Guten Appetit!

Tag 3

FRÜHSTÜCK: *Nach Wahl (siehe Frühstücksvorschläge)*
SNACK: *Nach Wahl (siehe Snack-Vorschläge)*
MITTAGS: *Quinoa-Avocado-Salat mit schwarzen Bohnen auf Rucola (siehe Seiten 423 bis 424)*
ABENDS: *Putenhackbraten mit Spinat, dazu Hirsepüree mit Blumenkohl und gedünstetes Gemüse mit roten Zwiebeln und sonnengetrockneten Tomaten (siehe Seiten 444 bis 446)*

Tag 4

FRÜHSTÜCK: *Nach Wahl (siehe Frühstücksvorschläge)*
SNACK: *Nach Wahl (siehe Snack-Vorschläge)*
MITTAGS: *Erbsensuppe mit Rosmarin und würzige Kürbisschnitze (siehe Seiten 424 und 425)*
ABENDS: *Asiapfanne mit Tofu und Sesam-Erdnuss-Sauce auf Reis (siehe Seiten 447 bis 448)*

Tag 5

FRÜHSTÜCK: *Nach Wahl (siehe Frühstücksvorschläge)*
SNACK: *Nach Wahl (siehe Snack-Vorschläge)*
MITTAGS: *Hühnersuppe mit Reis (siehe Seiten 426 bis 427)*
ABENDS: *Mittelmeergarnelen auf gegrillter Polenta (siehe Seiten 449 bis 450).*

Tag 6

FRÜHSTÜCK: *Nach Wahl (siehe Frühstücksvorschläge)*
SNACK: *Nach Wahl (siehe Snack-Vorschläge)*
MITTAGS: *Quinoaquiche (siehe Seiten 427 bis 428)*
ABENDS: *Schwarze-Bohnen-Suppe mit geröstetem Kreuzkümmelreis und Knoblauchkohl (siehe Seiten 451 bis 453)*

Tag 7

FRÜHSTÜCK: *Nach Wahl (siehe Frühstücksvorschläge)*
SNACK: *Nach Wahl (siehe Snack-Vorschläge)*
MITTAGS: *Tofupfanne (siehe Seite 428 f.)*
ABENDS: *Lachs-Pekannuss-Küchlein mit Pfirsichchutney und sautiertem Mangold mit Mandelblättchen (siehe Seiten 454 bis 456)*

Speiseplan für Woche 2

Tag 1

FRÜHSTÜCK: *Nach Wahl (siehe Frühstücksvorschläge)*
SNACK: *Nach Wahl (siehe Snack-Vorschläge)*
MITTAGS: *Avocado-Shrimps-Salat auf Rucola (siehe Seite 430)*
ABENDS: *Hühnchencurry mit Gemüse und Kokos (siehe Seite 456 f.)*

Tag 2

FRÜHSTÜCK: *Nach Wahl (siehe Frühstücksvorschläge)*
SNACK: *Nach Wahl (siehe Snack-Vorschläge)*
MITTAGS: *Herzhafte Gärtnersuppe mit Wachtelbohnen (siehe Seite 431f.)*
ABENDS: *Jakobsmuscheln mit Koriander und Mandelkruste, Yamsmus und sautiertem Kressespinat (siehe Seite 458 und 460)*

Tag 3

FRÜHSTÜCK: *Nach Wahl (siehe Frühstücksvorschläge)*
SNACK: *Nach Wahl (siehe Snack-Vorschläge)*
MITTAGS: *Reissalat mit Kichererbsen und Vinaigrette (siehe Seite 432f.)*
ABENDS: *Lammhaxe mit Granatapfelsirup auf weißen Bohnen an Zitronenbrokkoli (siehe Seiten 460 bis 462)*

Tag 4

FRÜHSTÜCK: *Nach Wahl (siehe Frühstücksvorschläge)*
SNACK: *Nach Wahl (siehe Snack-Vorschläge)*
MITTAGS: *Curryeier in Salat mit gebackenem Spargel (siehe Seite 433f.)*
ABENDS: *Schnelles Mexikochili mit Quinoa, gebackene Tortillastreifen und gebackener Kürbis auf Schwarzkohl (siehe Seiten 462 bis 465)*

Ihr Ernährungsplan im Überblick

Tag 5

FRÜHSTÜCK: *Nach Wahl (siehe Frühstücksvorschläge)*
SNACK: *Nach Wahl (siehe Snack-Vorschläge)*
MITTAGS: *Roter Linsentopf (siehe Seite 434 f.)*
ABENDS: *Gegrillter Lachs mit Minzechutney, Bohnen-Mais-Salat und Grillgemüse (siehe Seiten 465 bis 468)*

Tag 6

FRÜHSTÜCK: *Nach Wahl (siehe Frühstücksvorschläge)*
SNACK: *Nach Wahl (siehe Snack-Vorschläge)*
MITTAGS: *Putenburger mit sonnengetrockneten Tomaten (siehe Seite 436)*
ABENDS: *Tofu-Cashew-Pfanne auf Basmatireis (siehe Seiten 469 bis 470)*

Tag 7

FRÜHSTÜCK: *Nach Wahl (siehe Frühstücksvorschläge)*
SNACK: *Nach Wahl (siehe Snack-Vorschläge)*
MITTAGS: *Wrap mit Huhn, schwarzen Bohnen und Salsa (siehe Seite 437 und 438)*
ABENDS: *Sonntägliche Bouillabaisse (siehe Seiten 470 und 471)*

Rezepte und Einkaufslisten

Frühstücksrezepte

Frühstücksshakes

Alle Frühstücksshakes nach diesem Grundrezept liefern unerlässliche Proteine für die Entgiftung, Omega-3-Fette aus Leinsamen, Fasern für einen gesunden Darm sowie Antioxidantien und sekundäre Pflanzenstoffe aus Beeren und Früchten. Damit bleibt Ihr Blutzucker stabil, und Sie können Ihren Appetit im Zaum halten.

Die drei vorgestellten Varianten können Sie gern Ihrem persönlichen Geschmack anpassen.

Achten Sie unbedingt auf hochwertiges Proteinpulver.

Anmerkung: Nehmen Sie Leinsamen maximal zweimal pro Tag im Shake zu sich. Teilnehmer des Spezialplans sollten diese Rezepte ohne Früchte zubereiten.

Reisproteinshake

1 Portion
Zubereitungszeit: 5 Minuten

Garzeit: keine
Sättigend, leicht verdaulich und schnell gemacht.

Reisproteinpulver für 200 bis 250 ml gemäß Herstellerangaben (circa zwei Messlöffel)

1 EL Omega-3-Öl (Leinöl und Borretschöl) aus Bioanbau
2 EL gemahlener Leinsamen
Eiswürfel (aus gefiltertem Wasser) nach Wunsch
180 bis 240 ml gefiltertes Wasser
70 g frische oder gefrorene Beeren oder Obst aus Bioanbau
   (zum Beispiel Kirschen, Heidelbeeren, Himbeeren, Erdbeeren,
   Pfirsich, Birne oder Banane; keine Zitrusfrüchte)
Auf Wunsch 30 g über Nacht eingeweichte Nüsse
   (zum Beispiel Mandeln, Walnüsse, Pekannüsse in
   beliebiger Mischung)

Alle Zutaten im Mixer gründlich aufschlagen.

Frucht-Nuss-Shake

1 Portion *Garzeit: keine*
Zubereitungszeit: 5 Minuten

Anstelle von Reisprotein wird hier Seidentofu verwendet. Das
   macht den Shake schön cremig.
3 EL Seidentofu, abgetropft
125 ml ungesüßte, glutenfreie Sojamilch
1 EL Omega-3-Öl (Leinöl und Borretschöl) aus Bioanbau
2 EL gemahlener Leinsamen
Eiswürfel (aus gefiltertem Wasser) nach Wunsch
60 bis 120 ml gefiltertes Wasser
70 g frische oder gefrorene Beeren oder Obst aus Bioanbau
   (zum Beispiel Kirschen, Heidelbeeren, Himbeeren, Erdbeeren,
   Pfirsich, Birne oder Banane; keine Zitrusfrüchte)

Guten Appetit!

Auf Wunsch 30 g über Nacht eingeweichte Nüsse (zum Beispiel
  Mandeln, Walnüsse, Pekannüsse in beliebiger Mischung)

Alle Zutaten im Mixer gründlich aufschlagen.

Nuss-Shake

1 Portion *Garzeit: keine*
Zubereitungszeit: 5 Minuten Dieser Shake ist bewusst frei von Soja.

125 ml ungesüßte, glutenfreie Mandel- oder Haselnussmilch
30 g über Nacht eingeweichte Nüsse (zum Beispiel Mandeln,
  Walnüsse, Pekannüsse in beliebiger Mischung)
1 EL Omega-3-Öl (Leinöl und Borretschöl) aus Bioanbau
2 EL gemahlener Leinsamen
70 g frische oder gefrorene Beeren oder Obst aus Bioanbau
  (zum Beispiel Kirschen, Heidelbeeren, Himbeeren, Erdbeeren,
  Pfirsich, Birne oder Banane; keine Zitrusfrüchte)
Eiswürfel (aus gefiltertem Wasser) nach Wunsch
60 bis 120 ml gefiltertes Wasser

Alle Zutaten im Mixer gründlich aufschlagen.

Pochierte Eier auf Spinat

4 Portionen *Garzeit: 3 bis 4 Minuten*
Zubereitungszeit: 2 Minuten *Für Basis- und Spezialprogramm*

125 ml Wasser
300 g Tomaten, gewürfelt

1 große Portion frischer, junger Spinat ohne Stängel
   (1 große Tüte)
4 große Bioeier
1 Prise Meersalz
1 Prise Pfeffer
½ TL frischer Thymian
natives Olivenöl, extra vergine

Wasser, Tomatenwürfel und Spinat bei mittlerer bis hoher Hitze in eine ausreichend große Pfanne geben. Wenn der Spinat etwas zusammengefallen ist, kleine Mulden in den Spinat drücken und darüber vorsichtig die Eier aufschlagen. Mit Salz, Pfeffer und frischem Thymian würzen, abdecken und so lange garen lassen, bis die Eier ausreichend gestockt sind. Das Wasser sollte inzwischen verdampft sein. Vor dem Servieren mit etwas Olivenöl beträufeln.

Nährwert pro Portion: Brennwert 81 Kalorien; Kohlenhydrate 4,7 g; Ballaststoffe 1,6 g; Proteine 7,2 g; Fett 4,7 g; Cholesterin 186 mg; Natrium 99 mg; Kalzium 87 mg.

Tofufrühstück

4 Portionen *Garzeit: 10 Minuten*
Zubereitungszeit: 5 Minuten *Für Basis- und Spezialprogramm*

450 g fester Tofu
2 EL Olivenöl, extra vergine
½ kleine Zwiebel, gewürfelt
1 TL Currypulver

4 Handvoll Mangold, fein gehackt
½ Möhre, gerieben
½ TL Oregano, getrocknet
½ TL Basilikum, getrocknet
½ EL Tamari-Sojasauce (weizenfrei)

Tofu abspülen, trocken tupfen, zerkrümeln und zur Seite stellen. Das Olivenöl in einer großen Pfanne erhitzen und die Zwiebelwürfel etwa 5 Minuten leicht anbräunen. Currypulver hinzufügen und unterrühren. Den Tofu zu den Zwiebeln geben und gut unterrühren. Die restlichen Zutaten hinzufügen und unter Rühren gründlich erhitzen, bis der Mangold zusammenfällt.

Nährwert pro Portion: Brennwert 155 Kalorien; Kohlenhydrate 5,1 g; Ballaststoffe 2,0 g; Proteine 10,2 g; Fett 11,6 g; Cholesterin 0 mg; Natrium 184 mg; Kalzium 260 mg.

Sesam-Ingwer-Tofu

4 Portionen *Garzeit: 15 Minuten*
Zubereitungszeit: 5 Minuten *Für Basis- und Spezialprogramm*

1 EL Sesamöl
1 TL Ingwer, fein gehackt
1 TL Knoblauch, fein gehackt
¾ EL Tamari-Sojasauce (weizenfrei)
1 EL Reiswein (Mirin)
½ EL brauner Reisessig
2 EL Sesamsamen

Den Tofu abspülen, trocken tupfen und in kleine Würfel schneiden. Eine Pfanne auf mittlerer Stufe erhitzen und das Sesamöl hineingeben. Den Tofu vorsichtig in die Pfanne geben und 5 Minuten anbraten, dabei gelegentlich wenden, bis die Würfel von allen Seiten angebräunt sind. Die restlichen Zutaten verrühren, über den Tofu geben und unterziehen. Einmal aufkochen, dann die Hitze reduzieren. 6 bis 8 Minuten köcheln lassen, bis die Flüssigkeit so eingedampft ist, dass der Tofu leicht glasiert ist.

Nährwert pro Portion: Brennwert 147 Kalorien; Kohlenhydrate 5,5 g; Ballaststoffe 1,7 g; Proteine 10,5 g; Fett 10,4 g; Cholesterin 0 mg; Natrium 236 mg; Kalzium 297 mg.

Avocado-Kräuter-Omelette

2 Portionen *Garzeit: 7 Minuten*
Zubereitungszeit: 5 Minuten *Für Basis- und Spezialprogramm*

3 Eier
1 EL Wasser oder ungesüßte Sojamilch
1 Prise Meersalz
1 EL Olivenöl, extra vergine
½ TL frischer Thymian
1 EL frisches Basilikum, gehackt
½ reife Avocado, in Scheiben
schwarzer Pfeffer nach Geschmack

Die Eier in eine Schüssel aufschlagen, mit Wasser oder Sojamilch verrühren und mit Meersalz würzen. Eine kleine Pfanne auf mittlerer Stufe erhitzen und das Öl hineingeben. Wenn das Öl heiß ist (Achtung, es soll nicht rauchen), die Eier hineingießen. Mit einem Silikonwender den Rand des Omelettes von der Pfanne lösen und umdrehen. Sobald das Omelette gestockt ist, eine Hälfte mit frischen Kräutern und Avocadoscheiben belegen. Herd ausschalten und das Omelette zum Servieren einmal zusammenklappen. Nach Geschmack mit frisch gemahlenem Pfeffer bestreuen.

Nährwert pro Portion: Brennwert 236 Kalorien; Kohlenhydrate 5,0 g; Ballaststoffe 3,5 g; Proteine 9,4 g; Fett 20,7 g; Cholesterin 279 mg; Natrium 213 mg; Kalzium 52 mg.

Snacks

Honigmandelmus

4 Portionen (je 1 EL)
Zubereitungszeit: 3 Minuten

Garzeit: keine
Für Basis- und Spezialprogramm (siehe Anmerkung)

3 EL Mandelmus ohne Zusätze
1 EL Honig
1 Prise Kardamom

Alle Zutaten gut verrühren. Passt als Dip zu Äpfeln, Birnen oder rohem Gemüse.

Anmerkung: Teilnehmer des Spezialprogramms verwenden diesen Dip nur mit Gemüse.

Nährwert pro Portion: Brennwert 115 Kalorien; Kohlenhydrate 7,7 g; Ballaststoffe 0,6 g; Proteine 2,4 g; Fett 9,2 g; Cholesterin 0 mg; Natrium 2 mg; Kalzium 45 mg.

Minzhummus

8 Portionen (je 2 EL)
Zubereitungszeit: 10 Minuten

Garzeit: keine
Für Basis- und Spezialprogramm

65 g Mandeln
1 Dose Kichererbsen (450 g), gewaschen und abgetropft
1 EL Sesamsamen, geröstet
2 Knoblauchzehen

Guten Appetit!

2 EL frische Minzblätter
3 EL frischer Zitronensaft
1 TL Kreuzkümmel
1 Prise Meersalz
1 Prise Pfeffer
125 ml Wasser

Mandeln, Kichererbsen, Sesam und Knoblauch im Mixer gründlich zerkleinern. Die restlichen Zutaten hinzufügen und gleichmäßig verrühren. Als Dip zu rohem Gemüse oder Apfelschnitzen servieren.

Nährwert pro Portion: Brennwert 239 Kalorien; Kohlenhydrate 34,9 g; Ballaststoffe 10,3 g; Proteine 11,9 g; Fett 6,8 g; Cholesterin 0 mg; Natrium 14 mg; Kalzium 95 mg.

Teufelseier

6 Portionen *Garzeit: 15 Minuten*
Zubereitungszeit: 5 Minuten *Für Basis- und Spezialprogramm*

6 Eier
1 EL Olivenöl, extra vergine
1 EL Dillgurken, gehackt
½ TL scharfes Paprikapulver
1 Prise Meersalz

Die Eier in kaltem Wasser aufsetzen, einmal sprudelnd aufkochen, dann auf mittlerer Hitze weiterkochen. In 12 bis 15 Minuten gut hart kochen. Den Herd ausstellen und die Eier noch 2 Minuten im heißen Wasser liegen lassen, dann herausnehmen, kalt abschrecken und abkühlen lassen. Nach dem Abkühlen schälen und längs halbieren. Das Eigelb vorsichtig herausnehmen.

Das gekochte Eigelb in einer kleinen Schüssel mit einer Gabel zerdrücken und mit Olivenöl, Dillgurken, Paprika und Salz vermischen. Die Masse in die Eiweißhälften zurückfüllen und mit etwas Paprika bestreuen. Zugedeckt im Kühlschrank mindestens 5 Tage haltbar. Die Eier eignen sich gut als Snack oder als Salatzutat.

Nährwert pro Portion: Brennwert 84 Kalorien; Kohlenhydrate 0,5 g; Ballaststoffe 0 g; Proteine 5,6 g; Fett 6,6 g; Cholesterin 186 mg; Natrium 120 mg; Kalzium 22 mg.

Pochierte Birnen mit Cashewcreme

4 Portionen *Garzeit: 15 Minuten*
Zubereitungszeit: 10 Minuten *Nur Basisprogramm*
(plus Einweichzeit)

Für die Cashewcreme

130 g Cashewnüsse
1 EL Honig
2 Tropfen Vanille-Extrakt

Cashewnüsse mit Wasser bedecken und über Nacht einweichen. Morgens abgießen und das Wasser auffangen. Nüsse, Honig und Vanille im Mixer zerkleinern; dabei so viel von dem Einweichwasser hinzufügen, bis sich eine schöne Creme ergibt. Zur Seite stellen.

Guten Appetit!

Für die Birnen

2 Birnen
1 Zimtstange
3 EL frische Minze und ein paar Blättchen
  zum Garnieren

Die Birnen schälen, längs halbieren und das Kerngehäuse herausschneiden. Die Birnenhälften mit der aufgeschnittenen Seite nach unten in einen Topf legen und knapp mit Wasser bedecken. Die Zimtstange und die Minze hinzufügen, einmal aufkochen, herunterschalten und 6 bis 8 Minuten köcheln lassen, bis die Birnen weich, aber nicht matschig sind. Herd abschalten und die Birnen noch 4 bis 5 Minuten im heißen Wasser liegen lassen, dann herausheben und vollständig abgekühlt oder lauwarm servieren. Mit je 1 EL Cashewcreme garnieren.

Nährwert pro Portion: Brennwert 276 Kalorien; Kohlenhydrate 32,2 g; Ballaststoffe 4,7 g; Proteine 5,9 g; Fett 16 g; Cholesterin 0 mg; Natrium 8 mg; Kalzium 43 mg.

Geröstete Nüsse und Samen

4 Portionen   *Garzeit: 10 Minuten*
Zubereitungszeit: 1 Minute Vor-   *Für Basis- und Spezialprogramm*
bereitung, 5 Minuten abkühlen

60 g Walnüsse
60 g Mandeln
30 g Kürbiskerne

30 g Sonnenblumenkerne
2 EL Sesamsamen

Nüsse rösten

Den Ofen auf 175°C vorheizen. Die Nüsse auf einem trockenen Backblech ausbreiten und 8 bis 9 Minuten backen. Währendessen häufig nachsehen, damit sie nicht verbrennen. Die Nüsse sind fertig, wenn ihre Farbe sich zu ändern beginnt und sie merklich anfangen zu duften. Vom heißen Backblech nehmen und abkühlen lassen. In einem verschlossenen Behälter an einem kühlen, trockenen Ort bleiben sie bis zu zwei Wochen frisch.

Samen und Kerne rösten

Eine trockene Pfanne auf mittlerer Stufe erhitzen und die Samen hineingeben. Ständig rühren, bis die Samen zu bräunen beginnen. Kürbiskerne poppen sogar ein wenig. Sofort vom Herd nehmen und abkühlen lassen. In einem verschlossenen Behälter kühl und trocken gelagert, bleiben die Samen mehrere Wochen frisch.

Nährwert pro Portion: Brennwert 254 Kalorien; Kohlenhydrate 7,3 g; Ballaststoffe 3,6 g; Proteine 9,8 g; Fett 22,8 g; Cholesterin 0 mg; Natrium 3 mg; Kalzium 118 mg.

Guten Appetit!

Mittagessen: Schnell oder zum Mitnehmen

Lachssalat in Mangoldblättern

4 Portionen *Garzeit: 45 Minuten*
Zubereitungszeit: 15 Minuten *Für Basis- und Spezialprogramm*

200 g Wildreis
750 ml Wasser
4 große Mangoldblätter
1 Dose Wildlachs (240 g)
2 EL rote Zwiebel, gewürfelt
1 EL Olivenöl, extra vergine
1 Knoblauchzehe, fein gewürfelt
1 EL Kapern
6 Kirschtomaten, in Scheiben

Reis kochen

Den Wildreis waschen und in einen kleinen Topf geben. Mit 250 ml Wasser aufkochen, herunterschalten, zudecken und 45 Minuten leicht köcheln lassen. Nach dem Kochen durch ein Sieb abgießen.

Mangold vorbereiten

500 ml Wasser in einem großen Topf aufkochen. Die Mangoldblätter hineingeben, zudecken und Hitze abschalten. Nach 1 Minute vorsichtig abgießen und die Blätter kalt abspülen.

Den Lachs abgießen, in eine Schüssel geben und mit einer Gabel in Flocken teilen (Haut und feine Gräten können mitgegessen werden). Zwiebeln, Öl, Knoblauch, Reis und Kapern hinzufügen.

Je ein Mangoldblatt auf einen Teller legen und den Lachs mit den Tomatenscheibchen auf die vier Teller verteilen. Auf Wunsch ein wenig von Ihrem Lieblingssalat (zuckerfrei) oder etwas Olivenöl hinzugeben. Wie eine Tortilla zusammenrollen und gleich genießen.

Anmerkung: Teilnehmer des Spezialprogramms bereiten dieses Gericht ohne Reis zu.

Nährwert pro Portion: Brennwert 324 Kalorien; Kohlenhydrate 39 g; Ballaststoffe 5,5 g; Proteine 19,9 g; Fett 10,9 g; Cholesterin 33 mg; Natrium 112 mg; Kalzium 66 mg.

Weiße-Bohnen-Salat

4 Portionen *Garzeit: 5 Minuten*
Zubereitungszeit: 10 Minuten *Für Basis- und Spezialprogramm*

1 EL Olivenöl, extra vergine
½ kleine, rote Zwiebel, gewürfelt
2 Knoblauchzehen
2 EL sonnengetrocknete Tomaten (oder frische Kirschtomaten)
1 Dose kleine weiße Bohnen (450 g), abgetropft
2 große Handvoll frisches grünes Blattgemüse nach Saison
  (zum Beispiel Grünkohl, Mangold oder Spinat)
Meersalz und Pfeffer nach Geschmack

Das Olivenöl auf mittlerer Stufe in einer Pfanne erhitzen. Zwiebelwürfel, Knoblauch und Tomaten hinzugeben und anbraten, bis die Zwiebeln langsam bräunen. Vom Herd nehmen und abkühlen lassen. Die Bohnen in eine Schüssel geben. Das gegarte Gemüse mit dem frischen Blattgemüse darübergeben, mischen und mit Salz und Pfeffer abschmecken. Mit Walnusspesto garnieren und genießen.

Nährwert pro Portion: Brennwert 411 Kalorien; Kohlenhydrate 69,4 g; Ballaststoffe 27,5 g; Proteine 26,6 g; Fett 4,6 g; Cholesterin 0 mg; Natrium 115 mg; Kalzium 220 mg.

Walnusspesto mit Huhn

4 Portionen
(zu Weiße-Bohnen-Salat)

Garzeit: 5 Minuten
Zubereitungszeit: 10 Minuten
Für Basis- und Spezialprogramm

100 g Hähnchenbrust
Meersalz
3 EL Traubenkern- oder Olivenöl
3 EL Walnusskerne
2 große Handvoll frische Basilikumblätter
2 Knoblauchzehen

Das Fleisch in dünne Streifen schneiden, in 1 EL Öl und Salz wenden und in einer beschichten Pfanne bei mittlerer Hitze von allen Seiten gut anbraten. Auf Küchenkrepp abkühlen lassen.

Die Walnüsse im Mixer fein pürieren. Basilikum waschen und trocken tupfen oder schleudern. Basilikum, Knoblauch und etwas Meersalz in den Mixer geben. Bei laufendem Motor etwa 2 EL Olivenöl hinzuträufeln, bis die gewünschte Konsistenz erreicht ist. Die Hähnchenstreifen im Walnusspesto wenden. Unverbrauchtes Pesto (ohne Fleisch) hält sich im Kühlschrank bis zu einer Woche.

Nährwert pro Portion: Brennwert 161 Kalorien; Kohlenhydrate 1,6 g; Ballaststoffe 0,8 g; Proteine 9,2 g; Fett 13,5 g; Cholesterin 18 mg; Natrium 112 mg; Kalzium 30 mg.

Quinoa-Avocado-Salat mit schwarzen Bohnen auf Rucola

4 Portionen *Garzeit: 25 Minuten*
Zubereitungszeit: 5 Minuten *Für Basis- und Spezialprogramm*

250 ml Quinoa
425 ml Wasser
½ rote Paprika, gewürfelt
2 Frühlingszwiebeln, in feinen Ringen
3 EL Kürbiskerne, geröstet
2 EL Olivenöl, extra vergine
2 TL frischer Limettensaft
1 Prise Meersalz
4 große Handvoll junger Rucola
1 frische, reife Avocado in Scheiben (zum Garnieren)
1 Dose schwarze Bohnen (450 g), abgespült und abgetropft
2 EL frisches Koriandergrün

Quinoa waschen und abtropfen lassen. Mit dem Wasser in einen Topf geben und zugedeckt zum Kochen bringen. Herunterschalten und 12 Minuten leicht köcheln lassen. Herd abschalten und zugedeckt weitere 8 Minuten stehen lassen, bis alles Wasser aufgesaugt ist.

Quinoa aus dem Topf nehmen und zum Abkühlen mit einer Gabel auf einem Teller auflockern. Nach dem Erkalten Pfeffer, Frühlingszwiebeln und Kürbiskerne hinzufügen. Olivenöl, Limettensaft und Salz in einer kleinen Schüssel verrühren und über die Quinoa geben.

Den gewaschenen Rucola auf vier Teller verteilen, Quinoasalat darauf setzen und mit frisch aufgeschnittener Avocado, einem großen Löffel schwarzer Bohnen und frisch gehacktem Koriander garnieren.

Alternative: Einige Streifen gegrillte Hähnchenbrust mit Salz und Pfeffer hinzufügen.

Anmerkung: Teilnehmer des Spezialprogramms verzichten auf Quinoa.

Nährwert pro Portion: Brennwert 361 Kalorien; Kohlenhydrate 36,4 g; Ballaststoffe 7,7 g; Proteine 10,2 g; Fett 20,8 g; Cholesterin 0 mg; Natrium 103 mg; Kalzium 77 mg.

Erbsensuppe mit Rosmarin

6 Portionen *Garzeit: 1 Stunde*
Zubereitungszeit: 5 Minuten *Für Basis- und Spezialprogramm*

1 EL Olivenöl, extra vergine
1 kleine Zwiebel, gewürfelt
2 Knoblauchzehen, gehackt
2 Möhren, gewürfelt
60 g Staudensellerie, gewürfelt
250 g getrocknete Schälerbsen, gewaschen
1,5 Liter Wasser oder Gemüsebrühe
2 EL frischer Rosmarin, gehackt
1 TL Meersalz

320 g frische Erbsen
Pfeffer zum Abschmecken

Das Olivenöl in einem großen Suppentopf erhitzen. Zwiebeln, Knoblauch, Möhren und Sellerie hinzufügen und bei mittlerer Hitze etwa 5 Minuten leicht anbraten. Getrocknete Erbsen und Wasser oder Brühe hinzufügen und zum Kochen bringen. Hitze herunterschalten, den Rosmarin hinzufügen und bei schwacher Hitze etwa 40 Minuten leicht kochen lassen, bis die Erbsen weich werden. Salzen und weiterkochen, bis die Erbsen sehr zart sind. Wenn Sie die Suppe sämig mögen, können Sie nun einen Teil davon oder alles mit dem Stabmixer zerkleinern. Anschließend die frischen Erbsen hinzufügen und in etwa 5 Minuten gerade eben garen. Mit Salz und Pfeffer abschmecken. Als Beilage gibt es würzige Kürbisschnitze (siehe Seite 425); Teilnehmer des Spezialprogramms sollten eine andere Beilage wählen.

Nährwert pro Portion: Brennwert 182 Kalorien; Kohlenhydrate 29,2 g; Ballaststoffe 11,7 g; Proteine 11 g; Fett 3 g; Cholesterin 0 mg; Natrium 336 mg; Kalzium 67 mg.

Würzige Kürbisschnitze

4 Portionen *Garzeit: 25 Minuten*
Zubereitungszeit: 5 Minuten *Nur für Basisprogramm*

500 g geschälter Butternut-Kürbis in dicken Schnitzen
1 EL Olivenöl, extra vergine
je 1 Prise Paprikapulver, Chilipulver, Cayennepfeffer und Meersalz

Guten Appetit!

Den Ofen auf 190°C vorheizen. Kürbisschnitze in einer großen Schüssel in Olivenöl und Gewürzen wenden. Auf ein Backblech legen und 25 Minuten backen. Nach der Hälfte der Zeit wenden. Der Kürbis ist fertig, wenn er schön zart ist.

Nährwert pro Portion: Brennwert 93 Kalorien; Kohlenhydrate 16,4 g; Ballaststoffe 2,8 g; Proteine 1,4 g; Fett 3,5 g; Cholesterin 0 mg; Natrium 44 mg; Kalzium 75 mg.

Hühnersuppe mit Reis

6 Portionen *Garzeit: 40 Minuten*
Zubereitungszeit: 5 Minuten *Nur für Basisprogramm*

- 1 EL Sesamöl
- 1 kleine Möhre, gewürfelt
- 2 Stangen Sellerie, gewürfelt
- 100 g Naturreis, gewaschen
- 1 kleine Zwiebel, gewürfelt
- 2 Hähnchenbrüste ohne Haut, mit Knochen
- 1 TL Meersalz
- 1 Prise schwarzer Pfeffer
- 2 Handvoll Kohl, in feinen Streifen
- 1 Lorbeerblatt
- 1 TL Salbei, getrocknet
- 1 TL Thymian, getrocknet
- 1,5 Liter Wasser
- 2 TL Apfelessig
- 3 EL frische Petersilie, gehackt

Das Sesamöl in einem großen Suppentopf erhitzen. Möhren, Sellerie, Zwiebel und Reis hinzufügen und bei mittlerer Hitze anbraten, bis die Zwiebeln glasig werden. Das Gemüse und den Reis zur Seite schieben und die Hähnchenbrüste in die Topfmitte legen, salzen und pfeffern. Von jeder Seite eine Minute anbraten. Das Gemüse wieder um das Fleisch verteilen. Kohl, das Lorbeerblatt, Gewürze, Wasser und Apfelessig hinzufügen und einmal aufkochen. Hitze wieder herunterschalten und 30 Minuten leicht kochen lassen, bis das Huhn vollständig durchgegart ist.

Das Huhn vom Knochen lösen, in kleine Stücke schneiden und wieder in die Suppe geben. Die Suppe abschmecken, eventuell nachwürzen, mit Petersilie bestreuen und servieren.

Nährwert pro Portion: Brennwert 187 Kalorien; Kohlenhydrate 15,9 g; Ballaststoffe 1,4 g; Proteine 19,5 g; Fett 4,5 g; Cholesterin 49 mg; Natrium 377 mg; Kalzium 45 mg.

Quinoaquiche

8 Portionen *Garzeit: 45 Minuten*
Zubereitungszeit: 10 Minuten *Nur für Basisprogramm*

1 ½ EL Olivenöl, extra vergine
1 kleine Zwiebel, gewürfelt
1 kleine Möhre, gewürfelt
1 rote Paprika, gewürfelt
3 EL Quinoa, abgespült
360 g Brokkoliröschen
10 Eier, verquirlt

375 ml ungesüßte Sojamilch
2 EL frische Thymianblätter
½ TL Salz
1 Prise schwarzer Pfeffer

Den Ofen auf 175°C vorheizen. Das Olivenöl in einer Pfanne erhitzen und Zwiebeln, Möhren und Paprika hinzufügen. So lange braten, bis das Gemüse zart ist und die Zwiebeln zu bräunen beginnen. Vom Herd nehmen und etwas abkühlen lassen.

Das Gemüse in einer großen Schüssel mit den restlichen Zutaten vermengen. Eine ausreichend große, flache Auflaufform (22 x 32 cm) leicht einölen und die ganze Mischung hineingießen. Im Ofen 40 Minuten backen, bis die Eier gut gestockt sind. Vor dem Servieren 5 Minuten abkühlen lassen.

Nährwert pro Portion: Brennwert 195 Kalorien; Kohlenhydrate 15,6 g; Ballaststoffe 2,8 g; Proteine 11,5 g; Fett 9,9 g; Cholesterin 233 mg; Natrium 254 mg; Kalzium 144 mg.

Tofupfanne

4 Portionen
Zubereitungszeit: 4 Minuten
Garzeit: 45 Minuten für den Reis und 10 Minuten am Schluss
Nur für Basisprogramm

250 g Naturreis, abgespült
625 ml Wasser
2 EL Sesamöl
450 g fester Tofu, gewaschen und gewürfelt
1 kleine Zwiebel, gewürfelt

1 kleine Möhre, gewürfelt
1 EL Knoblauch, fein gehackt
1 EL Ingwer, fein gehackt
1 ½ EL Tamari-Sojasauce (weizenfrei)
1 EL Naturreisessig
1 EL Weißwein
320 g grüne Erbsen, tiefgefroren
2 Frühlingszwiebeln, in Ringen

Den Reis in einen Topf geben und das Wasser hinzufügen. Einmal aufkochen, dann zugedeckt 40 Minuten bei geringer Wärmezufuhr quellen lassen, bis der Reis gar und alles Wasser aufgesaugt ist.

In einer großen Pfanne das Sesamöl auf mittlerer Stufe erhitzen. Tofu hinzugeben und von allen Seiten je eine Minute anbraten. Vorsichtig aus der Pfanne heben und beiseitestellen. In derselben Pfanne nun die Zwiebeln und die Möhren andünsten, bis sie zart werden, dann Knoblauch und Ingwer hinzufügen und noch einige Minuten garen. Den Reis hinzugeben und alles vermischen. Die Mischung auf dem Herd lassen, bis der Reis von unten leicht verkrustet.

Tamari, Essig und Wein in einer kleinen Schale verrühren. Über den Reis gießen und unterziehen. Den Reis erneut leicht ankrusten lassen, dann noch einmal durchrühren. Erbsen, Frühlingszwiebeln und den Tofu hinzufügen und vorsichtig unterziehen. Alles zusammen ziehen lassen, bis die Erbsen gründlich erhitzt sind, dann servieren.

Nährwert pro Portion: Brennwert 398 Kalorien; Kohlenhydrate 53,5 g; Ballaststoffe 7,2 g; Proteine 18 g; Fett 13,2 g; Cholesterin 0 mg; Natrium 406 mg; Kalzium 308 mg.

Guten Appetit!

Avocado-Shrimps-Salat auf Rucola

4 Portionen *Garzeit: 4 Minuten*
Zubereitungszeit: 15 Minuten *Für Basis- und Spezialprogramm*

250 g Shrimps, geschält und entdarmt
1 Prise Meersalz
½ TL Chilipulver
1 EL Olivenöl, extra vergine
½ rote Paprika, gewürfelt
4 Frühlingszwiebeln, in Ringen
3 EL frisches Koriandergrün
1 reife Avocado, gewürfelt
150 g Kirschtomaten, halbiert
1 EL Limettensaft
4 große Handvoll Rucola

Shrimps waschen und trocken tupfen. Mit Salz und Chilipulver würzen. ½ EL Olivenöl in einer Pfanne erhitzen und die Shrimps bei mittlerer Hitze vorsichtig von beiden Seiten je 2 Minuten durchbraten. Vom Herd nehmen und beiseitestellen.

Das Gemüse in eine Schüssel geben und mit dem restlichen Olivenöl und dem Limettensaft vermengen. Den gewaschenen Rucola auf vier Teller verteilen, das Gemüse darüber geben und mit den Shrimps garnieren. Etwas Olivenöl darüberträufeln.

Nährwert pro Portion: Brennwert 198 Kalorien; Kohlenhydrate 11,5 g; Ballaststoffe 4,8 g; Proteine 14 g; Fett 11,7 g; Cholesterin 111 mg; Natrium 202 mg; Kalzium 85 mg.

Herzhafte Gärtnersuppe mit Wachtelbohnen

6 Portionen *Garzeit: 30 Minuten*
Zubereitungszeit: 10 Minuten *Für Basis- und Spezialprogramm*

2 EL Olivenöl, extra vergine
½ kleine Zwiebel, gewürfelt
1 EL Knoblauch, fein gehackt
1 EL Tomatenmark
1 TL Selleriesamen, Fenchelsamen oder Kreuzkümmel
2 Selleriestängel, in Scheiben
1 kleine Möhre, gewürfelt
1 kleine Navet-Rübe, geschält und gewürfelt
2 große Handvoll Grünkohl oder Wirsing, gehackt
1 große Tomate, gewürfelt
½ TL Meersalz
1 Dose Wachtelbohnen (450 g)
110 g Mais, frisch oder aus der Dose
1 ¼ Liter Wasser
2 EL frisches oder 2 TL getrocknetes Basilikum
Salz und Pfeffer zum Abschmecken
etwas Balsamessig oder Zitronensaft

Das Öl in einem großen Suppentopf erhitzen und Zwiebeln und Knoblauch bei mittlerer Hitze anschwitzen. Tomatenmark hinzugeben und die Zwiebeln unter Rühren damit überziehen. Die Sellerie-, Fenchel- oder Kreuzkümmelsamen hinzugeben, danach die Möhren- und die Rübenwürfel. Einige Minuten andünsten.

Kohl und Tomaten hinzugeben, 1 Minute anbraten, dann salzen. Die Bohnen mitsamt der Flüssigkeit, den Mais und das

Guten Appetit!

Wasser hinzufügen. Mit Basilikum würzen. Aufkochen, dann herunterschalten und bei geringer Wärmezufuhr 15 Minuten garen.

Mit Salz und Pfeffer abschmecken und etwas Essig oder Zitronensaft hinzufügen.

Nährwert pro Portion: Brennwert 340 Kalorien; Kohlenhydrate 55,9 g; Ballaststoffe 13,3 g; Proteine 17,6 g; Fett 6 g; Cholesterin 0 mg; Natrium 200 mg; Kalzium 143 mg.

Reissalat mit Kichererbsen und Vinaigrette

6 Portionen *Garzeit: 35 Minuten*
Zubereitungszeit: 10 Minuten *Nur für Basisprogramm*

75 g Naturreis, abgespült
375 ml Wasser
½ grüne Paprika, gewürfelt
½ rote Paprika, gewürfelt
½ kleine Möhre, geraspelt
3 Frühlingszwiebeln, in Ringen
100 g Kirschtomaten, halbiert
1 kleine Stange Sellerie, gewürfelt
1 Dose Kichererbsen (450 g), abgegossen
3 EL Petersilie, gehackt
2 EL Olivenöl, extra vergine
1 EL Balsamessig
½ TL Oregano, getrocknet
2 EL frisches Basilikum

¼ TL Meersalz
schwarzer Pfeffer, frisch gemahlen

Den Reis mit dem Wasser in einer mittelgroßen Pfanne zum Kochen bringen und zugedeckt in etwa 35 Minuten garen.

In der Zwischenzeit das Gemüse mit der Petersilie in eine Schüssel füllen.

Für die Vinaigrette Olivenöl, Essig, Kräuter, Salz und Pfeffer verrühren.

Den gekochten Reis entweder unterheben – für einen warmen Salat – oder gut abkühlen lassen und alle Zutaten zu einem kühlen Sommersalat vermengen.

Nährwert pro Portion: Brennwert 151 Kalorien; Kohlenhydrate 23,5 g; Ballaststoffe 2 g; Proteine 2,5 g; Fett 5,3 g; Cholesterin 0 mg; Natrium 102 mg; Kalzium 31 mg.

Curryeier in Salatwraps mit gebackenem Spargel

8 Wraps *Garzeit: 10 Minuten*
Zubereitungszeit: 10 Minuten *Nur für Basisprogramm*

8 Blätter Romanasalat
8 Stangen Spargel, geschält
1 EL Olivenöl, extra vergine
1 Prise Meersalz
8 hart gekochte Eier
1 Stange Sellerie, gehackt
2 Frühlingszwiebeln, gehackt

Guten Appetit!

3 EL Vegenaise (vegetarische Mayonnaise)
1 ½ TL Currypulver
1 TL Senf
1 Spritzer Zitronensaft
¼ TL Meersalz

Den Ofen auf 190°C vorheizen. Die Salatblätter waschen und trocken tupfen. Beiseitestellen. Den Spargel waschen und trocken tupfen. In Olivenöl und Salz wenden und auf dem Backblech in 8 bis 10 Minuten backen, bis er zart wird. Abkühlen lassen.

Die hart gekochten Eier schälen, fein würfeln und in eine Schüssel geben. Mit den restlichen Zutaten vermengen. Den Eiersalat auf die Salatblätter verteilen. Jede Spargelstange halbieren, besonders dicke Stangen auch längs halbieren. Etwa eine Stange gebackenen Spargel auf jedes Blatt legen und zusammenrollen.

Nährwert pro Portion: Brennwert 135 Kalorien; Kohlenhydrate 2,7 g; Ballaststoffe 1,2 g; Proteine 6,6 g; Fett 11,2 g; Cholesterin 189 mg; Natrium 203 mg; Kalzium 44 mg.

Roter Linsentopf

6 Portionen *Garzeit: 45 Minuten*
Zubereitungszeit: 5 Minuten *Für Basis- und Spezialprogramm*

2 EL Olivenöl, extra vergine
½ Zwiebel, gewürfelt
2 EL Knoblauch, fein gehackt
2 TL schwarzer Senf, zerstoßen

1 TL Kreuzkümmel
1 TL Kurkuma
½ TL Koriander
1 kleine Möhre, gewürfelt
1 halber, kleiner Blumenkohl, in Röschen
325 g rote Linsen, abgespült
1,5 Liter Wasser
2 Tomaten, gewürfelt
360 g Brokkoli, kleine Röschen
½ TL Meersalz
1 EL Zitronensaft
gehackte frische Petersilie oder frisches Koriandergrün
   zum Garnieren

Das Olivenöl in einem großen Suppentopf erhitzen. Zwiebeln und Knoblauch bei mittlerer Hitze glasig dünsten. Senfkörner unterrühren und mitbraten, bis sie beginnen hochzuspringen. Die übrigen Gewürze hinzufügen und 1 Minute mitbraten. Möhren und Blumenkohl hinzufügen und unterrühren. Linsen und Wasser hinzufügen und aufkochen. Hitze herunterschalten und bei geringer Wärmezufuhr etwa 25 Minuten kochen, bis die Linsen gar sind. Tomaten, Brokkoli und Salz hinzufügen und noch 5 Minuten mitkochen. Vor dem Servieren den Zitronensaft unterrühren und mit Petersilie oder Koriandergrün bestreuen.

Nährwert pro Portion: Brennwert 223 Kalorien; Kohlenhydrate 32,1 g; Ballaststoffe 14,8 g; Proteine 12,8 g; Fett 5,6 g; Cholesterin 0 mg; Natrium 350 mg; Kalzium 75 mg.

Guten Appetit!

Putenburger mit sonnengetrockneten Tomaten

4 Burger   *Garzeit: 8 Minuten*
Zubereitungszeit: 15 Minuten   *Für Basis- und Spezialprogramm*

3 EL sonnengetrocknete Tomaten
1 TL Olivenöl, extra vergine
450 g Putenhackfleisch
1 EL Balsamessig
2 bis 3 EL frisches Basilikum, gehackt
1 EL Knoblauch, fein gehackt
1 ½ TL Dijonsenf
1 Prise Meersalz
1 Prise schwarzer Pfeffer

Die sonnengetrockneten Tomaten in warmem Wasser einweichen, bis sie weich sind (etwa 10 Minuten). Abtropfen und in kleine Stücke schneiden. Mit den restlichen Zutaten vermischen und 4 kleine Frikadellen formen. Die Frikadellen grillen, in der Pfanne braten oder bei 190°C etwa 8 Minuten im Ofen gut durchgaren. Dazu gibt es einen großen Salat.

Anmerkung: Geschmacksnoten verbinden sich bei längerem Kontakt, deshalb dürfen Sie die Zutaten gern schon vorab mischen (dann im Kühlschrank lagern). Solange Sie kein aufgetautes Hackfleisch, sondern frisches verwenden, können Sie die ungebratenen Frikadellen auch zur späteren Verwendung einfrieren.

Nährwert pro Portion: Brennwert 198 Kalorien; Kohlenhydrate 2,1 g; Ballaststoffe 0 g; Proteine 22,8 g; Fett 11,3 g; Cholesterin 66 mg; Natrium 156 mg; Kalzium 11 mg.

Wraps mit Huhn, schwarzen Bohnen und Salsa

4 Portionen *Garzeit: 10 Minuten*
Zubereitungszeit: 15 Minuten *Nur für Basisprogramm*

½ TL gemahlener Kreuzkümmel
2 TL Paprikapulver
1 Prise Cayennepfeffer
1 Prise Meersalz
225 g Hähnchenbrustfilet
1 EL Olivenöl, extra vergine, oder Traubenkernöl
1 EL frischer Zitronen- oder Limettensaft
500 ml Wasser
4 große Kohlblätter (Mangold, Wirsing, Weißkohl)
1 Dose schwarze Bohnen (450 g), abgetropft
1 reife Avocado, in Scheiben
scharfe Sauce (auf Wunsch)
Für die Salsa
2 mittelreife Tomaten, gewürfelt
1 EL rote Zwiebel, gewürfelt
1 EL Knoblauch, fein gehackt
½ EL Olivenöl
1 EL frisches Koriandergrün, gehackt
1 EL frischer Zitronensaft
1 Prise Meersalz

Gemahlenen Kreuzkümmel, Paprika, Cayennepfeffer und Salz in einer großen Schüssel vermischen. Das Fleisch in dünne Streifen schneiden und erst in Olivenöl oder Traubenkernöl, dann in den Gewürzen wenden.

Eine große Pfanne erhitzen und eventuell mit etwas mehr Öl als angegeben auspinseln. Das Fleisch von allen Seiten gut anbraten (je nach Dicke der Streifen etwa 5 Minuten). Mit Zitronen- oder Limettensaft besprenkeln und abkühlen lassen.

Das Wasser in einem Topf aufkochen. Die Kohlblätter vollständig eintauchen, 1 Minute kochen lassen, dann herausheben und zum Abkühlen mit kalten Wasser abspülen.

Alle Zutaten für die Salsa in einer kleinen Schüssel gut verrühren.

Für die Wraps die Hühnchenstreifen, die schwarzen Bohnen, die Avocadostreifen und die frische Salsa auf die Kohlblätter schichten. Zusammenrollen und dabei die Enden schließen. Auf Wunsch zusätzlich mit scharfer Sauce würzen.

Nährwert pro Portion: Brennwert 267 Kalorien; Kohlenhydrate 11,1 g; Ballaststoffe 5,5 g; Proteine 19,2 g; Fett 17,2 g; Cholesterin 50 mg; Natrium 205 mg; Kalzium 65 mg.

Rezepte für abends oder fürs Wochenende

Linsenpfanne mit Huhn

4 Portionen
Zubereitungszeit: 10 Minuten

Garzeit: 55 Minuten
Für Basis- und Spezialprogramm

2 EL Sesamöl
1 kleine Zwiebel, gewürfelt
2 Stangen Sellerie, gewürfelt
2 kleine Möhren, gewürfelt
2 Knoblauchzehen
1 EL Tomatenmark
2 große Hähnchenbrüste ohne Haut, aber mit Knochen
1 EL Za'atar-Gewürz*
1 TL Meersalz
250 ml Weißwein oder Rotwein
250 g französische grüne Linsen
1 ¼ Liter Wasser oder Brühe
2 EL Olivenöl, extra vergine

Das Sesamöl in einem großen Topf erhitzen. Zwiebeln, Sellerie und Möhren darin andünsten, bis sie weich sind. Knoblauch und Tomatenmark hinzufügen und einige Minuten mitbraten. Die Hähnchenbrüste, Za'atar (oder Ersatzgewürze) und Salz hinzufügen und einige Minuten anbraten, bis das Gemüse am Topfboden festbrät.

Den Topf mit Wein ablöschen, dazu den Wein jeweils auf die Stellen gießen, die angebraten sind, und dann die Krusten vom

Guten Appetit!

Topfboden schaben, um das Aroma freizusetzen. Linsen und Wasser oder Brühe hinzugeben. Aufkochen, dann bei mäßiger Wärmezufuhr zugedeckt 45 Minuten leicht kochen lassen, bis das Hühnerfleisch vollständig gegart ist und die Linsen weich sind. Beim Kochen kann sich das Fleisch von den Knochen lösen. Die Knochen vor dem Servieren entnehmen.

Unmittelbar vor dem Servieren das Huhn mit Olivenöl beträufeln. Als Beilage gibt es für Teilnehmer des Basisprogramms *gerösteten Quinoa mit Grünkohl und Mandeln* (siehe Seite 440).

* Za'atar ist eine orientalische Gewürzmischung mit Sumach, Thymian und Sesamsamen. Ersatzweise können Sie auch Thymian, Oregano und Sesamsamen zu gleichen Teilen mischen.

Nährwert pro Portion: Brennwert 667 Kalorien; Kohlenhydrate 34,8 g; Ballaststoffe 16 g; Proteine 39,8 g; Fett 17,2 g; Cholesterin 73 mg; Natrium 112 mg; Kalzium 78 mg.

Gerösteter Quinoa mit Grünkohl und Mandeln

4 Portionen *Garzeit: 25 Minuten*
Zubereitungszeit: 5 Minuten *Nur für Basisprogramm*

1 EL Sesamöl
250 ml Quinoa
2 große Handvoll Grünkohl (oder Wirsing), klein gehackt
425 ml Wasser
65 g geröstete Mandeln (siehe Seite 418),
   gehackt oder in Blättchen

Das Sesamöl in einer Pfanne leicht erhitzen. Quinoa hinzufügen, die Temperatur erhöhen und 3 bis 4 Minuten anbraten, bis der Quinoa zu duften beginnt. Den gehackten Kohl hinzugeben und gut unterrühren. Das Wasser hinzugießen und zum Kochen bringen. Bei schwacher Hitze zugedeckt 12 Minuten kochen lassen. Vom Herd nehmen und den Quinoa zugedeckt weitere 10 Minuten quellen lassen. Die gerösteten Mandeln unterrühren und servieren.

Nährwert pro Portion: Brennwert 272 Kalorien; Kohlenhydrate 33,2 g; Ballaststoffe 5,1 g; Proteine 9,6 g; Fett 12,1 g; Cholesterin 0 mg; Natrium 17 mg; Kalzium 110 mg.

Fisch und Gemüse in Pergament

4 Portionen *Garzeit: 20 Minuten*
Zubereitungszeit: 5 Minuten *Für Basis- und Spezialprogramm*

700 g frisches Fischfilet
   (Heilbutt oder Kabeljau)
1 Prise Meersalz
frisch gemahlener Pfeffer
1 kleine Fenchelknolle, in feinen Streifen
1 Stück Lauch, in feinen Streifen
1 kleine Möhre, in feinen Streifen
4 Brokkoliröschen, längs halbiert
4 Knoblauchzehen, zerdrückt
1 ½ EL Olivenöl, extra vergine
4 Zitronenscheiben

½ TL Fenchelsamen, zerdrückt
2 EL Weißwein
frische Petersilie, gehackt, zum Garnieren

Den Ofen auf 230°C vorheizen. Backpapier in acht Stücke schneiden, die jeweils etwa doppelt so groß sind wie die Fischstücke. Je zwei Stücke Backpapier auf ein gleich großes Stück Alufolie legen.

Den Fisch in vier Stücke schneiden, salzen und pfeffern. Auf jedes Stück Alufolie mit Backpapier ein Viertel des Gemüses und dann ein Stück Fisch legen. Mit Olivenöl beträufeln, auf jede Portion eine Zitronenscheibe legen und mit Fenchelsamen bestreuen. Mit Weißwein beträufeln.

Das Backpapier und die Alufolie so falten, dass der Fisch ganz umschlossen ist. Die Enden sauber verschließen und zusammendrücken. Die Päckchen auf ein großes Backblech legen und 20 Minuten backen, bis das Papier aufgebläht ist. Aufschneiden und mit Petersilie bestreuen. Direkt mit der Verpackung auf den Teller setzen oder vorsichtig auf den Teller heben. Als Beilage gibt es *Wildreispilaw mit Gojibeeren* (nur für Teilnehmer des Basisprogramms, siehe Seite 443).

Nährwert pro Portion: Brennwert 277 Kalorien; Kohlenhydrate 11,8 g; Ballaststoffe 3,4 g; Proteine 40,9 g; Fett 6,9 g; Cholesterin 94 mg; Natrium 223 mg; Kalzium 95 mg.

Wildreispilaw mit Gojibeeren

4 Portionen
Zubereitungszeit: 5 Minuten
Garzeit: 45 Minuten
Nur für Basisprogramm

1 EL Olivenöl, extra vergine
50 g Lauch, gewürfelt
1 Möhre, gewürfelt
2 Stangen Sellerie, gewürfelt
150 g Naturreis
50 g Wildreis
frische Kräuter wie Rosmarin und Thymian
1 Prise Meersalz
500 ml Wasser
5 EL getrocknete Gojibeeren
5 EL Pekannüsse, gehackt und geröstet
frische Petersilie, gehackt, zum Garnieren

Das Olivenöl in einem Topf erhitzen und Lauch, Möhren und Sellerie bei mittlerer Hitze leicht anbraten. Reis, Kräuter und Salz hinzufügen und unterheben. Das Wasser hinzufügen und aufkochen. Herunterschalten und zugedeckt etwa 30 Minuten leicht kochen lassen, bis der Reis gar ist.

Sobald der Reis fertig ist, die Gojibeeren und die Nüsse unterheben, auflockern und zum Servieren mit etwas Petersilie bestreuen.

Nährwert pro Portion: Brennwert 303 Kalorien; Kohlenhydrate 45,3 g; Ballaststoffe 4,1 g; Proteine 7,3 g; Fett 11,1 g; Cholesterin 0 mg; Natrium 84 mg; Kalzium 65 mg.

Guten Appetit!

Putenhackbraten mit Spinat

4 Portionen *Garzeit: 30 Minuten*
Zubereitungszeit: 10 Minuten *Für Basis- und Spezialprogramm*

160 g Pekannüsse
450 g mageres Putenhackfleisch
300 g Tiefkühlspinat, aufgetaut und
   gründlich abgetropft
2 Eier
1 EL Olivenöl, extra vergine
½ kleine Zwiebel, gewürfelt
1 TL Basilikum, getrocknet
¼ TL Meersalz
1 Prise schwarzer Pfeffer

Den Ofen auf 190°C vorheizen. Die Pekannüsse im Mixer mittelfein zerkleinern, dann in einer großen Rührschüssel mit den übrigen Zutaten gut vermengen. In eine geölte Backform geben und 30 Minuten backen. Aus dem Ofen nehmen und vor dem Servieren 5 Minuten abkühlen lassen. Als Beilage gibt es *Hirsepüree mit Blumenkohl* (nur für Teilnehmer des Basisprogramms, siehe Seite 445) und *Gedünstetes Gemüse mit roten Zwiebeln und sonnengetrockneten Tomaten* (siehe Seite 446).

Nährwert pro Portion: Brennwert 418 Kalorien; Kohlenhydrate 7,4 g; Ballaststoffe 4,5 g; Proteine 24,7 g; Fett 34,5 g; Cholesterin 139 mg; Natrium 255 mg; Kalzium 100 mg.

Hirsepüree mit Blumenkohl

4 Portionen
Zubereitungszeit: 5 Minuten

Garzeit: 30 Minuten
Nur für Basisprogramm

1 EL Olivenöl, extra vergine
½ kleine Zwiebel, gewürfelt
125 g Hirse, gewaschen
½ Blumenkohl, gehackt
1 TL getrockneter oder 1 EL frischer Salbei
375 ml Wasser
¼ TL Meersalz
frische Petersilie, gehackt, zum Garnieren

Das Olivenöl in einem Topf erhitzen und die Zwiebeln bei mittlerer Hitze darin bräunen. Hirse, Blumenkohl und Salbei hinzufügen und noch 1 Minute mitbraten. Das Wasser hinzufügen, aufkochen und salzen. Zudecken, herunterschalten und 20 Minuten leicht köcheln lassen, bis die Hirse gar ist. Alles mit einem Kartoffelstampfer zermusen. Mit gehackter Petersilie bestreuen und servieren.

Nährwert pro Portion: Brennwert 122 Kalorien; Kohlenhydrate 19,5 g; Ballaststoffe 3,8 g; Proteine 3,9 g; Fett 3,6 g; Cholesterin 0 mg; Natrium 121 mg; Kalzium 20 mg.

Guten Appetit!

Gedünstetes Gemüse mit roten Zwiebeln und sonnengetrockneten Tomaten

4 Portionen *Garzeit: 10 Minuten*
Zubereitungszeit: 5 Minuten *Für Basis- und Spezialprogramm*

½ rote Zwiebel, in Ringen
2 EL sonnengetrocknete Tomaten, in Streifen
4 bis 6 große Handvoll grünes Blattgemüse, in feinen Streifen
  (Mangold, Grünkohl, Wirsing, Spinat – nach Belieben)
125 ml Wasser
1 EL Olivenöl, extra vergine
Balsamessig (auf Wunsch)

Zwiebel, Tomaten und Blattgemüse mit dem Wasser in einen Topf geben, aufkochen, dann bei schwacher Hitze weiterkochen, bis das Gemüse weich ist. Vor dem Servieren mit Olivenöl und Balsamessig abschmecken.

Nährwert pro Portion: Brennwert 82 Kalorien; Kohlenhydrate 10,6 g; Ballaststoffe 2,1 g; Proteine 3,1 g; Fett 4 g; Cholesterin 0 mg; Natrium 72 mg; Kalzium 120 mg.

Asiapfanne mit Tofu und Sesam-Erdnuss-Sauce

4 Portionen *Garzeit: 10 Minuten*
Zubereitungszeit: 5 Minuten *Für Basis- und Spezialprogramm*

675 g fester Tofu
2 EL Erdnussmus
1 EL Weißwein
1 EL Tamari-Sojasauce (weizenfrei)
½ EL Naturreisessig
1 Prise Chiliflocken
1 EL Sesamsamen
1 EL Sesamöl
1 EL Ingwer, fein gehackt
1 EL Knoblauch, fein gehackt
5 Frühlingszwiebeln, in Ringen (eine Handvoll zum Garnieren beiseitelegen)
4 große Handvoll Erbsenschoten

Den Tofu abspülen und trocken tupfen. In mittelgroße Würfel schneiden und zur Seite stellen. Für die Sauce Erdnussmus, Wein, Tamari, Reisessig, Chiliflocken und Sesamsamen in einer kleinen Schüssel gründlich verrühren.

Das Sesamöl in einer großen Pfanne oder im Wok erhitzen. Ingwer, Knoblauch und Frühlingszwiebeln hineingeben und eine Minute anbraten, dabei darauf achten, dass nichts anbrennt. Den Tofu hinzugeben und mitbraten, bis er zu bräunen beginnt. Die Erbsenschoten hinzufügen und 1 Minute mitgaren. Die Sauce dazugießen und 1 weitere Minute kochen. Sofort zu *Naturreis*

Guten Appetit!

(siehe Seite 448) servieren und mit den restlichen Frühlingszwiebeln garnieren.

Nährwert pro Portion: Brennwert 346 Kalorien; Kohlenhydrate 29 g; Ballaststoffe 10,3 g; Proteine 25,2 g; Fett 16,3 g; Cholesterin 0 mg; Natrium 319 mg; Kalzium 462 mg.

Naturreis

4 Portionen   *Garzeit: 30 bis 40 Minuten*
Zubereitungszeit: 2 Minuten   *Nur für Basisprogramm*

200 g Naturreis, abgespült
500 ml Wasser
1 Prise Meersalz

Den Reis in einen Topf geben, mit Wasser bedecken und aufkochen. Herunterschalten, salzen und den Deckel aufsetzen. Bei schwacher Hitze garen, bis der Reis das gesamte Wasser aufgesaugt hat. Sofort servieren. Reste sind im luftdicht verschlossenen Behälter im Kühlschrank bis zu 5 Tage haltbar.

Nährwert pro Portion: Brennwert 172 Kalorien; Kohlenhydrate 12 g; Ballaststoffe 1,6 g; Proteine 3,6 g; Fett 1,3 g; Cholesterin 0 mg; Natrium 44 mg; Kalzium 21 mg.

Mittelmeergarnelen

6 Portionen *Garzeit: 5 Minuten*
Zubereitungszeit: 10 Minuten *Für Basis- und Spezialprogramm*

450 g Garnelen, geschält und entdarmt
je 1 Prise Meersalz und Pfeffer
2 EL Olivenöl, extra vergine
1 kleine rote Zwiebel, in Ringen
2 EL Knoblauch, fein gehackt
300 g Kirschtomaten, halbiert
2 EL frisches Basilikum, in feinen Streifen
3 EL schwarze Oliven, gewürfelt
4 große Handvoll junger Spinat

Garnelen waschen und trocken tupfen. Mit Salz und Pfeffer würzen und beiseitestellen. Das Olivenöl in einer großen Pfanne erhitzen, Zwiebel und Knoblauch hinzufügen und auf mittlerer Stufe 2 bis 3 Minuten anbraten, bis die Zwiebeln leicht kross sind. Tomaten hinzufügen und noch 1 Minute mitbraten. Gemüse an den Rand schieben, Garnelen in die Mitte legen und von beiden Seiten je 1 Minute braten. Frisches Basilikum und Oliven unterheben und die Pfanne vom Herd nehmen. Erst jetzt den Spinat zugeben, mischen, zusammenfallen lassen und mit *gegrillter Polenta* servieren (siehe Seite 450, nur für Teilnehmer des Basisprogramms).

Nährwert pro Portion: Brennwert 144 Kalorien; Kohlenhydrate 5,1 g; Ballaststoffe 1,5 g; Proteine 17,2 g; Fett 6,1 g; Cholesterin 147 mg; Natrium 277 mg; Kalzium 77 mg.

Guten Appetit!

Gegrillte Polenta

4 bis 6 Portionen
Zubereitungszeit: 5 Minuten

Garzeit: 1 Stunde (mit Quell- und Grillzeit)

Nur für Basisprogramm

340 g Polenta (Maisgrieß)
½ TL Salz
1,5 Liter Wasser
2 EL Olivenöl, extra vergine

Polenta, Salz und Wasser in einem Topf anrühren, bis keine Klümpchen mehr vorhanden sind, dann langsam aufkochen, bis die Masse leicht blubbert. Bei mäßiger Wärmezufuhr unter Rühren etwa 30 Minuten leicht kochen lassen, bis der Grieß das gesamte Wasser aufgenommen hat.

Eine passende Auflaufform (etwa 22 x 32 cm) mit einem Esslöffel Olivenöl ausstreichen. Die Polenta hineingießen und etwa 20 Minuten abkühlen lassen. Nach dem Abkühlen in Stücke schneiden.

Zum Grillen eine Grillpfanne auf mittlerer Stufe erhitzen. Das restliche Olivenöl hineingeben. Die Polentastücke 3 Minuten von jeder Seite grillen, so dass sie außen knusprig, innen aber noch weich sind. Sofort servieren oder bis zum Verbrauch im Ofen warm halten.

Nährwert pro Portion: Brennwert 141 Kalorien; Kohlenhydrate 30 g; Ballaststoffe 2,9 g; Proteine 2,7 g; Fett 1,5 g; Cholesterin 0 mg; Natrium 203 mg; Kalzium 10 mg.

Schwarze-Bohnen-Suppe

5 bis 7 Portionen Garzeit: 20 bis 25 Minuten
Zubereitungszeit: 5 Minuten Für Basis- und Spezialprogramm

1 EL Olivenöl, extra vergine
1 EL Knoblauch
1 kleine Zwiebel, gewürfelt
1 EL Kreuzkümmel
2 Dosen schwarze Bohnen (je 450 g)
500 ml Wasser oder Brühe
1 Lorbeerblatt
1 ½ EL Tamari-Sojasauce (weizenfrei)
1 EL Zitronensaft
frisches Koriandergrün, gehackt, zum Garnieren

Das Olivenöl in einem Suppentopf erhitzen. Knoblauch und Zwiebel hinzufügen und auf mittlerer Stufe anbraten, bis die Zwiebeln glasig sind. Kreuzkümmel hinzufügen und noch einige Minuten mitbraten. Die Bohnen mitsamt der Flüssigkeit, Wasser oder Brühe und das Lorbeerblatt hinzufügen, einmal aufkochen und dann bei geringer Wärmezufuhr 10 bis 15 Minuten leicht kochen lassen. Mit Tamari und Zitronensaft würzen und noch 1 Minute kochen lassen. Mit Koriander bestreuen. Als Beilage gibt es *gerösteten Kreuzkümmelreis* (siehe Seite 452, nur für Teilnehmer des Basisprogramms) und Knoblauchkohl (siehe Seite 453).

Nährwert pro Portion: Brennwert 443 Kalorien; Kohlenhydrate 77,7 g; Ballaststoffe 18,8 g; Proteine 27 g; Fett 3,9 g; Cholesterin 0 mg; Natrium 224 mg; Kalzium 176 mg.

Guten Appetit!

Gerösteter Kreuzkümmelreis

4 Portionen *Garzeit: 35 Minuten*
Zubereitungszeit: 5 Minuten *Nur für Basisprogramm*

200 g Naturreis, abgespült
½ EL Kreuzkümmelsamen
500 ml Wasser
1 Prise Meersalz

Den Ofen auf 175°C vorheizen. Den Reis auf einem Backblech ausbreiten, mit Kreuzkümmel würzen und etwa 10 Minuten in den Ofen schieben. Gelegentlich wenden, damit der Reis von allen Seiten gleichmäßig bräunt. Den gerösteten Reis mit dem Kreuzkümmel und dem Wasser in einen Topf geben. Aufkochen, salzen, zudecken und bei geringer Wärmezufuhr in etwa 20 Minuten garen.

Nährwert pro Portion: Brennwert 175 Kalorien; Kohlenhydrate 36,5 g; Ballaststoffe 1,7 g; Proteine 3,7 g; Fett 1,4 g; Cholesterin 0 mg; Natrium 45 mg; Kalzium 30 mg.

Knoblauchkohl

4 Portionen *Garzeit: 10 Minuten*
Zubereitungszeit: 3 Minuten *Für Basis- und Spezialprogramm*

1 EL Olivenöl, extra vergine
1 EL Knoblauch, zerdrückt
2 große Handvoll Blumenkohlröschen
6 große Handvoll Schwarzkohl
125 ml Wasser

Das Öl in einem großen Topf erhitzen. Knoblauch und Blumenkohl auf mittlerer Stufe andünsten, bis der Blumenkohl allmählich weich wird. Kohlblätter und Wasser hinzufügen, abdecken und 3 bis 4 Minuten dämpfen, bis die Blätter zart sind und das Wasser verdampft ist.

Nährwert pro Portion: Brennwert 96 Kalorien; Kohlenhydrate 13,4 g; Ballaststoffe 3,3 g; Proteine 4,4 g; Fett 4,1 g; Cholesterin 0 mg; Natrium 59 mg; Kalzium 165 mg.

Lachs-Pekannuss-Küchlein

8 mittelgroße Küchlein *Garzeit: 30 Minuten*
Zubereitungszeit: 5 Minuten *Für Basis- und Spezialprogramm*

1 Dose Wildlachs (225 g)
225 g Pekannüsse
2 Eier
3 kleine Frühlingszwiebeln, gehackt
1 kleine Stange Sellerie, gehackt
1 EL Olivenöl, extra vergine
1 EL Limettensaft
½ TL Meersalz
1 Prise Paprikapulver

Den Ofen auf 175°C vorheizen. Den Lachs abgießen. Die Pekannüsse im Mixer fein zerkleinern. Die restlichen Zutaten hinzufügen und mixen. Aus dem Teig 8 mittelgroße Küchlein formen, auf ein mit Backpapier ausgelegtes Backblech legen und in 25 bis 30 Minuten goldbraun backen. Dazu gibt es *Pfirsichchutney* (siehe Seite 455, nur für Teilnehmer des Basisprogramms) und *sautierten Mangold* mit Mandelblättchen (siehe Seite 456).

Nährwert pro Portion: Brennwert 251 Kalorien; Kohlenhydrate 4 g; Ballaststoffe 2,5 g; Proteine 9,5 g; Fett 23,1 g; Cholesterin 63 mg; Natrium 151 mg; Kalzium 33 mg.

Pfirsichchutney

8 Portionen *Garzeit: 15 Minuten*
Zubereitungszeit: 5 Minuten *Nur für Basisprogramm*

4 frische, reife Pfirsiche
3 Frühlingszwiebeln (nur das Grün), gehackt
1 ½ EL Olivenöl, extra vergine
2 EL frisches Koriandergrün
2 EL frischer Limettensaft
½ TL Jalapeños, gewürfelt (Menge nach Geschmack, alternativ Peperoni)
1 Prise Meersalz

Die Pfirsiche häuten und in einem kleinen Topf bei geringer Wärmezufuhr mit zwei Esslöffeln Wasser erhitzen. Frühlingszwiebeln, Olivenöl, Koriander, Limettensaft, Jalapeños und Salz hinzufügen. Bei mäßiger Hitze kochen, bis die Pfirsiche matschig werden. Das Chutney soll nicht zu saucig werden, aber die Aromen brauchen 12 bis 15 Minuten Zeit, um sich zu entfalten. Warm oder gekühlt servieren.

Nährwert pro Portion: Brennwert 44 Kalorien; Kohlenhydrate 5,4 g; Ballaststoffe 0,9 g; Proteine 0,6 g; Fett 2,7 g; Cholesterin 0 mg; Natrium 21 mg; Kalzium 9 mg.

Guten Appetit!

Sautierter Mangold mit Mandelblättchen

4 Portionen *Garzeit: 10 Minuten*
Zubereitungszeit: 3 Minuten *Für Basis- und Spezialprogramm*

3 EL Mandelblättchen
1 EL Olivenöl, extra vergine
6 große Handvoll Mangold, gehackt
1 Prise Meersalz

Den Ofen auf 175°C vorheizen. Die Mandeln auf einem Backblech 6 bis 7 Minuten leicht anbräunen.

Das Öl in einer Pfanne erhitzen, den Mangold hinzufügen, salzen und bei mittlerer Hitze sautieren, bis er in sich zusammenfällt. Mandeln unterziehen und gleich servieren.

Nährwert pro Portion: Brennwert 74 Kalorien; Kohlenhydrate 6,4 g; Ballaststoffe 1,6 g; Proteine 2,2 g; Fett 6,4 g; Cholesterin 0 mg; Natrium 154 mg; Kalzium 45 mg.

Hühnchencurry mit Gemüse und Kokos

4 Portionen *Garzeit: 25 bis 30 Minuten*
Zubereitungszeit: 10 Minuten *Für Basis- und Spezialprogramm*

2 EL Sesamöl
1 EL Senfkörner
1 große Zwiebel, gehackt
1 EL Knoblauch, gehackt
1 EL Currypulver

Rezepte für abends oder fürs Wochenende

1 Prise Cayennepfeffer
2 große oder 4 kleine Hühnerbrüste mit Knochen
½ TL Meersalz
1 kleine Möhre, gewürfelt
2 große Handvoll Blumenkohlröschen
½ grüne Paprika, gewürfelt
1 Apfel, gewürfelt
1 Dose Kokosmilch (400 ml)
250 g tiefgekühlte Erbsen
frisches Koriandergrün, gehackt, zum Garnieren

Das Sesamöl in einem großen Topf erhitzen. Die Senfkörner 10 Sekunden darin anrösten, bis sie beginnen aufzuspringen; nicht verbrennen lassen. Sofort die Zwiebeln und den Knoblauch hinzufügen und 5 Minuten anschwitzen. Curry und Cayennepfeffer hinzufügen und die Zwiebeln gründlich darin wenden. Das Huhn hinzufügen, mit ¼ Teelöffel Salz bestreuen und von allen Seiten anbraten. Möhren, Blumenkohl und grüne Paprika dazugeben und 3 bis 4 Minuten mitgaren, dann den Apfel, die Kokosmilch und das restliche Salz dazugeben und bei schwacher Hitze 15 bis 20 Minuten kochen lassen, bis das Huhn vollständig durchgegart ist. Die Erbsen hinzufügen und noch 2 bis 3 Minuten erhitzen. Mit Koriander bestreuen und servieren.

Nährwert pro Portion: Brennwert 565 Kalorien; Kohlenhydrate 29,1 g; Ballaststoffe 9,8 g; Proteine 34,9 g; Fett 36,6 g; Cholesterin 73 mg; Natrium 618 mg; Kalzium 110 mg.

Jakobsmuscheln mit Koriander und Mandelkruste

2 Portionen
Zubereitungszeit: 15 Minuten
Garzeit: 10 Minuten
Für Basis- und Spezialprogramm

6 große Jakobsmuscheln, ausgelöst (ohne Rogen)
125 ml Weißwein
2 Prisen Meersalz
3 EL Mandeln
1 EL Koriandersamen
1 Prise schwarzer Pfeffer
½ EL Traubenkernöl
2 TL Balsamessig

Den Ofen auf 190°C vorheizen. Die Jakobsmuscheln waschen und trocken tupfen. Den Wein mit einer Prise Salz verrühren und die Muscheln 10 Minuten darin marinieren. In der Zwischenzeit die Mandeln auf einem Backblech ausbreiten und 7 bis 8 Minuten backen. Die Koriandersamen im Mixer oder in der Küchenmaschine grob mahlen. Geröstete Mandeln, die zweite Prise Salz und Pfeffer hinzufügen und ebenfalls grob zermahlen.

Die Muscheln aus der Marinade entnehmen und von beiden Seiten mit der Mandelpanade überziehen. Das Öl in einer Grillpfanne erhitzen und die Muscheln auf mittlerer Stufe je 2 bis 3 Minuten pro Seite grillen. Mit Balsamessig beträufeln und sofort mit *Yamsmus* (siehe Seite 459, nur für Teilnehmer des Basisprogramms) und *sautiertem Kressespinat* (siehe Seite 460) servieren.

Nährwert pro Portion: Brennwert 228 Kalorien; Kohlenhydrate 6,4 g; Ballaststoffe 1,5 g; Proteine 17,7 g; Fett 9,9 g; Cholesterin 30 mg; Natrium 383 mg; Kalzium 65 mg.

Yamsmus

4 Portionen *Garzeit: 20 Minuten*
Zubereitungszeit: 5 Minuten *Nur für Basisprogramm*

3 kleine bis mittelgroße Yamsknollen
2 EL Olivenöl, extra vergine
1 Prise Meersalz

Die Yamsknollen waschen und in einen großen Topf legen. Mit Wasser bedecken und aufkochen. Wärmezufuhr herunterschalten und 15 bis 20 Minuten kochen. Die Yams sollen weich, aber nicht breiig sein. Die Yams aus dem Wasser heben und so lange abkühlen lassen, bis sie gut zu halten sind, dann mit einem Messer oder mit den Fingern die Schale abziehen (wie bei Pellkartoffeln). Das Kochwasser abgießen und die Yams im Topf mit einer Gabel oder einem Kartoffelstampfer zerdrücken, dabei Olivenöl und Salz hinzufügen.

Nährwert pro Portion: Brennwert 137 Kalorien; Kohlenhydrate 17,7 g; Ballaststoffe 2,8 g; Proteine 1,7 g; Fett 6,9 g; Cholesterin 0 mg; Natrium 89 mg; Kalzium 32 mg.

Guten Appetit!

Sautierter Kressespinat

4 Portionen
Zubereitungszeit: 5 Minuten

Garzeit: 5 Minuten
Für Basis- und Spezialprogramm

1 EL Olivenöl, extra vergine
2 große Handvoll frische Brunnenkresse
8 große Handvoll frischer Spinat
1 Prise Meersalz

Das Olivenöl in einem großen Topf erhitzen. Kresse zugeben und in etwa 3 Minuten anbraten. Topf vom Herd nehmen, Spinat hinzufügen und zusammenfallen lassen. Mit Salz würzen.

Nährwert pro Portion: Brennwert 46 Kalorien; Kohlenhydrate 3,6 g; Ballaststoffe 1,4 g; Proteine 2,1 g; Fett 3,6 g; Cholesterin 0 mg; Natrium 113 mg; Kalzium 87 mg.

Lammhaxe mit Granatapfelsirup auf weißen Bohnen

4 Portionen
Zubereitungszeit: 40 Minuten, einschließlich Marinierzeit

Garzeit: 20 bis 25 Minuten
Nur für Basisprogramm

2 EL Balsamessig
2 EL Knoblauch, gewürfelt
1 EL Dijonsenf
4 Lammhaxen
2 EL Olivenöl, extra vergine
½ kleine Zwiebel, gewürfelt

2 EL Granatapfelsirup
1 Lorbeerblatt
1 EL frischer oder 1 TL getrockneter Salbei
¼ TL Meersalz
1 Dose kleine weiße Bohnen (450 g)
3 EL Wasser oder Rotwein
3 EL frische Petersilie, gehackt
125 ml frische Granatapfelkerne (auf Wunsch)

Wein, 1 Esslöffel gehackten Knoblauch und Senf in einer flachen Schale verrühren. Überschüssiges Fett von den Haxen entfernen, das Fleisch in die Schale legen und gründlich in der Marinade wenden. 30 Minuten ziehen lassen.

In der Zwischenzeit das Olivenöl in einer Pfanne erhitzen. Zwiebeln und restlichen Knoblauch hinzufügen und bei mittlerer Hitze etwa 8 Minuten anbraten, bis die Zwiebeln langsam bräunen. Die Lammhaxen hinzufügen und von allen Seiten anbraten. Das Lamm mit dem Sirup beträufeln und weiter anbraten. Lorbeerblatt, Salbei, Salz und Bohnen mit der Flüssigkeit sowie das Wasser oder den Rotwein hinzufügen. Bei schwacher Hitze etwa 15 bis 20 Minuten garen, bis das Lamm zart ist und die Bohnen gründlich durcherhitzt sind. Die Garzeit hängt von der Dicke der Haxen ab und davon, wie rosa Sie Ihr Fleisch mögen.

Lamm und Bohnen mit Granatapfelkernen und Petersilie bestreuen. Als Beilage gibt es *Zitronenbrokkoli* (siehe Seite 462).

Nährwert pro Portion: Brennwert 720 Kalorien; Kohlenhydrate 74,1 g; Ballaststoffe 27 g; Proteine 65,4 g; Fett 18,2 g; Cholesterin 128 mg; Natrium 265 mg; Kalzium 230 mg.

Guten Appetit!

Zitronenbrokkoli

4 Portionen *Garzeit: 5 Minuten*
Zubereitungszeit: 2 Minuten *Für Basis- und Spezialprogramm*

1 EL Olivenöl, extra vergine
700 g große Brokkoliröschen
1 Prise Meersalz
½ Zitrone, in Schnitzen

Das Olivenöl in großer Pfanne erhitzen. Brokkoli hinzufügen und zart dünsten. Salzen, mit Zitronenschnitzen garniert servieren.

Nährwert pro Portion: Brennwert 64 Kalorien; Kohlenhydrate 7,2 g; Ballaststoffe 2,4 g; Proteine 2,5 g; Fett 3,7 g; Cholesterin 0 mg; Natrium 88 mg; Kalzium 45 mg.

Schnelles Mexikochili mit Quinoa

8 Portionen *Garzeit: 25 Minuten*
Zubereitungszeit: 5 Minuten *Nur für Basisprogramm*

2 EL Olivenöl, extra vergine
1 kleine Zwiebel, gewürfelt
2 EL Knoblauch, gewürfelt
2 EL Chilipulver
1 EL gemahlener Kreuzkümmel
1 EL Paprikapulver
½ TL Chiliflocken
2 EL Tomatenmark

1 El Rotwein oder Wasser
125 g Quinoa, abgespült
½ grüne Paprika, gewürfelt
1 kleine Zucchini, gewürfelt
1 Dose schwarze Bohnen (450 g)
1 Dose Wachtelbohnen (450 g)
1 Liter Wasser oder Gemüsebrühe
1 Glas Bio-Tomatensauce (240 g)
1 TL Meersalz
1 Spritzer frischer Limettensaft
frisches Koriandergrün, gehackt, zum Garnieren

Das Olivenöl in einem großen Suppentopf erwärmen. Zwiebeln und Knoblauch bei mittlerer Hitze darin anschwitzen. Gewürze hinzufügen und noch 2 Minuten mitbraten. Das Tomatenmark hinzugeben und 1 weitere Minute mitbraten. Mit Wasser oder Wein ablöschen, dann den Quinoa hinzufügen. Weiterbraten, bis der Quinoa bräunt.

Grüne Paprika und Zucchini hinzugeben und einige Minuten mitbraten, bis das Gemüse weich wird. Die Bohnen samt Flüssigkeit, Wasser oder Brühe, Tomatensauce und Salz hinzugeben. Zum Kochen bringen, dann herunterschalten und auf kleiner Stufe 15 Minuten leicht kochen lassen. Mit Limettensaft beträufeln und mit Koriander bestreuen. Dazu gibt es *gebackene Tortillastreifen* (siehe Seite 464, nur für Teilnehmer des Basisprogramms).

Nährwert pro Portion: Brennwert 467 Kalorien; Kohlenhydrate 79,8 g; Ballaststoffe 19,2 g; Proteine 25,9 g; Fett 6,2 g; Cholesterin 0 mg; Natrium 423 mg; Kalzium 176 mg.

Gebackene Tortillastreifen

4 Portionen *Garzeit: 5 Minuten*
Zubereitungszeit: 5 Minuten *Nur für Basisprogramm*

1 EL Olivenöl, extra vergine
4 Bio-Maistortillas
1 Prise Meersalz

Den Ofen auf 190°C vorheizen. Die Tortillas beidseitig mit dem Öl bepinseln, in Streifen schneiden, auf ein Backblech legen und in 5 Minuten knusprig backen. Sofort nach dem Herausnehmen mit Salz bestreuen.

Nährwert pro Portion: Brennwert 62 Kalorien; Kohlenhydrate 10,7 g; Ballaststoffe 1,5 g; Proteine 1,4 g; Fett 1,8 g; Cholesterin 0 mg; Natrium 69 mg; Kalzium 21 mg.

Gebackener Kürbis auf Schwarzkohl

4 Portionen *Garzeit: 30 Minuten*
Zubereitungszeit: 5 Minuten *Nur für Basisprogramm*

230 g Butternut-Kürbis, geschält, gewürfelt
½ rote Zwiebel, in feinen Ringen
2 EL Olivenöl, extra vergine
1 Prise Meersalz
6 große Handvoll Schwarzkohl, gehackt
180 ml Wasser

Den Ofen auf 190°C vorheizen. Kürbis und rote Zwiebel mit einem Esslöffel Olivenöl und Salz vermengen, auf einem Backblech ausbreiten und etwa 25 Minuten backen, bis der Kürbis weich wird.

Eine Pfanne erhitzen, Kohl und Wasser hineingeben und einige Minuten bei mittlerer Hitze kochen, dann mit einem Deckel abdecken, um den Kohl zu dünsten. Sobald der Kohl zart und das Wasser verdampft ist, den gebackenen Kürbis mit den Zwiebeln hinzufügen, mit dem restlichen Olivenöl beträufeln und servieren.

Nährwert pro Portion: Brennwert 147 Kalorien; Kohlenhydrate 19,5 g; Ballaststoffe 3,6 g; Proteine 4,2 g; Fett 7,5 g; Cholesterin 0 mg; Natrium 105 mg; Kalzium 186 mg.

Gegrillter Lachs mit Koriander-Minze-Chutney

4 Portionen *Garzeit: 20 Minuten*
Zubereitungszeit: 10 Minuten *Für Basis- und Spezialprogramm*

700 g Wildlachs mit Haut
1 EL Olivenöl, extra vergine
1 Prise Meersalz
1 Prise schwarzer Pfeffer
Zitronen- oder Limettenschnitze zum Garnieren

Guten Appetit!

Für das Chutney

1 kleiner Bund frisches Koriandergrün, mit Stängeln, gewaschen
2 EL frische Minzblätter, gehackt
3 EL Olivenöl, extra vergine
1 ½ EL Knoblauch, zerdrückt
1 Prise Meersalz
1 EL frischer Zitronen- oder Limettensaft
1 Prise Chiliflocken (auf Wunsch)

Den Lachs mit Olivenöl bepinseln und mit Salz und Pfeffer würzen. 10 Minuten beiseitestellen.

Alle Chutneyzutaten im Mixer zu einer glatten, duftenden Creme pürieren. Beiseitestellen.

Eine Grillpfanne oder den Grill auf mittlerer Stufe erwärmen und den Fisch mit der Haut nach unten darauf legen. Den Lachs so lange garen, bis die Haut schwarz wird und der Fisch fast gar ist. Je nach Dicke dauert das etwa 15 Minuten. Wenden und noch einige Minuten von der anderen Seite vollständig durchgrillen. Vom Grill oder aus der Pfanne nehmen und mit der Hautseite nach oben auf einen Teller legen. Die Haut abziehen und zum Servieren aufklappen. Den Lachs mit dem Chutney und mit Zitronenschnitzen garnieren. Dazu gibt es *Bohnen-Mais-Salat* (siehe Seite 467, nur für Teilnehmer des Basisprogramms) und *gegrilltes Gemüse* (siehe Seite 468).

Nährwert pro Portion: Brennwert 479 Kalorien; Kohlenhydrate 1,9 g; Ballaststoffe 0,5 g; Proteine 38,1 g; Fett 34,6 g; Cholesterin 107 mg; Natrium 226 mg; Kalzium 43 mg.

Bohnen-Mais-Salat

4 Portionen *Garzeit: keine*
Zubereitungszeit: 10 Minuten *Nur für Basisprogramm*

1 Dose weiße Bohnen (450 g), abgetropft
1 frisch gekochter Maiskolben oder 80 g tiefgekühlte Maiskörner, aufgetaut
1 kleine Möhre, gerieben oder gewürfelt
1 Stange Sellerie, gewürfelt
1 EL frische Petersilie, gehackt

Für das Dressing

3 EL Olivenöl, extra vergine
1 ½ EL Zitronensaft
1 TL gemahlener Kreuzkümmel
½ TL gemahlener Koriander
½ TL Meersalz
frisches Koriandergrün, gehackt

Bohnen, Mais, Möhren, Sellerie und Petersilie in einer Schüssel vermengen. Die Dressingzutaten separat anrühren und unterheben.

Anmerkung: Dieser Salat eignet sich zum sofortigen Verzehr, kann aber auch vorab zubereitet werden – die Aromen kommen dadurch noch besser zur Geltung. Reste im Kühlschrank aufbewahren.

Nährwert pro Portion: Brennwert 478 Kalorien; Kohlenhydrate 71,4 g; Ballaststoffe 27,7 g; Proteine 26,3 g; Fett 11,5 g; Cholesterin 0 mg; Natrium 278 mg; Kalzium 185 mg.

Guten Appetit!

Grillgemüse

4 bis 6 Portionen *Garzeit: 15 Minuten*
Zubereitungszeit: 70 Minuten *Für Basis- und Spezialprogramm*
(mit Marinierzeit)

1 Bund Spargel, geschält
1 grüne Zucchini
1 gelbe Zucchini
1 Zwiebel
1 rote Paprika
80 ml Olivenöl, extra vergine
1 Prise Meersalz
Pfeffer zum Abschmecken

Das Gemüse waschen und in die gewünschte Größe und Form schneiden. In eine Schüssel legen, mit Olivenöl übergießen, salzen und pfeffern. Zudecken und mindestens eine Stunde in den Kühlschrank stellen.

Den Grill auf mittlere Stufe erhitzen, das marinierte Gemüse darauflegen und gelegentlich wenden, bis die gewünschte Garstufe erreicht ist. Alternativ können Sie das Gemüse auch bei 175°C im Backofen garen. Die Backzeit richtet sich nach der Größe der Stücke.

Nährwert pro Portion: Brennwert 143 Kalorien; Kohlenhydrate 7,7 g; Ballaststoffe 2,9 g; Proteine 2,7 g; Fett 12,3 g; Cholesterin 0 mg; Natrium 49 mg; Kalzium 33 mg.

Tofu-Cashew-Pfanne auf Basmatireis

4 Portionen *Garzeit: 10 Minuten*
Zubereitungszeit: 10 Minuten *Für Basis- und Spezialprogramm*

450 g fester Tofu
½ Kopf Brokkoli
1 ½ EL Sesamöl
1 EL Ingwer, fein gehackt
2 Knoblauchzehen, fein gehackt
1 große Möhre, in streichholzlangen Streifen
1 große Handvoll Chinakohl, in Streifen
1 EL Tamari-Sojasauce (weizenfrei)
1 TL geröstetes Sesamöl
1 große Handvoll Zuckerschoten
100 g Cashewkerne
1 TL scharfe Sauce oder Hoisinsauce
   zum Abschmecken

Den Tofu abspülen, trocken tupfen und würfeln. Die Brokkolistiele von den Röschen schneiden. Die Röschen zerkleinern und zur Seite stellen. Die Stiele schälen und in streichholzlange Streifen schneiden. In einer Pfanne die Hälfte des Sesamöls erhitzen. Ingwer und Knoblauch hineingeben und bei mittlerer Hitze anbraten. Tofu sofort hinzufügen und von allen Seiten bräunen. Den Tofu aus der Pfanne nehmen und zur Seite stellen.

Die Pfanne ausspülen, abtrocknen und den Rest des Sesamöls darin erhitzen. Möhren- und Brokkolistreifen hineingeben und anbraten, bis sie langsam weich werden. Den Chinakohl und die Brokkoliröschen hinzugeben und mitbraten. Tamarisauce, Sesamöl und Erbsen hinzufügen. So lange anbraten, bis die Zuckerschoten gerade eben gar sind.

Den Tofu wieder in das Gericht geben und mit den Cashewnüssen gründlich erhitzen. Scharfe Sauce oder Hoisinsauce zum Abschmecken reichen.

Anmerkung: Im Basisprogramm können Sie als Beilage vorgekochten Basmatireis servieren oder diesen zum Schluss mit dem Tofu kurz unterheben.

Nährwert pro Portion: Brennwert 354 Kalorien; Kohlenhydrate 24,4 g; Ballaststoffe 7,5 g; Proteine 18,3 g; Fett 23,5 g; Cholesterin 0 mg; Natrium 601 mg; Kalzium 365 mg.

Sonntägliche Bouillabaisse

4 Portionen   *Garzeit: 15 Minuten*
Zubereitungszeit: 10 Minuten   *Für Basis- und Spezialprogramm*

1 ½ EL Olivenöl, extra vergine
1 kleine Zwiebel, gewürfelt
2 Knoblauchzehen, gehackt
2 mittelgroße Tomaten, gewürfelt
2 EL frische Petersilie, gehackt
1 EL frischer Thymian, gehackt
1 EL frischer Rosmarin, gehackt
1 Lorbeerblatt
½ TL Chiliflocken
450 g frischer Fisch (Heilbutt, Kabeljau), in großen Würfeln
225 g Shrimps, geschält und entdarmt

250 ml Weißwein
500 ml Fisch- oder Gemüsebrühe
½ TL Meersalz
Pfeffer zum Abrunden
225 g Miesmuscheln, gewaschen, geputzt
225 g Venusmuscheln
1 Zitrone, in Schnitzen
frische Petersilie, gehackt, zum Garnieren

Das Olivenöl in einem großen Topf erhitzen. Zwiebeln und Knoblauch hinzufügen und auf mittlerer Hitze einige Minuten anbraten, bis die Zwiebeln weich werden. Tomaten, Kräuter und Chiliflocken hinzufügen und noch einige Minuten lang anbraten. Erst den Fisch, dann die Shrimps auf das Gemüse legen.

Weißwein, Brühe, Salz und Pfeffer darübergeben und alles zum Kochen bringen. Auf kleiner Stufe 4 Minuten leicht kochen lassen. Die Miesmuscheln hinzufügen und zugedeckt etwa 5 Minuten mitgaren, bis die Muscheln sich öffnen. Danach die Venusmuscheln hinzufügen und etwa 3 Minuten garen, bis alle Muscheln sich vollständig geöffnet haben und der Fisch fest ist.

Die Suppe auf Tellern anrichten und mit Zitronenschnitzen, frischer Petersilie und Pfeffer abschmecken und garnieren.

Nährwert pro Portion: Brennwert 371 Kalorien; Kohlenhydrate 15,6 g; Ballaststoffe 2 g; Proteine 48,5 g; Fett 9,3 g; Cholesterin 190 mg; Natrium 826 mg; Kalzium 107 mg.

Guten Appetit!

Einkaufen und Vorratshaltung

- Bevor Sie den Wocheneinkauf erledigen:
  - Räumen Sie alle alten, verderblichen Lebensmittel aus dem Kühlschrank und überlegen Sie, ob ein Teil der Einkaufsliste vielleicht durch etwas ersetzt werden könnte, was noch da ist.
  - Überlegen Sie, welche Gerichte Sie gleich in doppelter Menge zubereiten möchten, um die Hälfte einzufrieren. Suppen, Eintöpfe, Burger, Hackbraten, Reisgerichte und Saucen lassen sich gut einfrieren.
  - Reste, die sich schlecht einfrieren lassen, sollten Sie rechtzeitig einplanen und noch in derselben Woche verbrauchen.
- Haben Sie genügend Frischhaltedosen und Gefrierdosen? Glasschüsseln mit Deckel sind besonders aromaschonend.
- Verabreden Sie einen Tauschtag mit einer Freundin: Jede macht von einem bestimmten Rezept die doppelte Menge, und Sie tauschen die Hälfte miteinander. Wenn Sie beide am Montag kochen, braucht so am Dienstag keiner von Ihnen zu kochen, und trotzdem haben Sie Abwechslung.
- Achten Sie beim Einräumen Ihrer Einkäufe darauf, in welcher Reihenfolge Sie alles verbrauchen möchten. Praktisch ist zum Beispiel, alle Dinge, die zu einem bestimmten Gericht gehören, gleich im Kühlschrank in eine Dose zu packen und zu beschriften.
- Den Speiseplan für die ganze Woche an den Kühlschrank hängen und frühzeitige Vorbereitungen für die nächsten Tage dort eintragen.
- Den Wochenplan prüfen: Was können Sie vorab zubereiten? Müssen Sie zum Beispiel Nüsse, Samen oder Getreide rösten, Saucen, Chutneys oder ein Pesto machen?

- Welche Gerichte – zum Beispiel Suppen, Eintöpfe oder Getreide – können Sie schon am Vorabend oder in einem Dampfgarer (»Slow Cooker«) zubereiten?

Die ganz persönliche Salatbar
Zu vielen Mahlzeiten aus diesem Buch passt ein großer grüner oder gemischter Salat. Sie erleichtern sich die Zubereitung, indem Sie am Wochenende schon einmal Ihre private Salatbar vorbereiten.

- Das Gemüse für die nächsten zwei bis drei Mahlzeiten waschen und in mundgerechte Stücke schneiden oder rupfen. Danach in luftdicht verschlossenen Frischhaltedosen im Gemüsefach des Kühlschranks lagern. Im Laufe der Woche immer ausreichend Portionen nacharbeiten. Mindestens zweimal pro Woche mit anderen Sorten für mehr Abwechslung sorgen.
- Was nicht in den Kühlschrank muss, können Sie in kleinen Schraubgläsern auf einem Extraregal aufbewahren. Geröstete oder rohe Nüsse und Samen bleiben so wochenlang frisch.

Das einfachste Dressing ist ein wenig Olivenöl und ein Spritzer Ihres Lieblingsessigs oder etwas Zitronensaft. Frische Kräuter liefern viel Aroma und beugen dem Bedürfnis nach schweren Saucen vor.

Anmerkung: Die Zutaten für die Salatbar stehen nicht auf der Einkaufsliste. Wählen Sie jede Woche ein paar Sorten aus der nachfolgenden Liste und schreiben Sie diese auf Ihren Einkaufszettel. Die Liste umfasst auch Reste, die man schnell in einem Salat unterbringen kann.

Im Kühlschrank zu lagern:
- Rucola
- Spinat
- gemischter, grüner Salat
- Salatgurke
- Paprika (rot, grün, gelb, orange)
- Sprossen aller Art (Erbsen, Klee, Brokkoli)
- Tomaten, Kirschtomaten
- Möhren
- Rote Bete
- Zwiebeln in allen Farben
- Frühlingszwiebeln
- Brokkoli (Röschen vorkochen und gekühlt lagern)
- Blumenkohl (Röschen vorkochen und gekühlt lagern)
- frische Kräuter (Petersilie, Koriander, Dill)
- Granatäpfel
- frische Feigen
- Beeren (Erdbeeren, Heidelbeeren, Himbeeren, Brombeeren)
- Äpfel (nicht vorab aufschneiden)
- Avocados (nicht vorab aufschneiden)
- hart gekochte Eier
- Kichererbsen aus der Dose (abgetropft, Reste)
- Lachs oder Sardinen aus der Dose
- Getreidereste (vor dem Kaltstellen etwas Sesam- oder Olivenöl unterziehen)
- Spargelreste, Reste von gegartem Blattgemüse
- Edamame (gekocht und abgekühlt)

Am besten an einem kühlen, dunklen Ort lagern:
- geröstete oder naturbelassene Samen und Kerne (Sonnenblumenkerne, Kürbiskerne, Sesamsamen, Leinsamen)
- geröstete oder naturbelassene Nüsse (Walnüsse, Pekannüsse, Cashewnüsse, Mandeln)
- getrocknete Gojibeeren
- Olivenöl, extra vergine
- Essig (Balsam-, Apfel-, Weinessig)
- Pfeffer aus der Mühle
- Oregano und Basilikum, getrocknet

Guten Appetit!

Einkaufsliste Woche 1

Zum Würzen	Für den Vorratsschrank	Frisches Gemüse
☐ Olivenöl, extra vergine	☐ Wildreis (400 g)	☐ 2 kleine, rote Zwiebeln
☐ Sesamöl	☐ Naturreis (850 g)	☐ 4 kleine gelbe Zwiebeln
☐ Tamari-Sojasauce (weizenfrei)	☐ Quinoa (250 g)	☐ 1 Knoblauchknolle
☐ Reisweinessig	☐ Hirse (250 g)	☐ 1 Stück Ingwer
☐ Balsamessig	☐ getrocknete Linsen (250 g)	☐ 4 große Portionen grünes Blattgemüse (Grünkohl, Mangold, Schwarzkohl)
☐ Apfelessig	☐ 1 Dose weiße Bohnen (450 g)	☐ Staudensellerie
☐ Weißwein zum Kochen	☐ 3 Dosen schwarze Bohnen (je 450 g)	☐ 6 kleine Möhren
Kräuter, getrocknet	☐ Schälerbsen (250 g)	☐ 1 kleine Fenchelknolle
☐ Basilikum	☐ Walnüsse (80 g)	☐ 2 kleine Stangen Lauch
☐ Lorbeerblätter	☐ Sesamsamen (kleine Packung)	☐ 2 Köpfe Brokkoli (oder Romanesco)
☐ Salbei	☐ Pekannüsse (500 g)	☐ 2 rote Paprika
☐ Thymian	☐ Gojibeeren (50 g)	☐ 2 Bund Frühlingszwiebeln
Gewürze	☐ Maisgrieß (Polenta, 300 g)	☐ 1 Blumenkohl
☐ schwarzer Pfeffer	☐ Erdnussmus	☐ 1 kleiner Kürbis
☐ Cayennepfeffer	☐ schwarze Oliven	☐ 1 kleiner Weißkohl
☐ Kreuzkümmel, gemahlen	☐ sonnengetrocknete Tomaten	☐ Zuckerschoten (4 große Handvoll)
☐ Kreuzkümmel, Samen	☐ Tomatenmark	☐ junger Spinat (große Tüte)
☐ Fenchelsamen	☐ Kapern	☐ Rucola (große Tüte)
☐ Chilipulver	☐ Lachs, 2 Dosen (je 225 g)	☐ Kirschtomaten (500 g)
☐ Paprikapulver		☐ 1 Avocado
☐ Meersalz		

Einkaufsliste Woche 1

Verderbliches oder Tiefgekühltes	Frische Kräuter und Früchte
☐ 14 Eier	☐ 1 Bund Basilikum
☐ 4 Hühnerbrüste mit Knochen	☐ 1 Bund Petersilie
☐ 100 g Hähnchenbrustfilet	☐ 1 Bund frischer Koriander
☐ 450 g Shrimps	☐ 1 Bund Rosmarin
☐ 700 g heller Seefisch	☐ 1 Bund Thymian
☐ 450 g Putenhackfleisch (Bio)	☐ 1 Jalapeño-Pfefferschote
☐ 900 g fester Tofu	☐ Chilischoten
☐ 300 g Spinat, gefroren	☐ 2 Zitronen
☐ 300 g Erbsen, gefroren	☐ 2 Limetten
	☐ 300 g Pfirsiche

Guten Appetit!

Einkaufsliste Woche 2

Zum Würzen	Für den Vorratsschrank	Frisches Gemüse
Zusätzlich zu den Resten aus der Vorwoche: ☐ Senfkörner ☐ Currypulver ☐ Koriander (gemahlen)	☐ 1 Dose Kokosmilch (450 ml) ☐ 2 Dosen Wachtelbohnen (je 450 g) ☐ 2 Dosen weiße Bohnen (je 450 g) ☐ rote Linsen (500 g) ☐ Quinoa (125 g) ☐ Naturreis (500 g) ☐ Dijonsenf (kleines Glas) ☐ grob gemahlener Senf (kleines Glas) ☐ Vegenaise (kleines Glas) ☐ sonnengetrocknete Tomaten (kleines Glas) ☐ Bio-Tomatensauce (250 g) ☐ Cashewnüsse (100 g) ☐ Mandeln (100 g)	☐ 2 rote Paprika ☐ 1 grüne Paprika ☐ 2 Bund Frühlingszwiebeln ☐ 1 kleiner Chinakohl ☐ 2 reife Avocados ☐ 250 g Kirschtomaten ☐ 6 reife Tomaten ☐ 5 gelbe Zwiebeln ☐ 1 rote Zwiebel ☐ 2 Knoblauchknollen ☐ 1 große Handvoll Zuckerschoten ☐ 1 große Portion Grünkohl ☐ 1 große Portion Mangold oder Schwarzkohl ☐ 1 Staudensellerie ☐ 6 Möhren ☐ 1 kleine Navet-Rübe ☐ 1 große Tüte Rucola ☐ 2 große Tüten Spinat ☐ 1 Kopf Romanasalat ☐ 1 Bund Brunnenkresse ☐ 2 Bund Spargel ☐ 2 Zucchini ☐ 1 gelbe Zucchini ☐ 1 Brokkoli ☐ 3 Yams ☐ 1 kleiner Butternut-Kürbis

Verderbliches oder Tiefgekühltes	Frische Kräuter und Früchte
☐ 10 Eier	☐ 1 Bund Basilikum
☐ 450 g Shrimps, geschält und entdarmt	☐ 1 Bund Petersilie
☐ 6 große Kamm- oder Jakobsmuscheln	☐ 1 Bund frisches Koriandergrün
☐ 450 g weißer Seefisch	☐ 1 Bund Rosmarin
☐ 700 g Wildlachs	☐ 1 Bund Thymian
☐ 450 g Miesmuscheln	☐ 1 Bund Salbei
☐ 450 g Venusmuscheln	☐ 1 Jalapeño-Pfefferschote
☐ 4 Hühnerbrüste mit Knochen	☐ 2 Zitronen
☐ 450 g Putenhackfleisch (Bio)	☐ 2 Limetten
☐ 225 g Hähnchenbrustfilet	☐ 1 Apfel
☐ 4 Lammhaxen	☐ 1 Granatapfel
☐ 150 g Erbsen, gefroren	
☐ 150 g Mais, gefroren	
☐ 450 g fester Tofu	
☐ 4 Tortillas (aus Biomais, weizenfrei)	

Danksagung

Ein Buch zu schreiben ist Geschenk und Last gleichermaßen. Viele wertvolle Informationen aus dem vorliegenden Werk sind nur Anleihen bei anderen, doch die Fehler liegen ganz allein bei mir. Das Schreiben war ein Weg, der von der großen Gemeinschaft getragen wurde, in die ich eingebettet bin und die ich nach wie vor staunend auslote.

Ich danke insbesondere all den Wissenschaftlern, die sich unermüdlich um ein tieferes Verständnis für das geheimnisvolle Zusammenspiel im menschlichen Körper bemühen, und all meinen Patienten, die gemeinsam mit mir vertrauensvoll um Lösungen für Gesundheitsprobleme gerungen haben, für die es in den aktuellen Leitlinien der Medizin noch keine Antworten gibt. Sie haben mich mehr gelehrt, als sie ahnen.

Mein Agent, Richard Pine, hat dieses Buch von Anfang an voller Geduld, Klarheit, Verständnis und ungewöhnlich direkt begleitet, wenn auch stets mit der ihm eigenen liebevollen Zurückhaltung. Meine Redakteurin, Tracy Behar, und alle meine Freunde und Anhänger bei Little, Brown, erkannten, dass es für unsere gegenwärtige Gesundheitskrise neue Lösungen geben könnte. Bruce Bobbins, mein Herausgeber, und sein Team bei DKC halfen mir, die Botschaft klar herauszuarbeiten. Doch mein ganz besonderer Dank gilt meinem UltraTeam: Spencer Smith, Anne McLaughlin, Shibani Subramanya, Daffnee Cohen, Rachel Goldstein und Ber-

Danksagung

nie Plishtin, die mir tagtäglich ermöglichen, meiner geliebten Arbeit nachzugehen.

Meine Dankbarkeit umfasst weit über 100 Menschen, die ich hier leider nicht alle namentlich aufführen kann. Ihr wisst, dass Ihr gemeint seid – danke, danke, danke. Ein paar andere muss ich besonders hervorheben, weil sie mich inspiriert, mir geholfen und mich unterstützt haben: Jeffrey Bland hat mir vor 15 Jahren eine neue Welt eröffnet (seither war sie nie wieder dieselbe wie zuvor). Sidney Baker zählt zu den wichtigsten, unbekannten Querdenkern unserer Zeit. Auch meine Freunde und Mitstreiter am *Institute for Functional Medicine,* Laurie Hoffmann, David Jones und die vielen anderen, die sich dort einbringen, möchte ich nicht unerwähnt lassen, ebenso all diejenigen, die mich von Anfang an mit Zeit und Geld unterstützt haben, um die Medizin der Zukunft voranzutreiben: die Bitzers, die Musses, Maja Hoffmann und Stanley Buchthal, Adelaide Gomer, Alicia Wittink, Ritchie Scaife, die Baldridges, die Nevzlins, Damon Giglio, Donna Karan, Daphne Barak und so viele andere.

Ohne meine Freunde und meine ganze Gemeinde könnte ich das alles unmöglich vollbringen. Danke, dass Ihr da seid, selbst wenn ich fehle. Das gilt auch für die Ungenannten – auch hier: Ihr wisst, wer Ihr seid. Ich danke Marc David, David und Zea Piver, Micheal und Lisa Bronner, Michael Lerner, Colby und Dena Lewis, Jonathan und Michelle Kalman, Dan und Ditte Ruderman, Paul und Andrea DeBotton, Andy und Lisa Corn, David Ludwig, Alberto Villoldo und Marcela Lobos, und damit ist die Liste noch lange nicht zu Ende. Meinen ganz besonderen Dank möchte ich Hillary, Bill, Chelsea und Marc aussprechen, die diese Arbeit unterstützten und mir halfen, an einer besseren Zukunft für alle mitzuwirken.

Danksagung

Ich danke jenen, die gemeinsam mit mir um Veränderungen in der Medizin ringen, die mich berührt haben und unsere Denk- und Lebensweise weiterhin entscheidend beeinflussen: Dean Ornish, Mehmet C. Oz, James Gordon, Andrew Weil, Deepak Chopra, Christiane Northrup, Daniel und Tara Goleman, Jon Kabat-Zinn, Leo Galland, David Perlmutter, Frank Lipman, Patrick Hanaway, Robert Hedaya, Joel Evans, David Eisenberg, Bethany Hayes, David Jones, Tracy Gaudet, Kenneth Pelletier, Peter Libby und Martha Herberg. Arianna Huffington danke ich ganz besonders, dass sie einen Ort zur Verfügung stellt, an dem die Wahrheit ausgesprochen werden darf.

Danke, Rick Warren, und alle meine Freunde in Saddleback, die daran glauben, dass man gemeinsam gesund werden kann, und ihren Glauben in die Tat umsetzen.

Ohne die Unterstützung meines Teams im UltraWellness Center, wo ich als Arzt meine Patienten betreue, wäre ich verloren. Auf Euch kann ich bauen, wenn es um das geht, was mich antreibt. Eure Hinweise prasseln täglich auf mich ein – danke für Eure Anwesenheit und dafür, dass Ihr immer hinter mir steht.

Insbesondere aber danke ich meiner Familie, welche die unangenehmen Seiten meines Engagements ausbaden musste: das frühe Aufspringen, die Nachtschichten und viel zu viel Abwesenheit. Ohne Eure Liebe und Euren Glauben an das, was ich tue, hätte ich das alles unmöglich vollbringen können. Danke, Pier, Rachel, Misha, Thor, Ace, Ruth, Richard, Saul, Jesse, Carrie, Ben, Sarah, Paul, Lauren, Jake und Zachary. Dieses Buch ist für Euch, und Euretwegen erwache ich jeden Tag voller Dankbarkeit und Glück.

Weiterführende Adressen und Links

Literatur

Davis, William: *Weizenwampe: Warum Weizen dick und krank macht.* Goldmann, München 2013

Heistinger, Andrea und Arche Noah: *Handbuch Bio-Balkongarten: Gemüse, Obst und Kräuter auf kleiner Fläche ernten.* Löwenzahn, Innsbruck 2012

Hyman, Marc: *Die Megabolic-Diät. Automatisch schlank mit dem Power-Stoffwechsel.* Mosaik bei Goldmann, München 2008

Hyman, Marc: *Die Megabolic-Diät. Automatisch schlank mit dem Power-Stoffwechsel. Das Kochbuch.* Mosaik bei Goldmann, München 2009

Hyman, Marc: *Die Megabolic-Diät. Automatisch schlank mit dem Power-Stoffwechsel. 100 neue Rezepte.* Mosaik bei Goldmann, München 2010

Kessler, David: *Das Ende des großen Fressens. Wie die Nahrungsmittelindustrie Sie zu übermäßigem Essen verleitet.* Mosaik bei Goldmann, München 2011

Lutz, Wolfgang: *Leben ohne Brot: Die wissenschaftlichen Grundlagen der kohlenhydratarmen Ernährung.* Informed, Gräfelfing 2004 (16. Auflage)

Peters, Achim: *Das egoistische Gehirn: Warum unser Kopf Diäten sabotiert und gegen den eigenen Körper kämpft.* Ullstein, Berlin 2012

Trail, Gayla: *Gärtnern geht überall! Obst, Gemüse und Kräuter auf kleinstem Raum.* Bassermann Inspiration, München 2012

Ernährung

aid Infodienst

Der vom Bundesministerium für Ernährung, Landwirtschaft und Verbraucherschutz geförderte *aid Infodienst* informiert per Newsletter, Downloadportal und zahlreiche Medien (besonders für schulische Zwecke) neutral über Neuigkeiten aus den Bereichen Landwirtschaft, Lebensmittel und Ernährung. Er propagiert auch den »Ernährungsführerschein« für Grundschulkinder.
www.aid.de

Deutsche Zöliakie-Gesellschaft e.V.

Die Deutsche Zöliakie-Gesellschaft e.V. war ursprünglich eine Selbsthilfeorganisation. Die DZG leistet Lobbyarbeit und liefert Betroffenen medizinische Hintergrundinformationen, Leitlinien, Einkaufstipps, glutenfreie Rezepte und vieles mehr.
www.dzg-online.de

foodwatch e.V.

Der gemeinnützige Berliner Verein *foodwatch e.V.* betreibt eine Webseite mit Kampagnen, Informationen über Ernährung und Etikettenschwindel sowie Mitmach-Aktionen.
Hier können Sie sich informieren und politische Aktionen unterstützen.
www.foodwatch.de

www.lebensmittelklarheit.de
Ein Internetportal der Verbraucherzentralen, gefördert vom Bundesministerium für Ernährung, Landwirtschaft und Verbraucherschutz im Rahmen der Initiative »Klarheit und Wahrheit bei der Lebensmittel-Kennzeichnung«. Hier gibt es Informationen zu Lebensmittelkennzeichnung, Produkten, irreführenden (aber oft erlaubten) Bezeichnungen und den Änderungen, die Hersteller nach Veröffentlichung der Kritik vornehmen. Auch die Meldung von Produkten, bei denen man sich durch Aufmachung, Kennzeichnung oder Werbung getäuscht fühlt, ist unkompliziert möglich. Das Forum gestattet Fragen zu stellen und das Lesen bisheriger Antworten.

Marine Stewardship Council (MSC-Siegel)
Mehrsprachige Internetseite einer unabhängigen, gemeinnützigen Organisation, die sich weltweit für umweltverträgliche, zertifizierte Fischerei einsetzt.
www.msc.org/unsere-meere-heute/nachhaltige-fischerei

Zahlen, Fakten und weiterführende Informationen zu Diabetes

Eine aktuelle, sehr umfassende Quelle mit vielen Zahlen und zum Stand der politischen Initiativen ist der Bericht des IGES Instituts von 2012. Hier kann man sich auch über die Entwicklung der Disease-Management-Programme (DMP), den Nationalen Aktionsplan Diabetes und den geplanten Nationalen Diabetesplan informieren.
IGES Institut GmbH: Diabetes-Versorgung in Deutschland:

Anspruch und Wirklichkeit im 21. Jahrhundert. *Evidence-based Health Policy Review. Ergebnisbericht. Berlin, Februar 2012 (Analyse im Auftrag der Novo Nordisk Pharma GmbH); Veröffentlicht auf* http://novonordisk.de/media/Presse/IGES-Report_Diabetes-Versorgung_in_Deutschland.pdf

Erste Ergebnisse aus der **Studie zur Gesundheit Erwachsener in Deutschland** hat das **Robert-Koch-Institut, Berlin,** 2012 veröffentlicht. Hier gibt es Zahlen zur Verbreitung von Diabetes und Adipositas in Deutschland aus dem Jahr 2011.
Kurth, B.-M. (Robert Koch-Institut, Berlin): Erste Ergebnisse aus der »Studie zur Gesundheit Erwachsener in Deutschland« (DEGS). Bundesgesundheitsblatt 2012, Springer Verlag 2012. Veröffentlicht auf *www.rki.de/DE/Content/Gesundheitsmonitoring/Studien/Degs/ DEGS_2012_BGBL.pdf?__blob=publicationFile (Zugriff 17.06.2012)*

Informationen über Übergewicht und Diapositas bei Kindern können der **KiGGS-Studie** entnommen werden.
Robert-Koch-Institut, Berlin: KiGGS: **Studie zur Gesundheit von Kindern und Jugendlichen in Deutschland.** Berlin, 2006.
Veröffentlicht auf: *www.kiggs.de/experten/downloads/dokumente/ kiggs_elternbroschuere.pdf (Zugriff 17.06.2012)*

Deutsches Zentrum für Diabetesforschung (DZD)
Das DZD informiert auf seiner Webseite *www.dzd-ev.de* über Diabetes, Erkrankungszahlen und Forschungsprojekte. Aktuell wird eine Prädiabetes-Interventions-Studie durchgeführt, womit Risikopatienten individuelle Strategien an die Hand gegeben werden, ihr Erkrankungsrisiko zu mindern.

Weiter Informationen gibt es auf *www.diabetes-heute.de* (ebenfalls vom DZD).

Deutsche Diabetes Stiftung DDS
Die Deutsche Diabetes Stiftung unterstützt Forschung und Informationen. Hier können Sie auch einen Online-Gesundheitscheck durchführen.
www.diabetes-risiko.de

Deutsche Diabetes Gesellschaft DDG
Die Deutsche Diabetes Gesellschaft (DDG) gehört mit ihren 8000 Mitgliedern zu den großen medizinischen Fachgesellschaften in Deutschland. Sie unterstützt Wissenschaft und Forschung, entwickelt Leitlinien, engagiert sich in Fort- und Weiterbildung und zertifiziert Behandlungseinrichtungen.
www.deutsche-diabetes-gesellschaft.de

Selbsthilfe

Deutscher Diabetiker Bund e.V.
Der Deutsche Diabetiker Bund mit Sitz in Kassel ist die größte Selbsthilfeorganisation von und für Menschen mit Diabetes und damit zugleich Ansprechpartner und Interessenvertretung. Seine Landesverbände bieten ein umfangreiches Beratungsprogramm und organisieren beispielsweise Fortbildungen und die Ausbildung zum Diabetes-Lotsen.
www.diabetikerbund.de

Disease-Management-Programme (DMP) der gesetzlichen Krankenkassen
In den strukturierten Behandlungsprogrammen der Krankenkassen für chronisch Kranke (zum Beispiel Curaplan bei Diabetes) werden Informationen über die Erkrankung vermittelt, aber auch Sportangebote, Kochkurse oder Ernährungsberatung einbezogen.
Wenden Sie sich an Ihre Krankenkasse oder an Ihren Arzt.

Herzsportgruppe
Herzsportgruppen sind ein Angebot für herzkranke Patienten oder Patienten nach überstandener Herzerkrankung, die unter ärztlicher Aufsicht trainieren. Dabei geht es insbesondere darum, die persönliche Leistungsfähigkeit (und deren Grenzen) wahrzunehmen, aber auch um die Vermeidung falscher Schonung. In der Regel werden die Gruppen von örtlichen Sportvereinen mit speziell geschulten Trainern oder zum Beispiel an Volkshochschulen angeboten.

Fragen Sie Ihren Arzt, ob ein solches Angebot für Sie sinnvoll erscheint und was er vor Ort empfiehlt.

Orthomolekulare Medizin

Prevent Network
Service- und Informationsportal für orthomolekulare Medizin. Übersicht über Fachgesellschaften (Deutschland, Österreich, Schweiz), Ausbilder, Veranstaltungen und vieles mehr.
www.preventnetwork.com

Deutsche Akademie für Orthomolekulare und Nutritive Medizin D.ON
Online-Studium, Seminare und Publikationsmöglichkeiten zu Prävention, Nährstoffversorgung und orthomolekularer Medizin mit Aus- und Weiterbildungsangeboten.
http://akademie-orthomolekulare-medizin.de/

Deutsche Gesellschaft für Orthomolekulare Medizin e.V.
Öffentlichkeitsarbeit und Laienkurse und Vorträge für interessierte Bürger, wissenschaftliche Forschung und praktische und theoretische Ausbildung.
www.dgom.de

ÖGOM
Die österreichische Gesellschaft für orthomolekulare Medizin bietet Ärzten ein 80-stündiges Basis-Curriculum mit schriftlicher Abschlussprüfung an, insbesondere aber auch Tagungen, Fachinformationen und den Austausch mit anderen Experten.
www.oegom.at

FEOS
Das Forum für Ernährung und Orthomolekularmedizin Schweiz präsentiert sich Patienten und Ärzten mit ausführlichen Informationen zu Ernährung und Orthomolekularmedizin.
www.feos.ch

Forum orthomolekulare Medizin FOM in Prävention und Therapie e.V.
Basisausbildung Orthomolekular-Medizin (A-Diplom; 80 Stunden) und Fortgeschrittenenkurs (B-Diplom: 160 Stunden). Regionale Qualitätszirkel und Anwenderseminare, Suchmaschine und Therapeutenlisten.
www.f-o-m.de

Quellen

Einleitung

1. Max-Rubner-Institut. Bundesforschungsinstitut für Ernährung: Nationale Verzehrsstudie II, Ergebnisbericht Teil 1. S. 158–159. Karlsruhe, 2008.
2. Garber AJ, et al. Diagnosis and management of prediabetes in the continuum of hyperglycemia: when do the risks of diabetes begin? A consensus statement from the American College of Endocrinology and the American Association of Clinical Endocrinologists. *Endocr Pract.* 2008, Oct; 14(7): 933–46.
3. DECODE Study Group, European Diabetes Epidemiology Group. Is the current definition for diabetes relevant to mortality risk from all causes and cardiovascular and noncardiovascular diseases? *Diabetes Care.* 2003 Mar; 26(3): 688–96.

Die Kehrseite des Wohlstands

Kapitel 1. Volksseuche Diabetes

1. IGES Institut GmbH: Diabetes-Versorgung in Deutschland: Anspruch und Wirklichkeit im 21. Jahrhundert. Evidence-based Health Policy Review. Ergebnisbericht. S. 44; Berlin, Februar 2012 (Analyse im Auftrag der Novo Nordisk Pharma GmbH); veröffentlicht auf: http://novonordisk.de/media/Presse/IGES-Report_Diabetes-Versorgung_in_Deutschland.pdf (Zugriff 17.06.2012)
2. Kurth, B.-M. (Robert-Koch-Institut, Berlin): Erste Ergebnisse aus der »Studie zur Gesundheit Erwachsener in Deutschland« (DEGS).

Quellen

S. 4–5, Bundesgesundheitsbl. 2012, Springer Verlag 2012. Veröffentlicht auf www.rki.de/DE/Content/Gesundheitsmonitoring/Studien/Degs/DEGS_2012_BGBL.pdf?__blob=publicationFile (Zugriff 17.06.2012)
3. www.who.int/mediacentre/news/releases/2007/pr61/en/index.html.
4. Alle deutschen Zahlen in diesem Abschnitt nach: Robert-Koch-Institut, Berlin: Erste Ergebnisse der KiGGS-Studie zur Gesundheit von Kindern und Jugendlichen in Deutschland. S. 29–30. Berlin, Dezember 2006.
5. Chan JC, et al. Diabetes in Asia: epidemiology, risk factors, and pathophysiology. *JAMA*. 2009 May 27; 301(20): 2129–40. Review.
6. http://apps.nccd.cdc.gov/DDTSTRS/FactSheet.aspx (National Diabetes Fact Sheet 2007).
7. www.cdc.gov/diabetes/statistics/cvd/fig5.htm.
8. Lakka HM, et al. The metabolic syndrome and total and cardiovascular disease mortality in middle-aged men. *JAMA*. 2002 Dec 4; 288(21): 2709–16.
9. Ott A, et al. Diabetes mellitus and the risk of dementia: The Rotterdam Study. *Neurology*. 1999 Dec 10; 53(9): 1937–42.
10. Key T, Reeves GK, Spencer EA. Symposium 1: Overnutrition: consequences and solutions for obesity and cancer risk. *Proc Nutr Soc*. 2009 Dec 3: 1–5.
11. Targher G, Day CP, Bonora E. Risk of cardiovascular disease in patients with nonalcoholic fatty liver disease. *N Engl J Med*. 2010 Sep 30; 363(14): 1341–50. Review.
12. Pan A, et al. Bidirectional association between depression and type 2 diabetes mellitus in women. *Arch Intern Med*. 2010 Nov 22; 170(21): 1884–91.
13. Emerging Risk Factors Collaboration et al. Diabetes mellitus, fasting glucose, and risk of cause-specific death. *N Engl J Med*. 2011 Mar 3; 364(9): 829–41.
14. Köster I, Hauner H, von Ferber L. Heterogenität der Kosten bei Patienten mit Diabetes mellitus: Die KoDiM-Studie. Dtsch Med Wochenschr 2006; 131: 804–810.

Kapitel 2. Die wahren Ursachen von Diapositas

1. Action to Control Cardiovascular Risk in Diabetes Study Group Gerstein HC, et al. Effects of intensive glucose lowering in type 2 diabetes. *N Engl J Med.* 2008 Jun 12; 358(24): 2545–59.
2. Chen L, et al. Reduction in consumption of sugar-sweetened beverages is associated with weight loss: the PREMIER trial. *Am J Clin Nutr.* 2009 May; 89(5): 1299–306.
3. Bhashyam S, et al. Aging is associated with myocardial insulin resistance and mitochondrial dysfunction. *Am J Physiol Heart Circ Physiol.* 2007 Nov; 293(5): H3063–71.
4. Ryan AS. Insulin resistance with aging: effects of diet and exercise. *Sports Med.* 2000 Nov; 30(5): 327–46. Review.
5. Gaziano JM, et al. Fasting triglycerides, high-density lipoprotein, and risk of myocardial infarction. *Circulation.* 1997 Oct 21; 96(8): 2520–25.

Kapitel 3. Sieben Trugschlüsse zu Fettleibigkeit und Diabetes: Immer schön krank bleiben

1. McCarthy MI. Genomics, type 2 diabetes, and obesity. *N Engl J Med.* 2010 Dec 9; 363(24): 2339–50. Review.
2. Rappaport SM. Implications of the exposome for exposure science. *J Expo Sci Environ Epidemiol.* 2011 Jan; 21(1): 5–9.
3. Lichtenstein P, et al. Environmental and heritable factors in the causation of cancer – analyses of cohorts of twins from Sweden, Denmark, and Finland. *N Engl J Med.* 2000 Jul 13; 343(2): 78–85.
4. Olshansky SJ, et al. A potential decline in life expectancy in the United States in the 21st century. *N Engl J Med.* 2005 Mar 17; 352(11): 1138–45.
5. Bibbins-Domingo K, et al. Adolescent overweight and future adult coronary heart disease. *N Engl J Med.* 2007 Dec 6; 357(23): 2371–79.
6. Diabetes Prevention Program Research Group, Knowler WC, et al. 10-year follow-up of diabetes incidence and weight loss in the Diabetes Prevention Program Outcomes Study. *Lancet.* 2009 Nov 14; 374(9702): 1677–86.

7. Lim EL, et al. Reversal of type 2 diabetes: normalisation of beta cell function in association with decreased pancreas and liver triacylglycerol. *Diabetologia*. 2011 Oct; 54(10): 2506–14.
8. Henry B, Kalynovskyi S. Reversing diabetes and obesity naturally: a NEWSTART lifestyle program. *Diabetes Educ*. 2004 Jan-Feb; 30(1): 48–50,55–56,58–59.
9. Jessani S, et al. Should oral glucose tolerance testing be mandatory following acute myocardial infarction? *Int J Clin Pract*. 2007 Apr; 61(4): 680–83.
10. Khaw KT, et al. Association of hemoglobin A1c with cardiovascular disease acute mortality in adults: the European prospective investigation into cancer in Norfolk. *Ann Intern Med*. 2004 Sep 21; 141(6): 413–20.
11. Yaffe K, et al. The metabolic syndrome, inflammation, and risk of cognitive decline. *JAMA*. 2004 Nov 10; 292(18): 2237–42.
12. de la Monte SM, Wands JR. Alzheimer's disease is type 3 diabetes – evidence reviewed. *J Diabetes Sci Technol*. 2008 Nov; 2(6): 1101–13.
13. Stein JL, Jack CR Jr, Weiner MW, Toga AW, Thompson PM; Cardiovascular Health Study; ADNI. Obesity is linked with lower brain volume in 700 AD and MCI patients. *Neurobiol Aging*. 2010 Aug; 31(8): 1326–39.
14. www.acpm.org/Lifestyle Medicine.htm.
15. Haffner SM, et al. Mortality from coronary heart disease in subjects with type 2 diabetes and in nondiabetic subjects with and without prior myocardial infarction. *N Engl J Med*. 1998; 339: 229–34.
16. The NAVIGATOR Study Group. Effect of nateglinide on the incidence of diabetes and cardiovascular events. *N Engl J Med*. 2010. Apr 22; 362(16): 1463–76.
17. The NAVIGATOR Study Group. Effect of valsartan on the incidence of diabetes and cardiovascular events. *N Engl J Med*. 2010. Apr 22; 362(16): 1477–90.
18. The ACCORD Study Group. Effects of combination lipid therapy in type 2 diabetes mellitus. *N Engl J Med*. 2010. Apr 29; 362(17): 1563–74.
19. Taylor F, et al. Statins for the primary prevention of cardiovascular disease. *Cochrane Database Syst Rev*. 2011 Jan 19: CD004816.
20. Abramson J, Wright JM. Are lipid-lowering guidelines evidence-based? *Lancet*. 2007 Jan 20; 369(9557): 168–89.

21. Sirvent P, Mercier J, Lacampagne A. New insights into mechanisms of statin-associated myotoxicity. *Curr Opin Pharmacol.* 2008 Jun; 8(3): 333–38.
22. Kuncl RW. Agents and mechanisms of toxic myopathy. *Curr Opin Neurol.* 2009 Oct; 22(5): 506–15. PubMed PMID: 19680127.
23. Tsivgoulis G, et al. Presymptomatic neuromuscular disorders disclosed following statin treatment. *Arch Intern Med.* 2006; 166: 1519–24.
24. Preiss D, et al. Risk of incident diabetes with intensive-dose compared with moderate-dose statin therapy: a meta-analysis. *JAMA.* 2011 Jun 22; 305(24): 2556–64.
25. The BARI 2D Study Group. A randomized trial of therapies for type 2 diabetes and coronary artery disease. *N Engl J Med.* 2009 Jun 11; 360: 2503.
26. Newman MF, et al. Neurological Outcome Research Group and the Cardiothoracic Anesthesiology Research Endeavors Investigators. Longitudinal assessment of neurocognitive function after coronary-artery bypass surgery. *N Engl J Med.* 2001 Feb 8; 344(6): 395–402.
27. Saliba J, Wattacheril J, Abumrad NN. Endocrine and metabolic response to gastric bypass. *Curr Opin Clin Nutr Metab Care.* 2009 Sep; 12(5): 515–21. Review.

Kapitel 4. Süchtig nach Essen:
So giert das Gehirn nach dem nächsten Schuss

1. Gearhardt AN, Corbin WR, Brownell KD. Preliminary validation of the Yale Food Addiction Scale. *Appetite.* 2009; 52(2): 430–36.
2. Gearhardt A, et al. Food addiction, an examination of the diagnostic criteria for dependence. *J Addict Med.* 2009; 3: 1–7.
3. Colantuoni C, Schwenker J, McCarthy P, et al. Excessive sugar intake alters binding to dopamine and mu-opioid receptors in the brain. *Neuroreport.* 2001; 12(16): 3549–52.
4. Volkow, ND, Wang, GJ, Fowler, JS, et al. »Nonhedonic« food motivation in humans involves dopamine in the dorsal striatum and methylphenidate amplifies this effect. *Synapse.* 2002; 44(3): 175–80.
5. Malik VS, Schulze MB, Hu FB. Intake of sugar-sweetened beverages and

weight gain: a systematic review. *Am J Clin Nutr.* 2006 Aug; 84(2): 274–88. Review.

6. Brownell KD, et al. The public health and economic benefits of taxing sugar-sweetened beverages. *N Engl J Med.* 2009 Oct 15; 361(16): 1599–605. Epub 2009 Sep 16.
7. Wang YC, et al. Impact of change in sweetened caloric beverage consumption on energy intake among children and adolescents. *Arch Pediatr Adolesc Med.* 2009 Apr; 163(4): 336–43.
8. Ellenbogen SJ, et al. Effects of decreasing sugar-sweetened beverage consumption on body weight in adolescents: a randomized, controlled pilot study. *Pediatrics.* 2006; 117: 673–80.
9. Schulze MB, et al. Sugar-sweetened beverages, weight gain, and incidence of type 2 diabetes in young and middle-aged women. *JAMA.* 2004; 292(8): 927–34.
10. Palmer JR, et al. Sugar sweetened beverages and incidence of type 2 diabetes mellitus in African American women. *Arch Intern Med.* 2008; 168(14): 1487–92.
11. Fung TT, et al. Sweetened beverage consumption and risk of coronary heart disease in women. *Am J Clin Nutr.* 2009; 89(4): 1037–42.
12. Malik VS, Schulze MB, Hu FB. Intake of sugar-sweetened beverages and weight gain: a systematic review. *Am J Clin Nutr.* 2006; 84(2): 274–88.
13. Wang YC, et al. Impact of change in sweetened caloric beverage consumption on energy intake among children and adolescents. *Arch Pediatr Adolesc Med.* 2009; 163(4): 336–343.
14. Dennis EA, et al. Water consumption increases weight loss during a hypocaloric diet intervention in middle-aged and older adults. *Obesity.* 2010 Feb; 18(2): 300–7.
15. Forshee RA, Anderson PA, Storey ML. Sugar-sweetened beverages and body mass index in children and adolescents: A metaanalysis. *Am J Clin Nutr.* 2008, 87: 1662–71.
16. Lesser LI, et al. Relationship between funding source and conclusion among nutrition-related scientific articles. *PLoS Med.* 2007 Jan; 4(1): e5.
17. www.consumerfreedom.com/about.
18. Swithers SE, Davidson TL. A role for sweet taste: calorie predictive

relations in energy regulation by rats. *Behav Neurosci.* 2008; 122(1): 161–73.
19. Lenoir M, et al. Intense sweetness surpasses cocaine reward. *PloS One.* 2007; 2(1): e698.
20. Ludwig DS. Artificially sweetened beverages: cause for concern. *JAMA.* 2009 Dec 9; 302(22): 2477–78.

Kapitel 5. Am Rockzipfel der Konzerne: Wie Lebensmittelproduktion und Pharmahersteller uns krank machen

1. www.theatlantic.com/life/archive/2011/04/new-federal-guidelines-regulate-junk-food-ads-for-kids/238053/.
2. AGF/GFK Fernsehforschung, SWR: Sehdauer pro Tag 2011. Medien Daten Südwest. http://de.statista.com/statistik/daten/studie/152389/umfrage/durchschnittliche-Fernsehdauer-pro-Tag/ (Zugriff 25.6.2012)
3. Gilson, Dirk: Das Kind als Kunde. Unser Nachwuchs füllt die Kassen der Lebensmittelindustrie. Beitrag zur WDR-Sendung »Quarks & Co«, 24.08.2010. www.wdr.de/tv/quarks/sendungsbeitraege/2012/0824/004_generation_internet_1.jsp (Zugriff 26.6.2012)
4. Nestle M. Food marketing and childhood obesity – a matter of policy. *N Engl J Med.* 2006 Jun 15; 354(24): 2527–29.
5. www.cspinet.org/new/200709171.html.
6. Verbraucherzentrale Baden-Württemberg e.V.: »Von Milchriegeln, Obstzwergen und Lachbonbons – Kinderlebensmittel im Spiegel der Werbung«, Mitmachausstellung für 8- bis 12-Jährige (3. bis 6. Klasse). Stuttgart 2012. www.vz-bawue.de/link335532A.gtml (Zugriff 26.6.2012)
7. Kahneman DA. Perspective on judgment and choice: mapping bounded rationality. *Am Psychol.* 2003 Sep; 58(9): 697–720. Review.

Kapitel 6. Funktionelle Medizin: Ein neuer Ansatz gegen Diapositas

1. Snyderman R, Williams RS. Prospective medicine: the next health care transformation. *Acad Med.* 2003 Nov; 78(11): 1079–80.

2. Nelson RA, Bremer AA. Insulin resistance and metabolic syndrome in the pediatric population. *Metab Syndr Relat Disord.* 2010 Feb; 8(1): 1–14.
3. Silverstein JH, Rosenbloom AL. Type 2 diabetes in children. *Curr Diab Rep.* 2001 Aug; 1(1): 19–27. Review.
4. The Textbook of Functional Medicine. Institute of Functional Medicine, 2005.

In sieben Schritten zum Sieg über Diapositas
Kapitel 1. Warum *ein* Schritt zu zaghaft ist

1. Choi HK, Willett W, Curhan G. Fructose-rich beverages and risk of gout in women. *JAMA.* 2010 Nov 24; 304(20): 2270–78.

Kapitel 2. Schritt 1: Besser essen

1. Gillis L, Gillis A. Nutrient inadequacy in obese and non-obese youth. *Can J Diet Pract Res.* 2005 Winter; 66(4): 237–42.
2. Cordain L, et al. Origin and evolution of the Western diet: health implications for the 21st century. *Am J Clin Nutr.* 2005; 8(2): 341–54. Review.
3. Südzucker GmbH: Essen wir mehr Zucker? www.mein-suedzucker.de/zuckerwissen/Zucker-Gesundheit/Essen-wir-mehr-Zucker (Zugriff 28.06.2012)
4. Dufault R, et al. Mercury from chlor-alkali plants: measured concentrations in food product sugar. *Environ Health.* 2009 Jan 26; 8: 2.
5. Bray GA, Nielsen SJ, Popkin BM. Consumption of high-fructose corn syrup in beverages may play a role in the epidemic of obesity. *Am J Clin Nutr.* 2004 Apr; 79(4): 537–43. Review.
6. Eaton SB, Konner M. Paleolithic nutrition: a consideration of its nature and current implications. *N Engl J Med.* 1985 Jan 31; 312(5): 283–89. Review.
7. Robson AA. Preventing diet induced disease: bioavailable nutrient-rich, low-energy-dense diets. *Nutr Health.* 2009; 20(2): 135–66. Review.

8. Chandalia M, et al. Beneficial effects of high dietary fiber intake in patients with type 2 diabetes mellitus. *N Engl J Med.* 2000 May 11; 342(19): 1392–98.
9. Reis JP, et al. Vitamin D status and cardiometabolic risk factors in the United States adolescent population. *Pediatrics.* 2009 Sep; 124(3): e371–79.
10. A scientific review: the role of chromium in insulin resistance. *Diabetes Educ.* 2004; Suppl: 2–14. Review.
11. Lau FC, Bagchi M, Sen CK, Bagchi D. Nutrigenomic basis of beneficial effects of chromium (III) on obesity and diabetes. *Mol Cell Biochem.* 2008 Oct; 317(1–2): 1–10. *Epub.* 2008 Jul 18. Review.
12. Chaudhary DP, Sharma R, Bansal DD. Implications of magnesium deficiency in type 2 diabetes: A review. *Biol Trace Elem Res.* 2010 May; 134(2): 119–29.
13. Masood N, et al. Serum zinc and magnesium in type-2-diabetic patients. *J Coll Physicians Surg Pak.* 2009 Aug; 19(8): 483–86.
14. Albarracin CA, et al. Chromium picolinate and biotin combination improves glucose metabolism in treated, uncontrolled overweight to obese patients with type 2 diabetes. *Diabetes Metab Res Rev.* 2008 Jan-Feb; 24(1): 41–51.
15. Flachs P, et al. Cellular and molecular effects of n-3 polyunsaturated fatty acids on adipose tissue biology and metabolism. *Clin Sci.* 2009 Jan; 116(1): 1–16. Review.
16. Shay KP, et al. Alpha-lipoic acid as a dietary supplement: molecular mechanisms and therapeutic potential. *Biochim Biophys Acta.* 2009 Oct; 1790(10): 1149–60.
17. Ornish D, et al. Changes in prostate gene expression in men undergoing an intensive nutrition and lifestyle intervention. *Proc Natl Acad Sci U S A.* 2008 Jun 17; 105(24): 8369–74.
18. Kallio P, et al. Dietary carbohydrate modification induces alterations in gene expression in abdominal subcutaneous adipose tissue in persons with the metabolic syndrome: the FUNGENUT Study. *Am J Clin Nutr.* 2007 May; 85(5): 1417–27.
19. Salsberg SL, Ludwig DS. Putting your genes on a diet: the molecular effects of carbohydrate. *Am J Clin Nutr.* 2007 May; 85(5): 1169–70.

20. Giugliano D, Esposito K. Mediterranean diet and metabolic diseases. *Curr Opin Lipidol.* 2008 Feb; 19(1): 63–68. Review.
21. Reis JP, et al. Vitamin D status and cardiometabolic risk factors in the United States adolescent population. *Pediatrics.* 2009 Sep; 124(3): 371–79.
22. Chaudhary DP, Sharma R, Bansal DD. Implications of magnesium deficiency in type 2 diabetes: A review. *Biol Trace Elem Res.* 2010 May; 134(2): 119–29.
23. Poh Z, Goh KP. Current update on the use of alpha lipoic acid in the management of type 2 diabetes mellitus. *Endocr Metab Immune Disord Drug Targets.* 2009 Dec; 9(4): 392–98.
24. Kligler B, Lynch D. An integrative approach to the management of type 2 diabetes mellitus. *Altern Ther Health Med.* 2003 Nov-Dec; 9(6): 24–32; quiz 33. Review.
25. Kelly GS. Insulin resistance: lifestyle and nutritional interventions. *Altern Med Rev.* 2000 Apr; 5(2): 109–32. Review.
26. Kreisberg J. Learning from organic agriculture. *Explore.* 2006 Sep-Oct; 2(5): 450–52. Review.

Kapitel 3. Schritt 2: Hormone ausbalancieren

1. Maratou E, et al. Studies of insulin resistance in patients with clinical and subclinical hypothyroidism. *Eur J Endocrinol.* 2009 May; 160(5): 785–90.
2. Ayturk S, et al. Metabolic syndrome and its components are associated with increased thyroid volume and nodule prevalence in a mild-to-moderate iodine-deficient area. *Eur J Endocrinol.* 2009 Oct; 161(4): 599–605.
3. Golden SH. A review of the evidence for a neuroendocrine link between stress, depression and diabetes mellitus. *Curr Diabetes Rev.* 2007 Nov; 3(4): 252–59. Review.
4. Van Cauter E, et al. Impact of sleep and sleep loss on neuroendocrine and metabolic function. *Horm Res.* 2007; 67 Suppl 1: 2–9.
5. Garruti G, et al. Adipose tissue, metabolic syndrome and polycystic ova-

ry syndrome: from pathophysiology to treatment. *Reprod Biomed Online.* 2009 Oct; 19(4): 552–63.
6. Chavarro JE, et al. Diet and lifestyle in the prevention of ovulatory disorder infertility. *Obstet Gynecol.* 2007 Nov; 110(5): 1050–58.
7. Chavarro JE, et al. Use of multivitamins, intake of B vitamins, and risk of ovulatory infertility. *Fertil Steril.* 2008 Mar; 89(3): 668–76.
8. Rhodes ET, et al. Effects of a low-glycemic load diet in overweight and obese pregnant women: a pilot randomized controlled trial. *Am J Clin Nutr.* 2010 Dec; 92(6): 1306–15.
9. Zitzmann M. Testosterone deficiency, insulin resistance and the metabolic syndrome. *Nat Rev Endocrinol.* 2009 Dec; 5(12): 673–81.

Kapitel 4. Schritt 3: Entzündungen eindämmen

1. Deng Y, Scherer PE. Adipokines as novel biomarkers and regulators of the metabolic syndrome. *Ann NY Acad Sci.* 2010 Nov; 1212(1): E1–E19.
2. Sedghizadeh PP, et al. Celiac disease and recurrent aphthous stomatitis: a report and review of the literature. *Oral Surg, Oral Med, Oral Pathol, Oral Radiol, and Endod.* 2002 Oct; 94(4): 474–78. Review.
3. Freeman MP, et al. Omega-3 fatty acids: evidence basis for treatment and future research in psychiatry. *J Clin Psychiatry.* 2006 Dec; 67(12): 1954–67. Review.
4. Vasquez, A. The clinical importance of vitamin D (cholecalciferol): a paradigm shift with implications for all healthcare providers, *Altern Ther Health Med.* 2004 Sep–Oct; 10(5): 28–36.
5. Holick, M. Vitamin D: importance in the prevention of cancers, type 1 diabetes, heart disease and osteoporosis. *Am J Clin Nutr.* 2004; 79: 362–71.
6. Wilkins CH, et al. Vitamin D deficiency is associated with low mood and worse cognitive performance in older adults. *Am J Geriatr Psychiatry.* 2006 Dec; 14(12): 1032–40.
7. Mischoulon D, Raab MF. The role of folate in depression and dementia. *J Clin Psychiatry.* 2007; 68 Suppl 10: 28–33. Review.
8. Penninx BW, et al. Vitamin B_{12} deficiency and depression in physically

disabled older women: epidemiologic evidence from the Women's Health and Aging Study. *Am J Psychiatry.* 2000 May; 157(5): 715–21.
9. Almeida C, et al. Subclinical hypothyroidism: psychiatric disorders and symptoms. *Rev Bras Psiquiatr.* 2007 Jun; 29(2): 157–59.
10. Smith RN, et al. A low-glycemic-load diet improves symptoms in acne vulgaris patients: a randomized controlled trial. *Am J Clin Nutr.* 2007 Jul; 86(1): 107–15.
11. Koponen H, et al. Metabolic syndrome predisposes to depressive symptoms: a population-based 7-year follow-up study. *J Clin Psychiatry.* 2008 Feb; 69(2): 178–82.
12. Ludvigsson JF, et al. Coeliac disease and risk of mood disorders – a general population-based cohort study. *J Affect Disord.* 2007 Apr; 99(1–3): 117–26. Epub 2006 Oct 6.
13. Ch'ng CL, Jones MK, Kingham JG. Celiac disease and autoimmune thyroid disease. *Clin Med Res.* 2007 Oct; 5(3): 184–92. Review.
14. Wilders-Truschnig M, et al. IgG antibodies against food antigens are correlated with inflammation and intima media thickness in obese juveniles. *Exp Clin Endocrinol Diabetes.* 2008 Apr; 116(4): 241–45.
15. Pradhan AD, et al. C-reactive protein, interleukin 6, and risk of developing type 2 diabetes mellitus. *JAMA.* 2001 Jul 18; 286(3): 327–34.
16. Wilders-Truschnig M, et al. IgG antibodies against food antigens are correlated with inflammation and intima media thickness in obese juveniles. *Exp Clin Endocrinol Diabetes.* 2008 Apr; 116(4): 241–45.
17. Pelsser, et al. Effects of a restricted elimination diet on the behaviour of children with attention-deficit hyperactivity disorder (INCA study): a randomised controlled trial. *Lancet.* 2011; 377: 494–503.
18. Cortese S, Morcillo Peñalver C. Comorbidity between ADHD and obesity: exploring shared mechanisms and clinical implications. *Postgrad Med.* 2010 Sep; 122(5): 88–96. Review.
19. Rubio-Tapia A, et al. Increased prevalence and mortality in undiagnosed celiac disease. *Gastroenterology.* 2009 Jul; 137(1): 88–93.
20. Ludvigsson JF, et al. Small-intestinal histopathology and mortality risk in celiac disease. *JAMA.* 2009 Sep 16; 302(11): 1171–78.
21. Sapone A, et al. Divergence of gut permeability and mucosal immune

gene expression in two gluten-associated conditions: celiac disease and gluten sensitivity. *BMC Med.* 2011 Mar 9; 9: 23.
22. Catassi C, Fasano A. Celiac disease diagnosis: simple rules are better than complicated algorithms. *Am J Med.* 2010 Aug; 123(8): 691–93.
23. Atkinson RL. Viruses as an etiology of obesity. *Mayo Clin Proc.* 2007 Oct; 82(10): 1192–98. Review.
24. Navas-Acien A, et al. Arsenic exposure and prevalence of type 2 diabetes in US adults. *JAMA.* 2008 Aug 20; 300(7): 814–22.
25. Jones OA, Maguire ML, Griffin JL. Environmental pollution and diabetes: a neglected association. *Lancet.* 2008 Jan 26; 371(9609): 287–88.
26. Munhoz CD, et al. Stress-induced neuroinflammation: mechanisms and new pharmacological targets. *Braz J Med Biol Res.* 2008 Dec; 41(12): 1037–46. Review.
27. Smith JK, et al. Long-term exercise and atherogenic activity of blood mononuclear cells in persons at risk of developing ischemic heart disease. *JAMA.* 1999 May 12; 281(18): 1722–27.
28. Church TS, et al. Reduction of C-reactive protein levels through use of a multivitamin. *Am J Med.* 2003 Dec 15; 115(9): 702–7.

Kapitel 5. Schritt 4: Verdauung regulieren

1. Larsen N, et al. Gut microbiota in human adults with type 2 diabetes differs from non-diabetic adults. *PLoS One.* 2010 Feb 5; 5(2): e9085.
2. Tsai F, Coyle WJ. The microbiome and obesity: is obesity linked to our gut flora? *Curr Gastroenterol Rep.* 2009 Aug; 11(4): 307–13. Review.
3. Bäckhed F, Ding H, Wang T, Hooper LV, Koh GY, Nagy A, Semenkovich CF, Gordon JI. The gut microbiota as an environmental factor that regulates fat storage. *Proc Natl Acad Sci USA.* 2004 Nov 2; 101(44): 15718–23.
4. Cani PD, et al. Metabolic endotoxemia initiates obesity and insulin resistance. *Diabetes.* 2007 Jul; 56(7): 1761–72.

Kapitel 6. Schritt 5: Gifte ausscheiden

1. Jones OA, Maguire ML, Griffin JL. Environmental pollution and diabetes: a neglected association. *Lancet.* 2008 Jan 26; 371(9609): 287–88.
2. www.ewg.org/reports/bodyburden2/newsrelease.php.
3. Lang IA, et al. Association of urinary bisphenol A concentration with medical disorders and laboratory abnormalities in adults. *JAMA.* 2008 Sep 17; 300(11): 1303–10.
4. Lee DH, et al. A strong dose-response relation between serum concentrations of persistent organic pollutants and diabetes: results from the National Health and Examination Survey 1999–2002. *Diabetes Care.* 2006 Jul; 29(7): 1638–44.
5. Navas-Acien A, Silbergeld EK, Pastor-Barriuso R, Guallar E. Arsenic exposure and prevalence of type 2 diabetes in US adults. *JAMA.* 2008 Aug 20; 300(7): 814–22.
6. Fujiyoshi PT, Michalek JE, Matsumura F. Molecular epidemiologic evidence for diabetogenic effects of dioxin exposure in U.S. Air Force veterans of the Vietnam War. *Environ Health Perspect.* 2006 Nov; 114(11): 1677–83.
7. Chen JQ, Brown TR, Russo J. Regulation of energy metabolism pathways by estrogens and estrogenic chemicals and potential implications in obesity associated with increased exposure to endocrine disruptors. *Biochim Biophys Acta.* 2009 Jul; 1793(7): 1128–43. Review.
8. Hyman M. Systems biology, toxins, obesity, and functional medicine. *Altern Ther Health Med.* 2007 Mar–Apr; 13(2): S134–39. Review. Als pdf einsehbar auf: http://drhyman.com/downloads/Diabetes-and-Toxins.pdf)
9. Remillard RB, Bunce NJ. Linking dioxins to diabetes: epidemiology and biologic plausibility. *Environ Health Perspect.* 2002 Sep; 110(9): 853–38. Review.
10. Griffin JL, Scott J, Nicholson JK. The influence of pharmacogenetics on fatty liver disease in the wistar and kyoto rats: a combined transcriptomic and metabonomic study. *J Proteome Res.* 2007 Jan; 6(1): 54–61.

Kapitel 7. Schritt 6: Stoffwechsel ankurbeln

1. Hampton T. Mitochondrial defects may play role in the metabolic syndrome. *JAMA*. 2004 Dec 15; 292(23): 2823–24.
2. Petersen KF, et al. Impaired mitochondrial activity in the insulin-resistant offspring of patients with type 2 diabetes. *N Engl J Med*. 2004 Feb 12; 350(7): 664–71.
3. Henriksen EJ, Diamond-Stanic MK, Marchionne EM. Oxidative stress and the etiology of insulin resistance and type 2 diabetes. *Free Radic Biol Med*. 2011 Sep 1; 51(5): 993–99.
4. Thomas DE, Elliott EJ, Naughton GA. Exercise for type 2 diabetes mellitus. *Cochrane Database Syst Rev*. 2006 Jul 19; 3: CD002968. Review.
5. Fontana L. The scientific basis of caloric restriction leading to longer life. *Curr Opin Gastroenterol*. 2009 Mar; 25(2): 144–50. Review.
6. Valerio A, D'Antona G, Nisoli E. Branched-chain amino acids, mitochondrial biogenesis, and healthspan: an evolutionary perspective. *Aging*. 2011 May; 3(5): 464–78.
7. www.ultrawellness.com/blog/resveratrol.

Kapitel 8. Schritt 7: Zur Ruhe kommen

1. Holt RI, et al. Hertfordshire Cohort Study Group. The relationship between depression and diabetes mellitus: findings from the Hertfordshire Cohort Study. *Diabet Med*. 2009 Jun; 26(6): 641–48.
2. Pan A, et al. Bidirectional association between depression and type 2 diabetes mellitus in women. *Arch Intern Med*. 2010 Nov 22; 170(21): 1884–91.

Quellen

Das brauchen Sie

Kapitel 1. Das nötige Rüstzeug

1. Dufault R, et al. Mercury from chlor-alkali plants: measured concentrations in food product sugar. *Environ Health.* 2009 Jan 26; 8: 2.

Kapitel 2. Gemeinsam geht es besser

1. Boltri JM, et al. Diabetes prevention in a faith-based setting: results of translational research. *J Public Health Manag Pract.* 2008; 14(1): 29–32.
2. Knowler WC, et al. Reduction in the incidence of type 2 diabetes with lifestyle intervention or metformin. *N Engl J Med.* 2002; 346(6): 393–403.
3. Diabetes Prevention Program Research Group, et al. 10-year follow up of diabetes incidence and weight loss in the Diabetes Prevention Program Outcomes Study. *Lancet.* 2009 Nov 14; 374(9702): 1677–86.
4. Ilanne-Parikka P, et al. Finnish Diabetes Prevention Study Group. Effect of lifestyle intervention on the occurrence of metabolic syndrome and its components in the Finnish Diabetes Prevention Study. *Diabetes Care.* 2008 Apr; 31(4): 805–7.
5. Look AHEAD Research Group, Wing RR. Long-term effects of a lifestyle intervention on weight and cardiovascular risk factors in individuals with type 2 diabetes mellitus: four-year results of the Look AHEAD trial. *Arch Intern Med.* 2010 Sep 27; 170(17): 1566–75.

Kapitel 3. Messen, Wiegen, Testen

1. Schneider HJ, et al. The predictive value of different measures of obesity for incident cardiovascular events and mortality. *J Clin Endocrinol Metab.* 2010 Apr; 95(4): 1777–85.

Ihr Sechs-Wochen-Aktionsplan
Kapitel 2. Woche 1: Essen ist gesund

1. Ebbeling CB, Leidig MM, Feldman HA, Lovesky MM, Ludwig DS. Effects of a low-glycemic load vs low-fat diet in obese young adults: a randomized trial. *JAMA.* 2007 May 16; 297(19): 2092–102.
2. Larsen TM, et al. Diet, Obesity, and Genes (Diogenes) Project. Diets with high or low protein content and glycemic index for weight-loss maintenance. *N Engl J Med.* 2010 Nov 25; 363(22): 2102–13.
3. Campbell TC. A study on diet, nutrition and disease in the People's Republic of China. Part I. *Bol Asoc Med P R.* 1990 Mar; 82(3): 132–34.
4. Campbell TC. A study on diet, nutrition and disease in the People's Republic of China. Part II. *Bol Asoc Med P R.* 1990 Jul; 82(7): 316–18. Review.
5. Jiang R, et al. Nut and peanut butter consumption and risk of type 2 diabetes in women. *JAMA.* 2002 Nov 27; 288(20): 2554–60.
6. Fung TT, et al. Dietary patterns, meat intake, and the risk of type 2 diabetes in women. *Arch Intern Med.* 2004 Nov 8; 164(20): 2235–40.
7. Arya F, et al. Differences in postprandial inflammatory responses to a ›modern‹ v. traditional meat meal: a preliminary study. *Br J Nutr.* 2010 Sep; 104(5): 724–28.
8. Luopajärvi K, et al. Enhanced levels of cow's milk antibodies in infancy in children who develop type 1 diabetes later in childhood. *Pediatr Diabetes.* 2008 Oct; 9(5): 434–41.
9. Frisk G, et al. A unifying hypothesis on the development of type 1 diabetes and celiac disease: gluten consumption may be a shared causative factor. *Med Hypotheses.* 2008; 70(6): 1207–9.
10. de Kort S, Keszthelyi D, Masclee AA. Leaky gut and diabetes mellitus: what is the link? *Obes Rev.* 2011 Jun; 12(6)449–500.
11. Hoppe C, et al. High intakes of milk, but not meat, increase s-insulin and insulin resistance in 8-year-old boys. *Eur J Clin Nutr.* 2005; 59: 393–98.
12. Liljeberg EH, Bjorck I. Milk as a supplement to mixed meals may elevate postprandial insulinanemia. *Eur J Clin Nutr.* 2001; 55: 994–99.

Kapitel 3. Woche 2: Stoffwechsel optimieren durch Ergänzungsmittel

1. Kelly GS. Insulin resistance: lifestyle and nutritional interventions. *Altern Med Rev.* 2000 Apr; 5(2): 109–32. Review.
2. Nikooyeh B, et al. Daily consumption of vitamin D- or vitamin D + calcium-fortified yogurt drink improved glycemic control in patients with type 2 diabetes: a randomized clinical trial. *Am J Clin Nutr.* 2011 Apr; 93(4): 764–71.
3. Ou HY, et al. Interaction of BMI with vitamin D and insulin sensitivity. *Eur J Clin Invest.* 2011 Nov; 41(11): 1195–1201.
4. Woods MN, et al. Effect of a dietary intervention and n-3 fatty acid supplementation on measures of serum lipid and insulin sensitivity in persons with HIV. *Am J Clin Nutr.* 2009 Dec; 90(6): 1566–78.
5. Okuda Y, et al. Long-term effects of eicosapentaenoic acid on diabetic peripheral neuropathy and serum lipids in patients with type II diabetes mellitus. *J Diabetes Complications.* 1996 Sep-Oct; 10(5): 280–87.
6. Singh U, Jialal I. Alpha-lipoic acid supplementation and diabetes. *Nutr Rev.* 2008 Nov; 66(11): 646–57. Review.
7. Davì G, Santilli F, Patrono C. Nutraceuticals in diabetes and metabolic syndrome. *Cardiovasc Ther.* 2010 Aug; 28(4): 216–26. Review.
8. Larrieta E, et al. Pharmacological concentrations of biotin reduce serum triglycerides and the expression of lipogenic genes. *Eur J Pharmacol.* 2010 Oct 10; 644(1-3): 263–68.
9. Kirkham S, et al. The potential of cinnamon to reduce blood glucose levels in patients with type 2 diabetes and insulin resistance. *Diabetes Obes Metab.* 2009 Dec; 11(12): 1100–13.
10. Fenercioglu AK, et al. The effects of polyphenol-containing antioxidants on oxidative stress and lipid peroxidation in type 2 diabetes mellitus without complications. *J Endocrinol Invest.* 2010 Feb; 33(2): 118–24.
11. Vuksan V, et al. Beneficial effects of viscous dietary fiber from Konjac-mannan in subjects with the insulin resistance syndrome: results of a controlled metabolic trial. *Diabetes Care.* 2000 Jan; 23(1): 9–14.

12. Sood N, Baker WL, Coleman CI. Effect of glucomannan on plasma lipid and glucose concentrations, body weight, and blood pressure: systematic review and meta-analysis. *Am J Clin Nutr.* 2008 Oct; 88(4): 1167–75. Review.
13. Minich DM, Bland JS. Dietary management of the metabolic syndrome beyond macronutrients. *Nutr Rev.* 2008 Aug; 66(8): 429–44. Review.
14. Pipe EA, et al. Soy protein reduces serum LDL cholesterol and the LDL cholesterol HDL cholesterol and apolipoprotein B: apolipoprotein A-I ratios in adults with type 2 diabetes. *J Nutr.* 2009 Sep; 139(9): 1700–6.
15. Yajima H, et al. Bitter acids derived from hops, activate both peroxisome proliferator-activated receptor alpha and gamma and reduce insulin resistance. *J Biol Chem.* 2004 Aug 6; 279(32): 33456–62.
16. Krawinkel MB, Keding GB. Bitter gourd (Momordica charantia): a dietary approach to hyperglycemia. *Nutr Rev.* 2006 Jul; 64(7 Pt 1): 331–37. Review.
17. Kanetkar P, Singhal R, Kamat M. Gymnema sylvestre: a Memoir. *J Clin Biochem Nutr.* 2007 Sep; 41(2): 77–81.
18. Hasani-Ranjbar S, et al. The efficacy and safety of herbal medicines used in the treatment of hyperlipidemia; a systematic review. *Curr Pharm Des.* 2010; 16(26): 2935–47.
19. Katan MB, et al. Efficacy and safety of plant stanols and sterols in the management of blood cholesterol levels. *Mayo Clin Proc.* 2003 Aug; 78(8): 965–78. Review.
20. Houston MC. Nutrition and nutraceutical supplements in the treatment of hypertension. *Expert Rev Cardiovasc Ther.* 2010 Jun; 8(6): 821–33. Review.
21. Walker AF, et al. Hypotensive effects of hawthorn for patients with diabetes taking prescription drugs: a randomised controlled trial. *Br J Gen Pract.* 2006 Jun; 56(527): 437–43.
22. Tai MW, Sweet BV. Nattokinase for prevention of thrombosis. *Am J Health Syst Pharm.* 2006 Jun 15; 63(12): 1121–23.
23. Kasim M, et al. Improved myocardial perfusion in stable angina pectoris by oral lumbrokinase: a pilot study. *J Altern Complement Med.* 2009 May; 15(5): 539–44.

24. Diabetes Prevention Program Research Group, et al. 10-year follow-up of diabetes incidence and weight loss in the Diabetes Prevention Outcomes Study. *Lancet.* 2009 Nov 14; 374(9702): 1677–86.
25. Hyman MA. The failure of risk factor treatment for primary prevention of chronic disease. *Altern Ther Health Med.* 2010 May–Jun; 16(3): 60–63. Review.
26. Taylor AJ, et al. Extended-release niacin or ezetimibe and carotid intima-media thickness. *N Engl J Med.* 2009 Nov 26; 361(22): 2113–22.
27. Preiss D, et al. Risk of incident diabetes with intensive-dose compared with moderate-dose statin therapy: a meta-analysis. *JAMA.* 2011 Jun 22; 305(24): 2556–64.

Kapitel 4. Woche 3: Entspannung und Heilung

1. Grossniklaus DA, et al. Biobehavioral and psychological differences between overweight adults with and without waist circumference risk. *Res Nurs Health.* 2010 Dec; 33(6): 539–51.
2. Galvin JA, et al. The relaxation response: reducing stress and improving cognition in healthy aging adults. *Complement Ther Clin Pract.* 2006 Aug; 12(3): 186–91.

Kapitel 5. Woche 4: Bewegung mit Spaß und Köpfchen

1. Jorge ML, et al. The effects of aerobic, resistance, and combined exercise on metabolic control, inflammatory markers, adipocytokines, and muscle insulin signaling in patients with type 2 diabetes mellitus. *Metabolism.* 2011 Sep; 60(9): 1244–52.
2. Goodpaster BH, et al. Effects of diet and physical activity interventions on weight loss and cardiometabolic risk factors in severely obese adults: a randomized trial. *JAMA.* 2010 Oct 27; 304(16): 1795–802.
3. Rosen RC, et al. Erectile dysfunction in type 2 diabetic men: relationship to exercise fitness and cardiovascular risk factors in the Look AHEAD trial. *J Sex Med.* 2009 May; 6(5): 1414–22.
4. Church TS, et al. Effects of aerobic and resistance training on hemoglo-

bin A1c levels in patients with type 2 diabetes: a randomized controlled trial. *JAMA.* 2010 Nov 24; 304(20): 2253–62. Erratum in: *JAMA.* 2011 Mar 2; 305(9): 892.

Kapitel 6. Woche 5: Giftfrei leben

1. Galletti PM, Joyet G. Effect of fluorine on thyroidal iodine metabolism in hyperthyroidism. *J Clin Endocrinol Metab.* 1958 Oct; 18(10): 1102–10.
2. Xanthis A, et al. Advanced glycosylation end products and nutrition – a possible relation with diabetic atherosclerosis and how to prevent it. *J Food Sci.* 2007 Oct; 72(8): R125–29.
3. Dolan M, Rowley J. The precautionary principle in the context of mobile phone and base station radiofrequency exposures. *Environ Health Perspect.* 2009 Sep; 117(9): 1329–32.
4. Volkow ND, et al. Effects of cell phone radiofrequency signal exposure on brain glucose metabolism. *JAMA.* 2011 Feb 23; 305(8): 808–13.
5. Genuis SJ. Fielding a current idea: exploring the public health impact of electromagnetic radiation. *Public Health.* 2008 Feb; 122(2): 113–24.

Kapitel 7. Woche 6: Individuelle Maßnahmen

1. Persky VW, et al. Effect of soy protein on endogenous hormones in postmenopausal women. *Am J Clin Nutr.* 2002 Jan; 75(1): 145–53. Erratum in: *Am J Clin Nutr.* 2002 Sep; 76(3): 695.
2. Galletti PM, Joyet G. Effect of fluorine on thyroidal iodine metabolism in hyperthyroidism. *J Clin Endocrinol Metab.* 1958 Oct; 18(10): 1102–10.
3. Schellenberg R. Treatment for the premenstrual syndrome with agnus castus fruit extract: prospective, randomised, placebo controlled study. *BMJ.* 2001 Jan 20; 322(7279): 134–37.
4. Estruch R. Anti-inflammatory effects of the Mediterranean diet: the experience of the PREDIMED study. *Proc Nutr Soc.* 2010 Aug; 69(3): 333–40.
5. Church TS, Earnest CP, Wood KA, Kampert JB. Reduction of C-reactive protein levels through use of a multivitamin. *Am J Med.* 2003 Dec 15; 115(9): 702–7.

Quellen

6. Cani PD, Delzenne NM. The role of the gut microbiota in energy metabolism and metabolic disease. *Curr Pharm Des.* 2009; 15(13): 1546–58. Review.
7. Cecchini M, LoPresti V. Drug residues stored in the body following cessation of use: impacts on neuroendocrine balance and behavior – use of the Hubbard sauna regimen to remove toxins and restore health. *Med Hypotheses.* 2007; 68(4): 868–79.
8. Beever R. The effects of repeated thermal therapy on quality of life in patients with type II diabetes mellitus. *J Altern Complement Med.* 2010 Jun; 16(6): 677–81.
9. Kamenova P. Improvement of insulin sensitivity in patients with type 2 diabetes mellitus after oral administration of alpha-lipoic acid. *Hormones.* 2006 Oct–Dec; 5(4): 251–58.
10. Wu G, et al. Arginine metabolism and nutrition in growth, health and disease. *Amino Acids.* 2009 May; 37(1): 153–68.
11. El-Ghoroury EA, et al. Malondialdehyde and coenzyme Q10 in platelets and serum in type 2 diabetes mellitus: correlation with glycemic control. *Blood Coagul Fibrinolysis.* 2009 Jun; 20(4): 248–51.
12. Sadruddin S, Arora R. Resveratrol: biologic and therapeutic implications. *J Cardiometab Syndr.* 2009 Spring; 4(2): 102–6. Review.
13. Jiang WJ. Sirtuins: novel targets for metabolic disease in drug development. *Biochem Biophys Res Commun.* 2008 Aug 29; 373(3): 341–44. Epub 2008 Jun 23. Review.
14. Solerte SB, et al. Nutritional supplements with oral amino acid mixtures increases whole-body lean mass and insulin sensitivity in elderly subjects with sarcopenia. *Am J Cardiol.* 2008 Jun 2; 101(11A): 69E–77E.
15. Yin J, Zhang H, Ye J. Traditional Chinese medicine in treatment of metabolic syndrome. *Endocr Metab Immune Disord Drug Targets.* 2008 Jun; 8(2): 99–111. Review.
16. Xie JT, Mchendale S, Yuan CS. Ginseng and diabetes. *Am J Chin Med.* 2005; 33(3): 397–404. Review.

Es ist *Ihr* Leben!

Kapitel 1. Alle Macht dem Verbraucher

1. www.yaleruddcenter.org.
2. http://online.wsj.com/article/SB124476804026308603.html.

Rezeptverzeichnis

Asiapfanne mit Tofu und
  Sesam-Erdnuss-Sauce 447 f.
Avocado-Kräuter-Omelette
  413 f.
Avocado-Shrimps-Salat auf
  Rucola 430

Birnen, pochierte, mit
  Cashewcreme 417 f.
Bohnen-Mais-Salat 467
Bouillabaisse, sonntägliche
  470 f.

Curryeier in Salatwraps mit
  gebackenem Spargel 433 f.

Eier, pochierte, auf Spinat
  410 f.
Erbsensuppe mit Rosmarin
  424 f.

Fisch und Gemüse in Pergament 441 f.
Frucht-Nuss-Shake 409 f.
Frühstücksrezepte 408 – 414
Frühstücksshakes 408 ff.

Gärtnersuppe, herzhafte, mit
  Wachtelbohnen 431 f.
Gemüse, gedünstetes, mit
  roten Zwiebeln und
  sonnengetrockneten
  Tomaten 446
Grillgemüse 468

Hirsepüree mit Blumenkohl
  445
Honigmandelmus 415
Hühnchencurry mit Gemüse
  und Kokos 456 f.
Hühnersuppe mit Reis 426 f.

Jakobsmuscheln mit Koriander und Mandelkruste 458 f.

Knoblauchkohl 453
Kressespinat, sautierter 460
Kreuzkümmelreis, gerösteter
  452
Kürbis, gebackener, auf
  Schwarzkohl 464 f.
Kürbisschnitze, würzige 425 f.

Lachs, gegrillter, mit Koriander-Minze-Chutney 465 f.
Lachs-Pekannuss-Küchlein 454
Lachssalat in Mangoldblättern 420 f.
Lammhaxe mit Granatapfelsirup auf weißen Bohnen 460 f.
Linsenpfanne mit Huhn 439 f.
Linsentopf, roter 434 f.

Mangold, sautierter, mit Mandelblättchen 456
Mexikochili, schnelles, mit Quinoa 462 f.
Minzhummus 415 f.
Mittagessen: Schnell oder zum Mitnehmen 420–438
Mittelmeergarnelen 449

Naturreis 448
Nüsse und Samen, geröstete 418 f.
Nuss-Shake 410

Pfirsichchutney 455
Polenta, gegrillte 450

Putenburger mit sonnengetrockneten Tomaten 436
Putenhackbraten mit Spinat 444

Quinoa, gerösteter, mit Grünkohl und Mandeln 440 f.
Quinoa-Avocado-Salat mit schwarzen Bohnen auf Rucola 423 f.
Quinoaquiche 427 f.

Reisproteinshake 408 f.
Reissalat mit Kichererbsen und Vinaigrette 432 f.
Rezepte für abends oder fürs Wochenende 439–471

Salatbar 473 ff.
Schwarze-Bohnen-Suppe 451
Sesam-Ingwer-Tofu 412 f.
Snacks 415–419

Teufelseier 416 f.
Tofu-Cashew-Pfanne auf Basmatireis 469 f.
Tofufrühstück 411 f.

Tofupfanne 428 f.
Tortillastreifen, gebackene 464

Walnusspesto mit Huhn
422 f.
Weiße-Bohnen-Salat 421 f.
Wildreispilaw mit Gojibeeren
443

Wraps mit Huhn, schwarzen
Bohnen und Salsa 437 f.

Yamsmus 459

Zitronenbrokkoli 462

Register

Abnehmen 63 ff.
Achtsamkeit beim Essen 287 f.
Adipokine 142
Adipositas 24, 119
Adipozyten 142
Agrarindustrie 77 – 81, 393
ALA 298, s.a. Alphaliponsäure
Algen 266
Alkohol 221 f., 225 f., 319, 361
Allergene 41, 44, 47, 97, 141, 149, 350 f.
Alphaliponsäure 121, 125, 181, 189, 298 f., 360
Altersdiabetes 24
Alzheimer-Krankheit 43, 55
Aminosäuren 181, 265, 354
Amputationen 33, 50
Anthozyanide 266, 270
Antioxidantien 107, 120 f., 186 f., 270, 359
Arbeitsplatz 395 f.
ATP 117, 180
Ausdauertraining 324
Auslassdiät 151
Autoimmunreaktion 98, 142, 151, 154, 352

Azetylsalizylsäure 145, 160, 303, 309

Ballaststoffe 107, 120 f.
Basisprogramm 237 f., 241 f., 256 f.
Bauchatmung 312 f., 363
Bauchfett 25, 43, 91, 132, 323
Bauchspeicheldrüse 50 ff., 142
BCAA 181, 189, 361
Beeren 259, 261, 266 f., 269
Betablocker 55
Betazellen 50
Bewegung 46, 56, 97, 143, 198, 224, 309, 322 ff., 327 f., 350, 359, 385
Bewegungsmangel 46, 158, 193 f.
Beziehungen, soziale 47, 97, 200
Bioprodukte 78, 264, 274 f., 331 f.
Biotin 121, 125, 299
Blitzgerichte 218 ff.
Blutdruck (messen) 239

Blutfette 41
 –, hohe 43, 52, 56 HDL 43
Bluthochdruck 33, 41, 43, 56, 91, 290, 323
Blutzucker 41, 51, 90, 258, 323
 -schwankungen 91, 222 f.
 -senkung 41, 323
BMI 239
Body Mass Index 239 f.
Bohnen 121, 261, 265, 273, s.a. Hülsenfrüchte

Carnitin 181, 189, 360
Checklisten
 Basis- oder Spezialprogramm 241–245
 Energiestoffwechsel 182 ff.
 Entzündung 146 ff.
 essenzielle Omega-3-Fettsäuren 113 ff.
 Haben Sie Diapositas? 22 f.
 Magnesium 109 ff.
 oxidativer Stress 184 ff.
 Schilddrüse 129 ff.
 Sexualhormone 137–140
 Stress und Nebennieren 191 ff.
 suchtartiges Essverhalten 68 f.

Umwelt 171–175
Verdauung 162–165
Vitamin D 112 f.
Vorbereitungsphase 250 ff.
Woche 1 366 f.
Woche 2 367 f.
Woche 3 369 f.
Woche 4 371 f.
Woche 5 373 f.
Woche 6 376 f.
Check-up 35 25
Cholecalciferol 297
Cholesterin 117, 132
 HDL- 43, 91
 -spiegel 41, 121, 290
Chrom 121, 125, 299
Coenzym Q10 181, 189, 291, 303, 360
CRP-Wert 145, 161, 248, s. a. C-reaktives Protein

Daniel-Plan 227 ff.
Dankbarkeit 288
Darm (-flora) 47, 98, 141, 143, 154, 160, 166, 168, 279, 351
Darmschleimhaut 117, 155
Dehnübungen 327, 363
Demenz 25, 28, 32, 43, 50, 52, 91, 98, 132

Prä- 55
Denkblockaden 206
Depressionen 33, 43, 98, 132, 193 f.
Diabetes 25, 28, 77
   genetische Veranlagung 48
   -symptomatik 92
Diabetiker in der Bevölkerung 28 ff., 45
Diapositas 24, 26, 28, 90
Dicke, schlanke 24
DNA 47 f., 97, 166
Dopamin 70
Durchatmen, tief 287
Dysfunktion, erektile 33, 323

Einkaufen 57, 215 f., 393, 472
Einkaufslisten Woche 1 476 f.
   Woche 2 478 f.
Einladungen 286 f.
Elektrosmog 337 f.
Endotoxämie, metabolische 167
Energiestoffwechsel 41
Entgiftung 270, 334 f.
Entspannung 57, 194 f., 311–321, 361, 384
Entspannungstechniken 194, 311–315, 320

Entzündungen 42, 47, 56, 91, 141–159, 270 f., 294, 323, 349 ff., 359
   Ursachen 149–159
Entzündungsmarker 145
Epigenetik 48
Epigenom 48
Ergänzungsmittel 50, 88, 189, 224, 257, 290, 294 ff., 304, 320, 383 f.
   – bei erhöhten Blutfettwerten 302
   – bei hohem Blutdruck 303
   – für das Spezialprogramm 300 f.
   – für den Darm 353 ff.
   – für die Entgiftung 356 f.
   – für mehr Energie und weniger Oxidation 360 f.
   – gegen Stress 363 f.
   – zur Blutverdünnung 303 f.
Erkrankungen, chronische 142
Erkrankungsrisiko 45
Ernährung,
   – umstellen 50 f., 57, 64, 88
   –, ballaststoffarme 120 f.
   –, falsche 40 f., 44, 46, 97
   –, nährstoffreiche 125

Zehn Regeln für gesunde E. 211 ff., 378 f.
Ernährungsprotokoll 204 f., 280 f., 288 f.
Essen, selbst zubereitetes 81, 393
Exposom 47, 50

Fasern 107, 120 f., 168, 265, 268, 299 f., 334
Feste feiern 286 f.
Fette 66
– gesunde 271 f.
Fettleber, nichtalkoholische 33, 117, 323 s.a. NASH
Fettleibigkeit 24, 28, 33, 56, 82, 91, 143, 154, 194, 231
genetische Veranlagung 48
Fisch 98 f., 271 f., 274, 332
-öl 290 f., 298, 309, 350
Folsäure 291 f.
Fragebögenzusammenfassung 340 f.
Fruchtsaft 42, 223
Frühstück 223
Fruktose 116 f., 119
Fruktose-Glukose-Sirup 79 f., 116, 120, 212, s.a. HFCS, Maissirup

Garten anlegen 393, 395
Gemüse 66, 121, 256, 259, 261, 263, 265 f., 331
Gene 30, 45 ff., 49, 122 f., 260
– an- und abschalten 122 f.
Genexpression 46 ff., 260, 323
Genom 47
Gesundheit erschaffen 97, 198 ff., 393 f.
Getränke, gezuckerte 72 ff., 82, 119
Diät- 75 f., 149
Getreide 256, 259
Gewicht (wiegen) 238
Gewürze 269, 275 f.
Giftstoffe 97, 330 f., 355 f., s.a. Toxine, Umweltgifte
Gleichgesinnte 61
Gliadin 152, 155, 157
Glukose 117, 119
Glukosetoleranz, gestörte 30, 51
Glukosetoleranztest, oraler 26, 51, 87, 246 s.a. GTT
Gluten 98, 151, 153 ff., 259, 279, 349 ff., 379 – 382
-unverträglichkeit 153 – 157, 279
Größe (messen) 238

Grüntee 270 f., 299, 356
Gruppen (-therapie) 200, 231 ff.
GTT 26, 248, s a. Glukosetoleranztest

Hämoglobin A1c (HbA1c) 247 f.
HDL (-Cholesterin) 43, 91, 247 f., 298, 301, 308 f., 323
Herzerkrankungen 32, 43, 77, 91
Herzfrequenz, optimale 326
Herzinfarkt 25 f., 33, 41 f., 50, 52, 61, 298
Herzoperationen 61
HFCS 116 – 120, 212, s. a. Maissirup
Hormone 127, 270, 345 f.
   Nebennieren- 127
   Schilddrüsen- 127 ff., 346 f.
   Sexual- 127, 132 – 140, 260, 323, 347 ff.
   Stress- 127, 132 f.
Hülsenfrüchte 263, 267 f., 273, s.a. Bohnen

Ibuprofen 145
IgE- und IgG-Antikörper 150 f.
IL-1, IL-6 142, 150
Impotenz 56
Index, glykämischer 266 ff., s.a. glykämische Last
Infektionen 47, 141, 143, 157
Inhaltsstoffe 211 f.
Insulin 36, 41 f., 56 f., 87, 119, 127, 142, 308
   -resistenz 24, 26, 28, 33, 42 f., 51, 55, 91, 122, 142, 149 f., 187
   -spiegel, erhöhter 42 f., 55, 246 f.
Intervalltraining 187, 189, 324 f., 327

Junkfood 71, 77, 80, 82, 395

Kalorien 65, 107, 260, 262
  –, flüssige 42, 72 ff., 223, 394
  –, leere 42, 108, 120
Kartoffeln 42, 124, 261
Kinder
   Lebensmittelwerbung für K. 79, 83 f., 394
   und Medien 82, 394
   und Sechs-Wochen-Programm 31

und Übergewicht/Fettleibigkeit 29 f.
Kochen 57, 216 ff.
Koffein 221 f., 225 f., 271, 318
Kohlenhydrate 123, 142, 248, 265
–, weiße 42 f.
Kontinuumkonzept 90
Kortisol 132, 158, 190, 193 f., 362
Kosten für hochwertiges Essen 280 – 283
Krafttraining 187, 324 f., 327
Krankenkassen 25, 60, 63, 235, 249, 328
Krankheiten, chronische 34
Krankheitserreger 44, 97
Krankheitsursachen 97 ff.
Kräuter 270, 275 f., 295, 320, 350, 356, 363
Krebs 25, 28, 33, 43, 52, 77, 91
Küche ausmisten 209 – 213
Küchenutensilien 214 f.
Kurkuma 266, 269 f., 276, 350, 356

Laborwerte 89, 128, 245 – 249, 386
Last, glykämische 262 f., 266, s. a. glykämischer Index

LDL (-Cholesterin) 247 f., 299, 323
Lebenserwartung 29, 34, 41, 49
Lebensmittel, industriell gefertigte 30, 67, 77 f., 81, 107, 222, 226, 291
–, stark verarbeitete 222, 258
–, unverfälschte vollwertige frische 56, 65, 78, 97, 264
-allergien 224, 279 f., 349
-ampel 79, 266
-industrie 67, 74, 77, 80, 82 f., 393
-pyramide 79
-unverträglichkeiten 279 f., 349
Lebensmittelwerbung 82 f.
für Kinder 79, 83 f.
Lebensweise (Veränderung der L.) 28, 41, 46, 50, 60 ff., 88, 122, 231 f.
Limonade 42, 73, 223
Lipogenese 117
Lipopolysaccharide 167

Magenbypass 43, 63 f.
Magnesium 107, 109 ff., 121, 125, 291, 298, 320, 334, 344, 363

Mahlzeiten 223, 393
  Zusammensetzung 277 f.
Maissirup 80 f., 116 ff., 120, 212, 259, s.a. HFCS
Medien 82
  -fasten 315 ff., 395
Medikamente 32, 36, 41, 50 f., 57 – 61, 70, 160, 168, 290 f., 302, 305 f., 320, 339
  – bei Diabetes 306 ff.
  – bei hohem Blutdruck 309 f.
  – bei hohem Cholesterin 308 f.
  – zur Blutverdünnung 209
Medizin, funktionelle 44, 86, 88 f., 92, 97, 99, 339
Mikrobiom 166
Milchprodukte 151, 259, 279 f., 349 ff., 379 – 382
Mineralstoffe 97, 107, 120, 265, 295
Mitochondrien 179 ff., 186 – 189, 270, 298, 323, 359 f.
Motivation 201 ff., 329
Multivitaminpräparat 135, 159, 291, 296 f., 350
Muskelmasse 25, 42

N-Acetylcystein 170, 356 f.
Nährstoffdefizite 40, 107, 158, 291, 294
Nährstoffe 121, 125, 224, 290 ff.
  –, pflanzliche 269 ff.
Nahrung, unverfälschte 108, 120, 264
  – als Informationsträger 49, 64, 108, 124, 260
Nahrungsergänzungsmittel 290, 292 f., s.a. Ergänzungsmittel
Nahrungsmittelunverträglichkeit 149
NASH 33, s.a. nichtalkoholische Fettleber
Nervenschäden 25, 33
Niacin 308, s. a. Vitamin B
Nierenschäden 25, 33, 50
Nikotin 221
Normalgewichtige 24
Nüchtern(blut)zucker 25 f., 51, 90
Nudeln 42
Nüsse 121, 261, 263, 265, 274
Nutrigenomik 64, 108, 122 – 126

Obst 121, 256, 259, 265, 267 ff., 331
Omega-3-Fette 107, 121, 125, 149, 168, 224, 265, 271, 274, 291, 344 f., 354
Omega-3-Fettsäuren, essenzielle 113 ff., 298
Omega-6-Fette 143, 149
Oxidationsprozesse 270 f., 360
Patientengeschichten 36–40, 52–55, 61 f., 99–105, 108, 123 f., 128, 134 ff., 143 ff., 151 ff., 160 ff., 169 f., 180 f., 190 f., 322
PCB 157, 355, 357
Pestizide 107, 157, 355
Pflanzenstoffe, sekundäre 107
PGX-Fasern (Polyglycoplex) 224, 295, 299, 307
Pharmaindustrie 78, 124
Phytonährstoffe 107, 120, 123, 266
Planung 209
Portionsgröße 261
PPAR 178, 306
Präbiotika 168
Prädiabetes 24 ff., 28 f., 32, 52, 87, 92

Prinzipien, vier, für einen gesunden Körper und eine gesunde Umwelt 264
Probiotika 167 f., 291, 352, 354
Protein, C-reaktives 145, 150, 248, s.a. CRP-Wert
Proteine 47, 107, 153, 272 f.
–, tierische 274 f.
–, vegetarische 273 f.
Proteinpulver 300

Quecksilber 48, 98, 118, 157, 355

Radikale, freie 47, 186
Ration, eiserne 285 f.
Regelsysteme, sieben, im Körper 93, 96
Reis, polierter 42
Restaurantbesuche 283 ff.
Resveratrol 187 f., 361
Rezeptoren, Peroxisom-Proliferator-aktivierte 178
Roggen 123 f.

Salz 66, 107
Samen 121, 261, 263, 265, 274
Sauna 194, 334, 356 ff., 363
Schilddrüse 127 f.

Schilddrüsenhormone 127, 249, 346 f.
TSH 128 f., 249
Schlaf 97, 132, 223 f., 317 – 321
Schlaganfall 25, 32, 43, 50, 52
Schokolade 271
Schwermetalle 47, 81, 157, 331, 333 ff., 355 ff.
Selbstbeherrschung, zehn Tipps 222 ff.
Selbsthilfegruppen 194, 231, 234 ff., 396
Sexualhormone 127, 133 – 140, 249, 323, 347 ff.
Sirtuine 187, 361
Sojaprodukte 273, 300
Sonnenlicht 291, 319
Speiseöle 213, 223, 272
Speiseplan für Woche 1 403 ff.
– für Woche 2 405 ff.
Spezialprogramm 237 f., 241 f., 248, 256 f., 259, 267, 300 f., 383
Sport 57, 170, 189, 194, 311, 323, 328, 334
-getränke 42, 85
Sprue 98, 151
Statine 55, 159, 308 f.
Stoffwechsel 107, 120, 127, 179 – 189, 260, 294
– ankurbeln 359 ff.
Stress 41, 44, 46 f., 141, 143, 190, 223 f., 349 f., 361 ff.
–, chronischer 97, 132 f., 158, 291
–, oxidativer 43, 47, 180, 297
-hormone 132 f.
Sucht (-potenzial) 66 ff., 70 f., 80
Süßstoffe, künstliche 75 f., 143, 149, 213, 223
Syndrom, metabolisches 24, 56

Tagebuchübung 276 f., 317, 319, 329, 362
Taillenumfang 52, 56, 85, 239
Therapie, hyperthermische 357 f.
Tiefenatmung 311 ff.
TNF-alpha 142, 150, 168
Toxine 31, 41, 81, 97, 157, 175 – 178, 355
Transfette 79 f., 142, 226, 259
Triglyzeride 51, 91, 117, 226, 249 f., 298, 301, 308, 323
TSH 128
Tumor-Nekrose-Faktor-alpha 142, 150, 168
Typ-1-Diabetes 31, 279

Typ-2-Diabetes 24, 28, 50, 52
– bei Kindern 91

Übergewicht 24, 28
Umfeld, adipogenes 80 f.
Umweltfaktoren 28,
 -einflüsse 45 ff.
Umweltgifte 44, 46, 141, 143,
 169 – 178, 264, 335, 349
 – reduzieren 335 f.
Unfruchtbarkeit 56
Unterzuckerung 21, 43, 91

Verdauung 33, 160 – 168
Verhältnis Taille-Körpergröße
 240 f.
Verstimmungen, depressive 33
Visualisieren 313 ff.
Vitamin A 354
 B 107, 170, 181, 189, 296,
  308 f., 363
 C 297, 334, 356 f., 363
 D 107, 112 f., 121, 125, 224,
  249, 291 f., 297, 344 f., 350
 E 297
Vitamine 97, 107, 120, 265, 295,
 309
Vollkornprodukte 121, 261,
 265, 267, 269

Vorratshaltung 472

Waist-to-Height Ratio 240
Wasser 47, 73 f., 97, 334
 -haushalt 334 f.
 Trink- 332 ff.
Weißmehlprodukte 42, 212,
 223, 258
Weizen 124, 153
Wenn alles nichts hilft
 386 – 389

Yoga 194, 311, 321, 327, 334,
 363

Ziele, persönliche 207 ff.
Zink 107, 121, 125, 168, 291,
 354
Zöliakie 98, 151, 153 – 157
Zucker 30, 43, 66 f., 115, 142,
 149, 212, 221 f.
 – aus Mais 78
 -gehalt 79
 Haushalts- 116
 Rohr- 117
 Rüben- 117
Zwerchfellatmung 312 f.
Zytokine 141 f., 190
 Adipo- 142

Das individuelle Ernährungsprogramm für eine schlanke Figur.

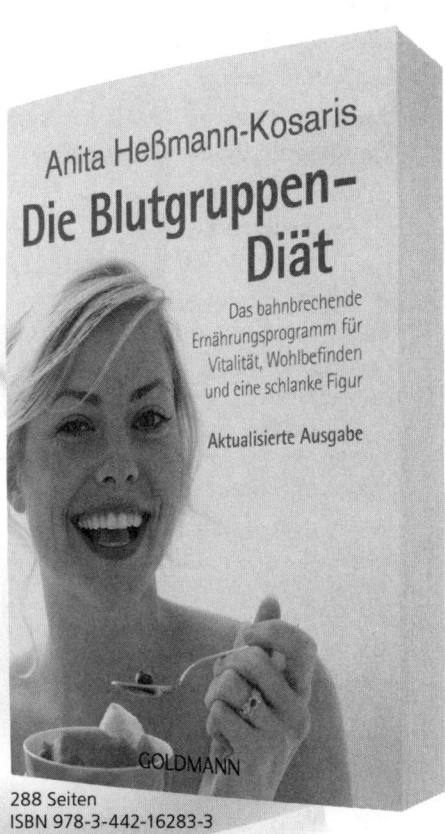

Die Blutgruppe entscheidet darüber, wie gut oder schlecht Nahrung vom Körper aufgenommen und verarbeitet wird. Anita Heßmann-Kosaris hat die Nahrungsmittel in blutgruppenspezifische Klassen und Verträglichkeitskategorien eingeteilt.

288 Seiten
ISBN 978-3-442-16283-3

www.goldmann-verlag.de
www.facebook.com/goldmannverlag

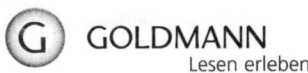

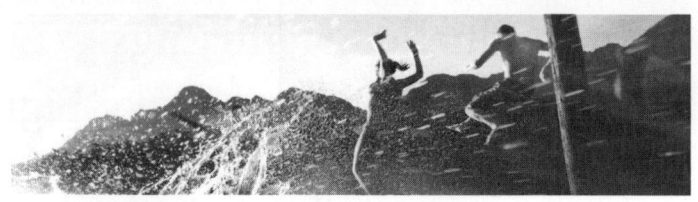

Um die ganze Welt des
GOLDMANN Verlages
kennenzulernen, besuchen Sie uns doch
im Internet unter:

www.goldmann-verlag.de

Dort können Sie
nach weiteren interessanten Büchern *stöbern*,
Näheres über unsere *Autoren* erfahren,
in *Leseproben* blättern, alle *Termine* zu Lesungen und
Events finden und den *Newsletter* mit interessanten
Neuigkeiten, Gewinnspielen etc. abonnieren.

Ein *Gesamtverzeichnis* aller Goldmann Bücher finden
Sie dort ebenfalls.

Sehen Sie sich auch unsere *Videos* auf YouTube an und
werden Sie ein *Facebook*-Fan des Goldmann Verlags!

www.goldmann-verlag.de
www.facebook.com/goldmannverlag

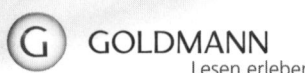